Diet Pagoda On The Dining Table

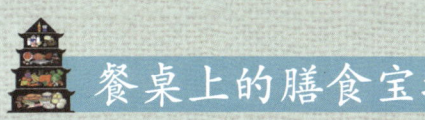
餐桌上的膳食宝塔 之

食物宜忌分步详解

李健 编著

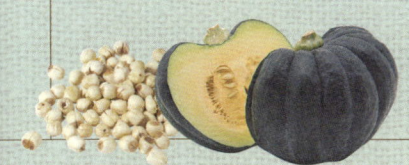

武汉出版社
WUHAN PUBLISHING HOUSE

（鄂）新登字08号

图书在版编目（CIP）数据

餐桌上的膳食宝塔.2,食物宜忌分步详解/李健编著.
-- 武汉：武汉出版社，2012.5
ISBN 978-7-5430-6614-4

Ⅰ.①餐… Ⅱ.①李… Ⅲ.①食品营养：合理营养
Ⅳ.①R151.4

中国版本图书馆CIP数据核字(2012)第022041号

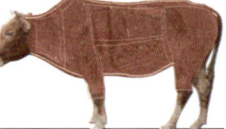

书　　名	餐桌上的膳食宝塔2——食物宜忌分步详解
编　　著：	李　健
责任编辑：	王冠含
特约策划：	含章行文
特约编辑：	刘　洋　　李娇娇
装帧设计：	含章行文 装帧
出　　版：	武汉出版社
社　　址：	武汉市江汉区新华下路103号　　邮　　编：430015
电　　话：	（027）85606403　　85600625
http：	//www.whcbs.com　　E-mail：zbs@whcbs.com
印　　刷：	北京蓝图印刷有限公司　　　经　　销：新华书店
开　　本：	889mm×1194mm 1/16
印　　张：	13　　字　　数：260千字
版　　次：	2012年5月第1版　2012年5月第1次印刷
定　　价：	45.00元

版权所有·翻印必究
如有质量问题，由承印厂负责调换。

常食蔬果
疗效与禁忌

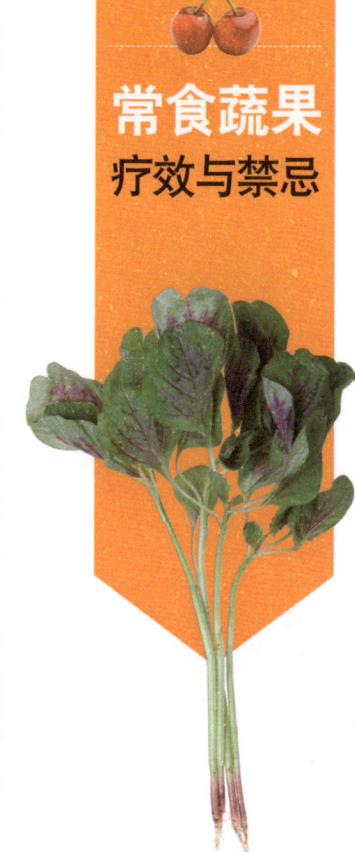

如同每一种蔬菜，它们的颜色、味道在外观上是轻而易举能够分辨出来的一样，其中所蕴含的营养物质，也都具备不同的特点。为了将这些食材的功效发挥到最大，我们把几种蔬菜的组合称之为"对身体最健康的饮食搭配"。

大家千万不要小看几种食材的组合，如果搭配适当，便可以起到良好的效果；否则，会搞得我们不舒服，甚至引发疾病！

举个例子，如果一种蔬菜的营养在我们身体内部不能被很好地消化和吸收，那么即使它蕴含多种维生素或其他营养物质，对于我们身体自身来说，也是无济于事的。倘若这时我们选择一种与之搭配的食材进行"配对"，那么蔬菜所蕴含的那些营养物质，便能够在我们的身体中发挥功效，对人们的健康起到更好的作用。所以，即使被称为"万能药"的蔬菜，它所发挥出的效果也要根据"配对"的另一方而决定。

每天，我们在结束忙碌的工作之后，还要为家人准备一桌既营养又美味的菜肴，确实是一件很辛苦的事情。所以，如何才能让家里这些看似平常的蔬菜中的营养，在经过"煎""炒""烹""炸"之后，更有效地被人体吸收呢？这也就成为每个妈妈最关心的话题。

其实，只要我们在平时的一日三餐中多花点心思，这些事情是很好解决的。我们只需要了解哪些食材是可以搭配在一起的，而哪些又是餐桌上的禁忌，问题就会迎刃而解！在本书中，我们除了为大家介绍食材自身所具备的特点，还给出了很多"有益身体"的最佳搭配，和"有害健康"的食材组合，相信您一定可以将它们很好地活用在生活中！

以下，我们将食材按所发挥的效果划分，共分为三种类型。

▼ Effect
相乘效果

两种食材各自所富含的营养物质，在搭配适宜的时候，可以发挥出几倍于单种食材的功效。

油菜中所含有的矿物质能够促进人体骨骼发育、加速人体新陈代谢、增强机体的造血功能；而油菜中所富含的胡萝卜素、烟酸等营养成分，则是维持生命活动的重要物质。香菇营养丰富，富含多种维生素、氨基酸，具有低脂肪、高蛋白、多糖的特点，同时还具有很高的药用价值，具有活血化淤、降低血脂的作

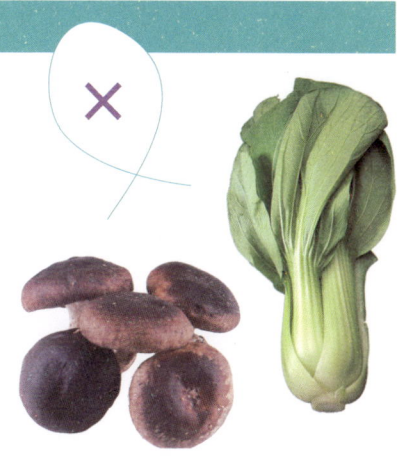

常食蔬果疗效与禁忌 3

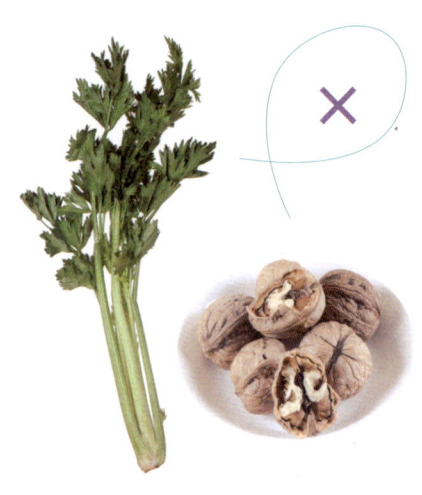

用。香菇有降血脂的作用；油菜含植物激素，可促进酶的形成，对致癌物质有排斥作用，二者搭配在一起食用可以更有效地预防癌症。

核桃是世界著名的四大干果之一，不仅味美，而且营养价值很高，可开胃、通润血脉、补气养血、润燥化痰，被誉为"万岁子"、"长寿果"。芹菜是高纤维食物，它经肠内消化作用能产生一种叫木质素的物质，可防癌抗癌，且能清热除烦、利水消肿、凉血止血，主治高血压、头痛、暴热烦渴、水肿、小便热涩不利等疾病。芹菜和核桃一起食用，不仅可以充分发挥各自的营养价值，而且还具有很强的抗衰老、美容养颜之功效。

▌Effect
相加效果

两种食材各自所富含的营养物质，在搭配的时候，可以更好地发挥出各自的功效。

南瓜含有淀粉、蛋白质、胡萝卜素、B族维生素、维生素C和钙、磷等营养成分，具有润肺益气、化痰排脓、驱虫解毒、治咳平喘的作用，预防肺痈、便秘、中风、结石，并有利尿、美容等作用。莲子富含淀粉、蛋白质、膳食纤维、B族维生素、维生素C，具有补中养神、滋阴祛热、健脾补胃、止泻固精、益气力、除百病的功效。南瓜与莲子搭配食用，就非常适合糖尿病、冠心病、高血压、高血脂患者。

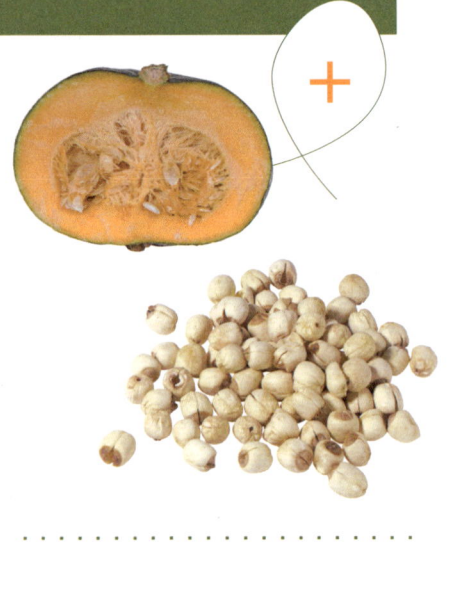

豆腐含有铁、钙等人体必需的多种微量元素，还含有丰富的优质蛋白，具有降血压、降血脂、降胆固醇的功效，素有"植物肉"之美称。白萝卜是一种常见的蔬菜，其味略带辛辣味，内含芥子油、淀粉酶和粗纤维，是食疗佳品，具有促进消化、增强食欲、加快胃肠蠕动的作用，《本草纲目》称白萝卜为"蔬中最有利者"。豆腐食用过多会引起消化不良，而白萝卜有很强的助消化功能，二者同食可相互补益，有健脾养胃、下食除胀的功效。

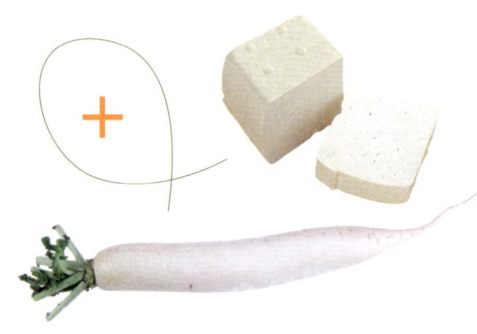

Effect
相抵效果

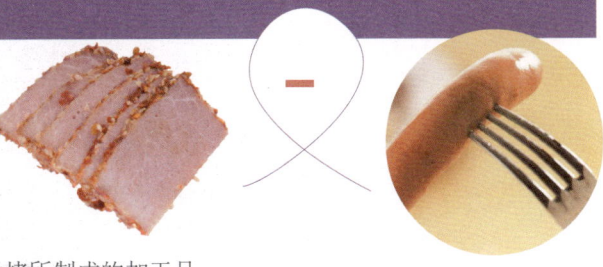

两种食材各自所富含的营养物质,在搭配的时候,不仅不能被人体消化吸收,反而有害健康。

腊肉是指肉经腌制后再经过烘烤所制成的加工品。腊肉的防腐能力强,延长了保存时间,并增添了特有的风味,深受人们的喜爱。腊肉和香肠是逢年过节的速食搭配,但是这种搭配却对健康有很大的危害,因为二者在制作过程中为了能长期保存都添加了亚硝酸盐,这种物质经过油炸或烧烤很容易转化成致癌物质——亚硝胺,会大大增加消化及呼吸系统方面的癌症罹患率,所以,为了身体的健康要尽量杜绝食用这种肉类加工品搭配。

藜芦能催吐、祛痰、杀虫,主治中风痰壅、癫痫、喉痹等;外用治疥癣、恶疮、杀虫蛆。细辛是一种带"毒"的中草药,常用药剂量一般不过3g,有温经散寒、化饮、祛风止痛的作用,主治风寒头痛、痰饮咳喘、风湿痹痛、牙痛、鼻渊等症。但是需要注意的是藜芦和细辛有毒性,和其他药物配伍时不可大量使用,要根据病情而定,而且细辛和藜芦的药性相忌,所以也不要一起使用,否则会影响彼此药效的发挥。

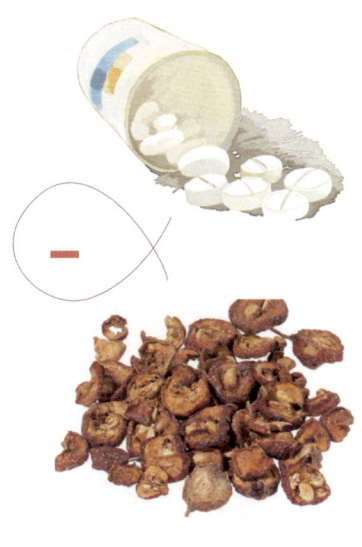

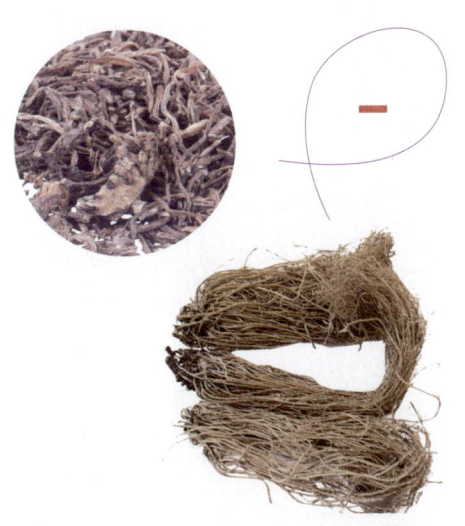

山楂既是一种大众喜爱的食物,又是一味药用价值很高的中药。它有消食健胃、活血化瘀、收敛止痢的功能,对泻痢肠风、腰痛疝气、肉积痰饮、痞满吞酸、产后儿枕痛、恶露不尽、小儿乳食停滞等疾病,均有疗效。山楂中含有有机酸,会降低肠液、胃液的pH值,影响胰脏对蛋白质的消化。含有有机酸的中药不能和磺胺类的抗生素共用,因为有机酸经代谢会使尿液酸性增加,增加磺胺药对肾脏的毒性,损害肾脏。

常食蔬果疗效与禁忌

阅读导航

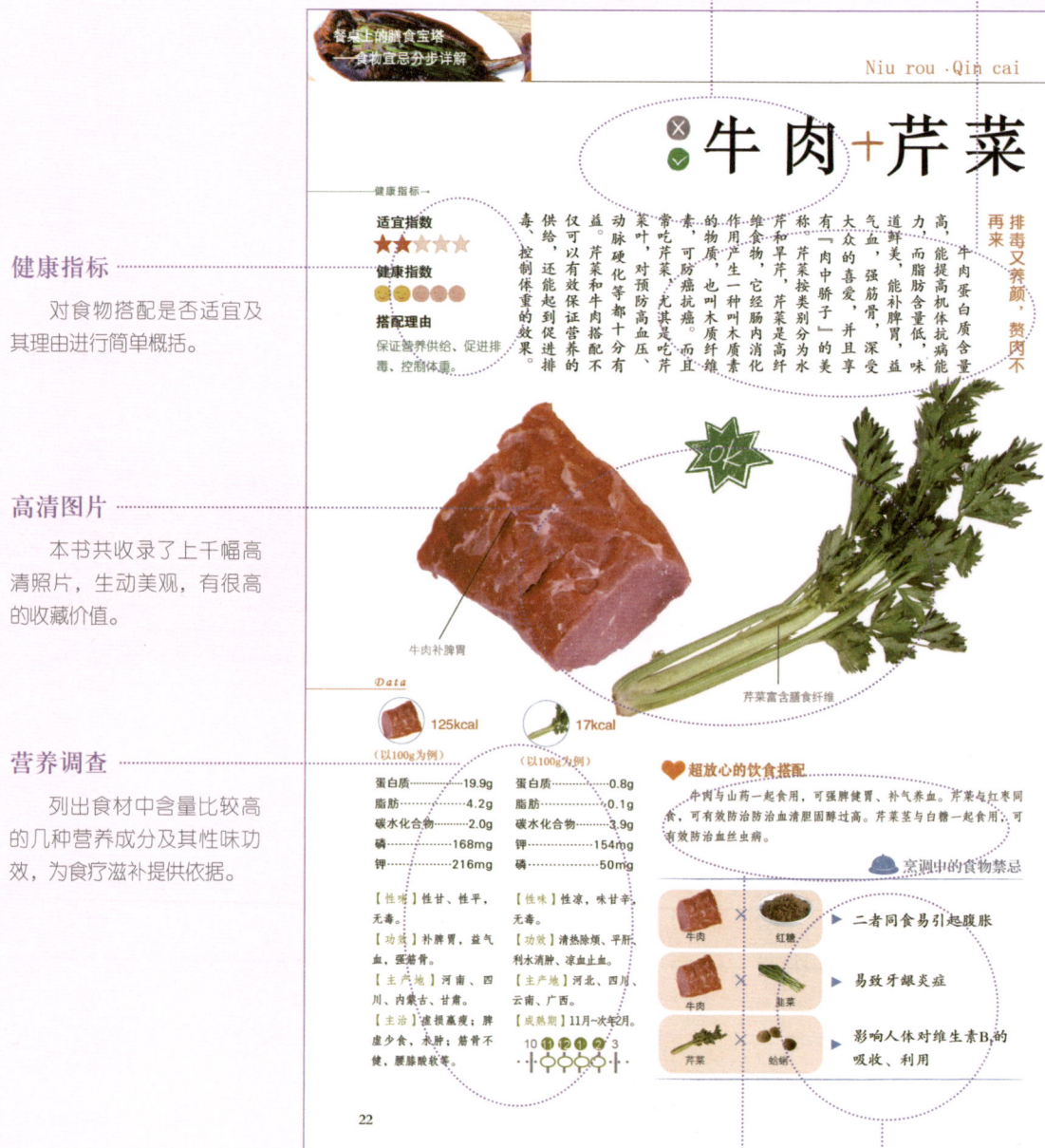

食材名称
对适宜或禁忌搭配的食物进行定位,便于对食物的了解。

食物详解
总述食物的特点,对食物进行全面解读。

健康指标
对食物搭配是否适宜及其理由进行简单概括。

高清图片
本书共收录了上千幅高清照片,生动美观,有很高的收藏价值。

营养调查
列出食材中含量比较高的几种营养成分及其性味功效,为食疗滋补提供依据。

饮食搭配
告诉您超放心的饮食搭配,选对食物,吃得放心。

食物禁忌
告诉您不可不知的食物禁忌,避免不健康的食物搭配,给您的生活提个醒。

食疗心经

详细介绍了美食的用料、烹调方法及其食疗价值,最佳搭配健康吃法,养生菜肴随心尝。

美食

酱牛肉
▶ 补中益气,滋养脾胃

材料:
牛腱肉……500g
干辣椒……5g
八角……5g
桂皮……5g
白糖……5g

做法:
1. 牛肉洗净过水沥干,将牛肉分割成大块。
2. 洗净锅,加水、老抽、白糖、干辣椒、八角、桂皮、料酒、姜、葱段、牛肉,大火将肉和所有的作料烧开,开锅后转小火炖60分钟,用筷子能穿透牛肉,即可捞出。

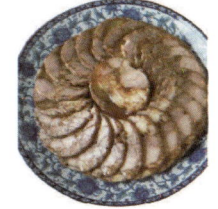

功效
本菜品以补肝肾、强筋骨、降血压见长,适用于治疗肾虚腰痛、腰膝无力、高血压等病症。

田园蔬菜牛肉汤
▶ 强筋降压,抵抗疲劳

材料:
牛肉……200g
芹菜……50g
土豆……1个
胡萝卜……半根
番茄……1个
香菜叶……5g

做法:
1. 土豆、胡萝卜去皮,切成块;芹菜切丁;牛肉切成块。
2. 将适量的油倒入锅中,烧热后放入牛肉煸炒至熟,接着将芹菜、土豆、胡萝卜、番茄和适量的水倒入锅中烧开。
3. 转小火,放入番茄酱、盐、味精,炖煮至汤汁变稠,撒上香菜即可。

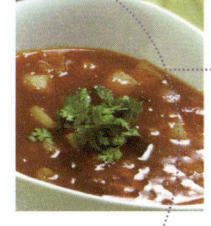

菜肴美图

每道菜肴都有一张高清照片,起到更形象、更直观的辅助作用。

功效
牛肉能补中益气、滋养脾胃、强健筋骨,使本菜品更具有提升体力、抵抗疲劳的效果。但阴虚火旺者需谨慎食用。

芹菜拌香干
▶ 清热除烦,利水消肿

材料:
芹菜……300g
豆腐干……200g
盐……1勺
鸡精……5g
酱油……半勺

做法:
1. 芹菜择洗干净切段,放入沸水中焯熟。
2. 葱洗净切碎,蒜洗净用刀柄拍碎,豆腐干洗净切丝。
3. 将焯熟的芹菜和豆腐干放入碗中,加入盐、鸡精、酱油、蒜末、香油等拌匀,撒上葱花即可。

功效
本菜品具有平肝降压、镇静安神、利尿消肿、防癌抗癌的作用,肝火过旺、皮肤粗糙及经常失眠、头疼的人可适当多吃些。

第二章 餐桌上必备的30种健康食材搭配 23

Contents

餐桌上的膳食宝塔
——食物宜忌分步详解

　　常食蔬菜疗效与禁忌 … 3
　　阅读导航 … 6

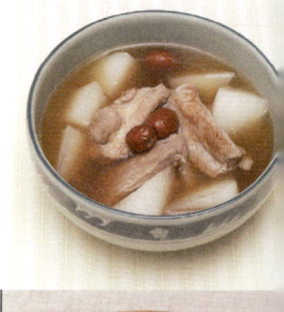

第一章 没有坏食物，只有错搭配
——别让体质越来越糟

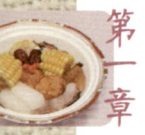

… 14　日历背后的相生相克图
… 16　流传下来的观念，更要认真推敲
… 18　看三大专家点评饮食宜忌

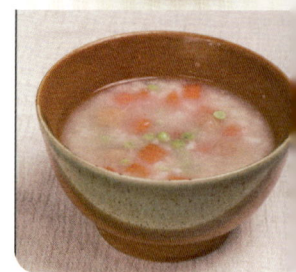

第二章 餐桌上必备的30种健康食材搭配

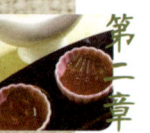

… 22	牛肉+芹菜	… 42	莴笋+青蒜
… 24	南瓜+莲子	… 44	猕猴桃+酸奶
… 25	黄瓜+大蒜	… 45	荔枝+红枣
… 26	糙米+咖啡	… 46	鳝鱼+松子
… 28	冬瓜+香菇	… 48	马铃薯+扁豆
… 29	菠菜+腐竹	… 49	茄子+羊肉
… 30	丝瓜+菊花	… 50	海带+豆腐
… 32	韭菜+鸡蛋	… 52	羊肉+香菜
… 33	芹菜+核桃	… 53	油菜+鸡肉
… 34	西红柿+菜花	… 54	绿豆+南瓜
… 36	白萝卜+豆腐	… 56	小米+桑葚
… 38	香菇+油菜	… 57	洋葱+苹果
… 39	菠萝+冰糖	… 58	鸡肉+菜花
… 40	梨+蜂蜜	… 59	茶+薄荷
… 41	鲤鱼+红枣	… 60	酒+花生

第三章 常见食材错搭配
——一日三餐才是健康的保障

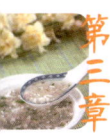

- … 64　豆浆+生鸡蛋
- … 65　香肠+乳酸饮料
- … 66　竹笋+鸡汤
- … 68　香椿+鸡蛋
- … 70　猪肚+啤酒
- … 71　腊肉+香肠
- … 72　苦瓜+豆豉
- … 74　甜椒+紫甘蓝
- … 75　螃蟹+柿子
- … 76　西红柿+黄瓜
- … 78　芹菜+鱿鱼
- … 79　猕猴桃+香蕉
- … 80　猪肝+韭菜
- … 82　桑葚+韭菜
- … 83　海带+茶
- … 84　赤豆+薏米
- … 86　胡萝卜+酒
- … 87　荔枝+榴莲
- … 88　菠菜+豆腐
- … 90　猪肉+浓茶
- … 91　芋头+醋
- … 92　蛤蜊+猪肉
- … 94　芦笋+干贝
- … 96　牛奶+猕猴桃
- … 97　干贝+火腿
- … 98　橘子+萝卜
- … 100　火腿+硬奶酪
- … 101　紫米+茶
- … 102　热狗+香蕉
- … 103　奶酪+咖啡
- … 104　空心菜+乳制品
- … 106　花生+牡蛎
- … 107　草莓+牛奶
- … 108　糙米+绿豆
- … 110　秋刀鱼+香肠
- … 111　苹果+茶
- … 112　羊肉+醋
- … 114　木耳+螺肉
- … 116　牛奶+韭菜
- … 117　芦荟+绿茶
- … 118　莲子+花生
- … 120　牛奶+巧克力
- … 121　优酪乳+火腿
- … 122　鸡蛋+茶叶
- … 124　可乐+豆腐
- … 125　赤豆+牛奶
- … 126　糙米+紫甘蓝
- … 128　小鱼干+酒
- … 129　杨桃+柚子
- … 130　白萝卜+胡萝卜

餐桌上的膳食宝塔——食物宜忌分步详解

Contents

餐桌上的膳食宝塔
——食物宜忌分步详解

第四章 中药材错搭配
——养生也要看药性

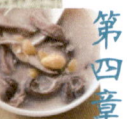

… 134	丹参+藜芦	… 144	醋+茯苓
… 135	葱+地黄	… 145	地黄+青蒜
… 136	地黄+羊肉	… 146	乌头+白芨
… 137	石菖蒲+麦芽	… 147	荆芥+鳝鱼
… 138	丹参+醋	… 148	桔梗+猪肉
… 139	乌梅+猪肉	… 149	牡丹皮+青蒜
… 140	山药+鲫鱼	… 150	红枣+葱
… 141	葱+蜂蜜	… 151	细辛+藜芦
… 142	何首乌+萝卜	… 152	何首乌+蒜
… 143	苍耳子+猪肉	… 153	半夏+麦芽

第五章 中西药错搭配
——警惕"药倍功半",吃坏身体

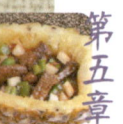

- … 156 | 麻黄+降压药
- … 157 | 珍珠母+强心药
- … 158 | 益母草+抗生素
- … 159 | 山楂+抗生素
- … 160 | 甘草+降血糖药
- … 161 | 蒲黄+阿斯匹林
- … 162 | 人参+降压药
- … 163 | 牡蛎+抗生素
- … 164 | 六味地黄丸+碳酸氢钠
- … 165 | 蒲公英+抗凝血剂

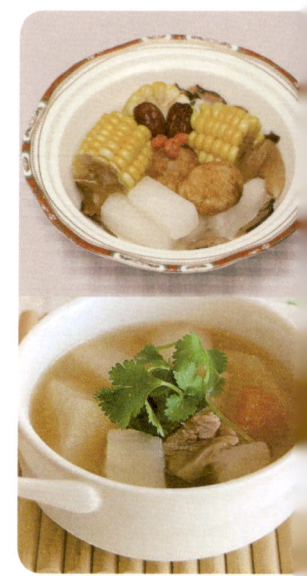

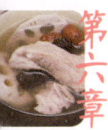

第六章 严防"病从口入"
——不可不知的疾病忌口

- …168 咳嗽、多痰
- …170 失眠
- …171 痛风
- …172 感冒
- …174 腰酸背痛
- …175 消化性溃疡
- …176 口腔溃疡
- …178 疲劳
- …179 痤疮
- …180 糖尿病
- …182 月经不调
- …184 膀胱炎
- …185 哮喘
- …186 皮肤病
- …188 肾脏病
- …189 高血压
- …190 腹泻
- …192 肝炎
- …193 视力减退
- …194 忧虑
- …195 贫血
- …196 便秘
- …198 胃痛
- …199 头痛
- …200 肥胖
- …202 骨质疏松症
- …203 心悸
- …204 风湿性关节炎
- …205 鼻窦炎
- …206 口臭

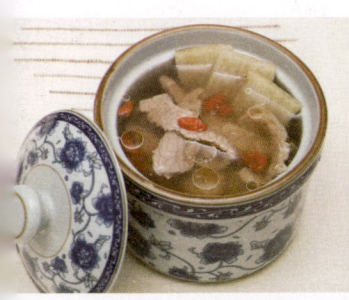
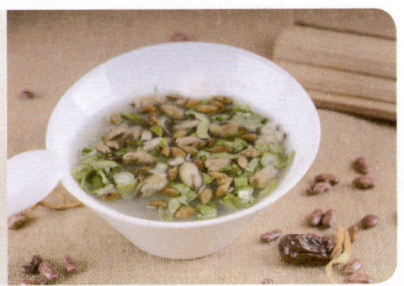

第一章
没有坏食物，只有错搭配——
别让体质越来越糟

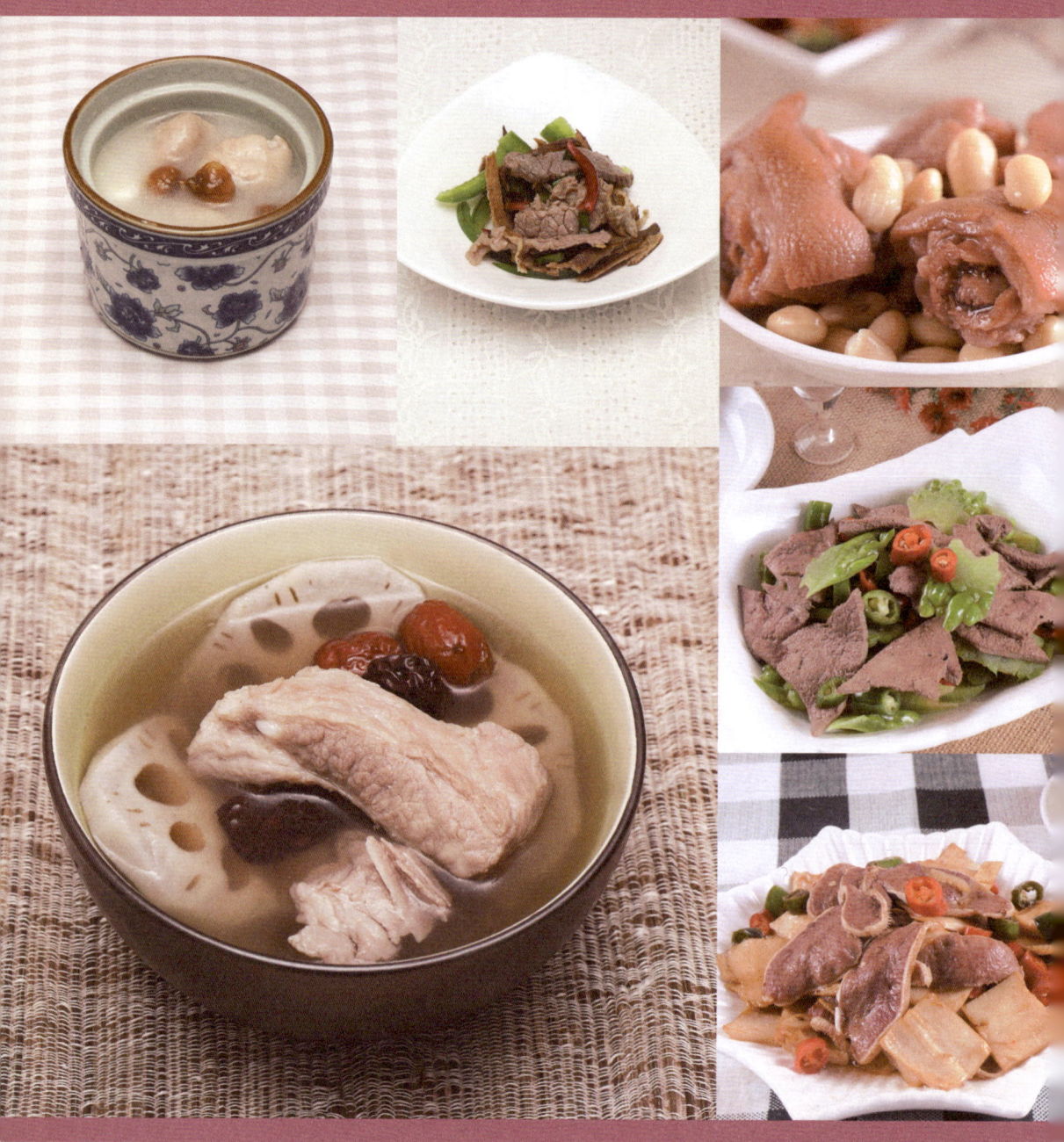

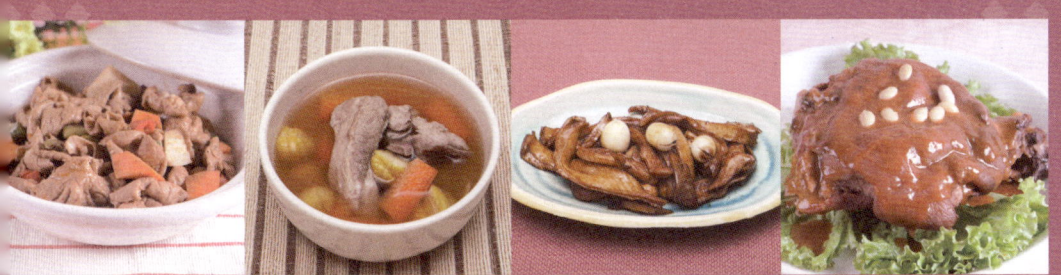

　　菠菜与豆腐相克，鸡蛋与豆浆相克等"食物相克"的说法由来已久，家庭最常见的日历后面都会附一个食物相克表。在书店里，各类关于食物相克的书籍，更是琳琅满目。不少市民深信食物相克一说，甚至有人在厨房里贴挂出"食物相克表"提醒自己。

　　这些食物相克似乎已成为不容置疑的真理，但是，需要大家注意的是，这些禁忌都是在长期大量食用的情况下才会危害健康，所以对于这些禁忌不能盲目全信，要辩证看待。

日历背后的相生相克图

在讲究饮食文化和饮食营养的今天，大多数人都接受了食物是彼此相克的观念。因此，大家吃饭的时候多少有些顾忌，经常都会问"这两种食物能够一起吃吗？"另一方面，营养师们又总是建议人们尽量吃得全面，争取各种食物都吃，保证营养均衡。可是，每餐饮食如果要尽量吃得全面，又难保不会碰到两种，甚至多种相克的食物。这些所谓相克的食物真的不能同时吃吗？究竟有没有科学依据呢？我们究竟该怎么办呢？

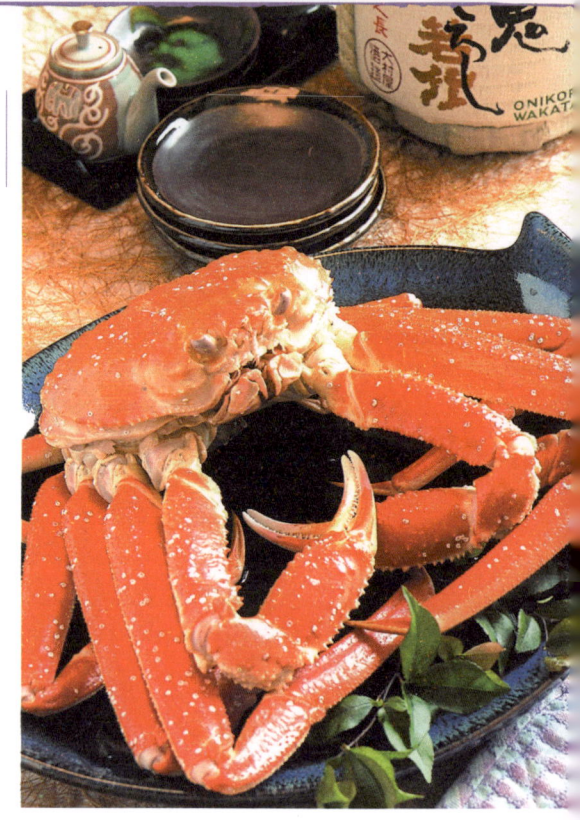

食物相克是否有科学依据？

"食物相克"真的有科学根据吗？我们究竟应该相信还是不相信呢？据说牛奶与鸡蛋是相克的，不能混着吃，那么，如果早餐只有牛奶和鸡蛋，我们是吃还是不吃，或者只吃其中一种呢？

事实上，在现代营养学中，并不存在"食物相克"这个词，食物相克的说法主要来自中医理论。中医是建立在阴阳五行，世间万物相生相克的理论基础之上的。但是，食物相克并不一定是说，两种不宜混同着吃的食物如果一起吃了，会对身体伤害很大，也可能是指两种食物对身体的功效、作用会互相抵消。例如，吃了人参，就不宜同时吃萝卜、喝茶，否则的话，即使吃了大量人参也起不到进补的作用，还有可能损伤身体。此外，每个人的体质不同，对同一种食物的反应也不一样，阴虚体质的人就不宜多吃梨和西瓜，因为梨和西瓜都是寒凉的食物，吃多了容易腹泻。

此外，食物相克的说法也来源于人们千百年来的食疗保健和养生实践，以及对生活经验的总结。不过，在千百年的传承中，这些经验都难免以讹传讹。例如，在湖南民间流传着这样一种说法："要想死得凶，蜂蜜加香葱。"实际上，同时吃蜂蜜和香葱，并不一定会危及生命。如果同时吃了蜂蜜和香葱真的会有性命之忧，那也是有条件的。假设蜂蜜来自于有毒的花粉，那么蜂蜜本身就是有毒的，不管和什么食物一起吃都会中毒。

客观地说，食物相克并没有我们想象的那么严重。一般来说，只要体质正常、身体健康，那么在饮食上是没有什么禁忌的。

关于食物相克，目前最通行的说法是，如果同时吃某两种食物，那么两种食物的营养可能就会相互抵消，这也是许多人讲究食物相克的主要原因。科学实验证明，在人体消化、吸收、代谢的过程中，不同食物中的各种营养素和化学成分，确实能够相互影响，导致某些营养物质不能够被人体吸收和利用。例如，茶叶中含有一种鞣质，它能够干扰人体对食物中铁元素的吸收；菠菜中含有大量草酸，会降低人体对食物中的钙元素的吸收率。不过，这样的相克是难免的，也属正常现象。虽然同时吃菠菜和豆腐会影响到人体对钙的吸收，但是，这也要看人体吸收的草酸多还是钙多。也就是说，某人某一餐的钙吸收得少了，但并不意味着他会缺钙。只要他在另一餐中吸收了大量的钙，那么体内的钙元素又会弥补回来。所以，身体最需要的是维持营养平衡。

如果体质不好或者缺乏营养，那么就应该避免选择不合理的食物，注意食物的搭配，这样才有利于身体康复和保持健康状态。例如，贫血者不能够多喝茶，因为茶中的鞣质会影响人体对铁的吸收。

与"食物相克"相比，膳食平衡更为重要。记住，任何一种食物不论多么好吃，都不宜多吃，否则就会危害身体。

食物相克图仅供参考

不过，虽然农历上的食物相克图大多数都没有临床医学根据，但是仍然具有参考价值。

在农历上的食物相克图中，牛乳与醋酸相克，吃了会引起腹部不适，这是因为牛奶和醋酸在人体的胃部经过化学反应后，会结块，妨碍消化。从现代医学来看，蛋白质遇酸会凝结，所以这种说法还是有科学依据的，但是并不会因为防碍消化而影响健康。

在食物相克图中，我们也常看到李子、柿子不能和一些海鲜、肉类同吃，以防中毒，因为柿子和李子富含单宁酸，吃多了会造成肠壁收敛，导致不适。如果与柿子、李子一起吃的生鲜类食物不新鲜，那就会影响健康。柿子与螃蟹也是相克的，因为柿子富含单宁酸，螃蟹富含蛋白质和钙，二者搭配食用，会由于化学作用产生刺激肠胃的物质，难以消化，引起呕吐、腹痛等症状。

实际上，食物相克图中那些关于饮食相克的观点，主要是为了提醒那些体质过敏、容易暴饮暴食，以及肠胃虚弱的人注意饮食安全。一般来说，除了某些疾病确实需要忌食某些食物外，只要食物新鲜，在烹饪过程中干净卫生，而且吃之前食物是熟透的，那么尽可安心食用，无须过于担心。

流传下来的观念，更要认真推敲

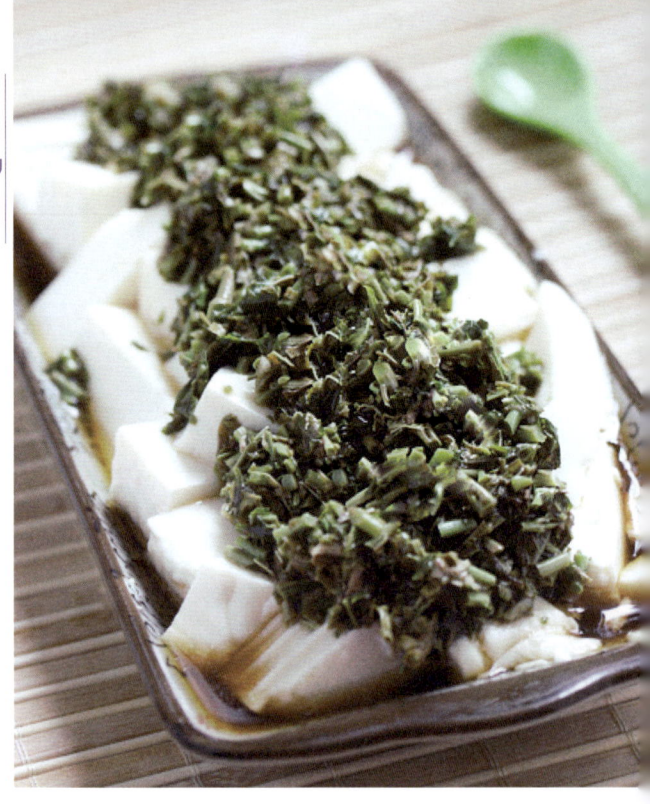

现代人重视身体的养生和保健，因此格外关注饮食健康。不过，对于饮食的宜忌，人们有时候只是道听途说和断章取义，从而导致了一些错误观点。

下面，我们针对饮食的健康问题作了一些整理，提醒大家在日常生活中要多加留意，要树立起正确的饮食保健观念，只有这样才能保证身心的健康。

真的是吃啥补啥吗？

在人和动物的体内，肝脏是头号解毒器官，人体和动物体内的各种毒素，绝大多数都需要通过肝脏进行处理，要么被转化，要么被排出体外。所以，我们从农贸市场和超市买回来的各种动物肝脏，如猪肝、鸡肝、鸭肝，都暗藏着多种毒素。肝功能受损的肝病患者如果吃了这样的动物肝脏，反而会加重肝脏的负担，影响肝病的治疗和肝脏的康复。另外，肝脏也是重要的免疫器官和"化学加工厂"，能够产生多种激素、抗体和大量免疫细胞，而这些物质往往对异体都是有害的，例如，鸡肝和猪肝中的这些物质都对人体有害。所以，肝病患者一旦食用动物肝脏，便会深受其害。

还有，动物的肝脏内一般都含有大量的铜。肝病患者普遍肝功能低下，不能有效调节体内铜的含量，从而导致体内铜的含量失衡。如果铜元素过多，就会聚集在肝脏和脑组织内，从而引起黄疸、贫血、肝硬化、腹水，以及发生昏迷等重症。所以，对肝病患者来说，吃肝并不能够补肝，在肝病患者的日常饮食中，应该少吃肝，甚至不吃肝。

民间还流传着猪脑能够补益人的大脑的说法。所以，一些家长在孩子考试前，总是会让孩子大量吃这种脑、那种脑。其实这种观点也不够正确。诚然，猪脑富含脑磷脂，如果脑力劳动者食用猪脑，可能会使大脑皮层的兴奋和抑制作用得到增强。此外，猪脑中的蛋白质里面的合氨酸，还能够有效清除脑细胞在代谢过程中产生的有毒的氨，具有保护大脑的作用。所以，在一定程度上，猪脑具有补脑的功效。不过，猪脑中的胆固醇含量非常高，大约是猪肉中胆固醇含量的30倍。所以，心血管欠佳的人应该严格禁食猪脑。健康的人，包括学生，食用猪脑，也宜适量。

民间还有一个观点是吃血补血。这个观点倒是正确的，是值得参考的。因为血细胞中的主要成分就是红细胞，而铁元素是影响红细胞生成的主要原因之一。饮食能够为人体提供的铁元素主要有两种，其中一种就是来自于动物性食物中的铁元素，这是有机铁，容易被人体吸收，并且不受食物中的其他物质的干扰，例如动物的全血、动物肝脏、肉类等。因此，吃血补血的效果是不错的。

痛风患者不宜食用豆制品？

很多人都认为痛风患者需要严格禁食豆腐、豆浆等豆制品，这个观点其实是错误的。人们之所以会有这样的看法，可能是由于豆类和豆芽菜之类的食物含有丰富的嘌呤，于是，人们就误以为凡是与"豆"有关的食物，都是导致痛风的罪魁祸首。事实上，对痛风患者来说，属于成品的豆制品是完全可以吃的。因为嘌呤可溶于水，豆制品在加工过程中，富含的嘌呤会随着水大量流失。所以，豆制品被加工为成品后，其中的嘌呤含量会大大降低，痛风患者适量食用，还能增加尿酸的排泄。

便秘一定要多吃水果吗？

便秘是一种常见的消化系统疾病。凡是粪便硬结、排便困难，或者每次排便都排不尽，或者许多天才能排一次便，等等，这些情况都属于便秘。没错，多吃蔬菜和水果对便秘有一定的预防和治疗作用。不过，在临床上，仍然有一些便秘患者，虽然他们每日都会吃许多蔬菜和水果，可是便秘的症状始终得不到缓解。这又是为什么？

要知道，不同的水果具有不同的作用，即使水果和蔬菜吃得多，可是并非所有的水果和蔬菜都具有防治便秘的作用，也并不是所有的便秘患者都适合大量吃水果和蔬菜。所以，要有效防治便秘，必须选择对便秘有治疗功效的水果和蔬菜，只有吃对了才有效，如果吃得不对，情况反而会更糟。例如，糖尿病患者在便秘的时候，不能吃含糖量高的水果，像龙眼、荔枝、香蕉、甜瓜等。在吃了水果后，最好相应地减少主食的量，以此控制糖分的摄入量。一般来说，如果吃了200g左右的水果，那么接下来的主食需要减少大约25g的量。对于那些怕冷、手脚经常发凉的人来说，就不宜多吃梨、柿子、菠萝这些水果，否则会使便秘更严重；而是应该多吃香蕉、橙子。

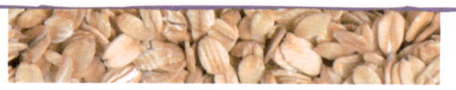

看三大专家点评饮食宜忌

社会上流传着很多饮食宜忌的说法。可是,这些说法都正确吗?专家们又是怎么看待的呢?现在,就让我们来听听西医、中医、营养师是如何看待饮食宜忌的。

我们将从营养学、西医和中医的角度来对饮食的禁忌进行探讨,请专家们详细说说饮食调理和饮食搭配中的一些注意事项。

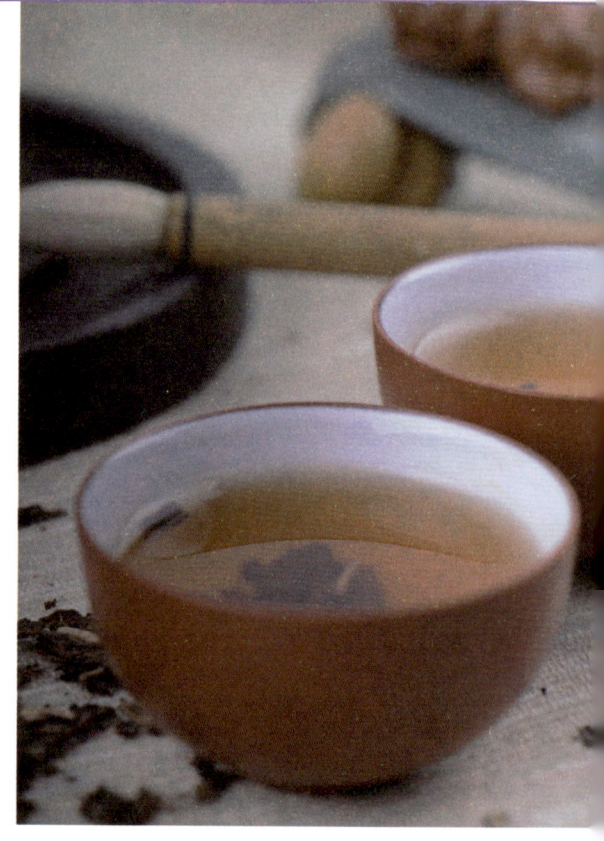

营养专家:吸收的营养要完整

近年来,人们都普遍重视饮食,不仅要求美味,更关注食物的营养价值,以及如何对食物进行搭配,才有利于人体吸收营养,既吃得美味,也能吃出健康。营养师认为,不仅要重视食物的营养,更要重视食物之间的搭配。食物搭配得好,才能更利于人体吸收各种营养,为营养值加分!

另外,为了尽量多地摄取食物的营养成分,使人体能够更快吸收食物中的营养,还有一些注意事项:

1. 胡萝卜素怕遇醋酸。因为醋酸会破坏胡萝卜素。所以,炒胡萝卜、雪里红、菠菜、油菜等,不宜放醋。

2. 番茄越红越好。因为番茄越红,含有的抗氧化番茄红素就越多;而且番茄经过烹煮以后,更有益于人体吸收茄红素。

3. 大蒜发了芽后,食疗的效果比较差。肝病患者不宜多吃,不利于康复。要想保存大蒜,可以把大蒜放在网袋中,放置在通风处,或者放进冰箱冷藏。

西医:饮食营养一定要均衡

虽然现代人普遍吃得好，吃得多，但是营养却不均衡，具有饮食热量过高、蛋白质和脂肪的摄取量过大，维生素、矿物质和纤维素摄取量不足的现象；而且许多食物在烹饪过程中，会流失大量的营养素。

从西医的角度来看，一般饮食的搭配并无特殊禁忌，而且西医注重的是饮食的营养均衡，也就是蛋白质、维生素、碳水化合物、糖、脂肪这五大营养素一定要均衡，摄取量要适当，各种食物都要吃，摄取的食物种类越多越好，而不要养成偏食的习惯，这样才能全面兼顾身体的需求，才能达到健康饮食的第一步。这也是现代人在饮食习惯上的一大课题。

此外，在现代人的饮食习惯中，还有几点需要注意：

1. 不吃垃圾食品。 在超市中，农贸市场上，有各种各样的垃圾食物和罐装饮料，这类食品中含有大量的糖、盐、油脂、色素，它们除了能为人体供给热量外，并不能提供营养素，所以应该尽量少吃。

2. 选用的食材不宜过于精细。 现代人过于依赖精制的白米、白面，而这些精制的米、面，往往都流失了丰富的维生素、矿物质和人体必需的氨基酸，营养价值已经大大降低了。换句话说，我们在日常饮食中，应该多吃糙米、胚芽米、麸皮面包等食品。

3. 对料理方式进行改善。 在烹饪的过程中，要尽量少油，并且最好采用蒸、煮、烤、炖等烹饪方法，避开油炸食物。另外，有些食物可以生食，例如芽菜类的食物，因为它们富含维生素C和矿物质，生食能有效保存其中的营养物质，这类食品可以大量摄取。还有，尽量多用新鲜的水果、蔬菜代替果汁饮料，因为新鲜的蔬果含有丰富的纤维素，吃了之后能够增加饱腹感，可以有效防止便秘。

中医：食物要根据食材的性味与人体的体质进行选择

中医认为，食物和人的体质一样，也有寒、热、温、凉等性味。寒性或凉性的食物，吃下后人体会产生清凉感。所以，如果身体呈现热象，吃寒性和凉性的食物，能够感觉凉爽可口，并具有滋阴、祛热、生津、解渴、泻火、凉血的作用。如果身体呈现寒象，吃了寒性和凉性的食物，就会觉得身体一阵阵发凉。例如豆腐、苋菜、菠菜、冬瓜、黄瓜、西瓜、梨等，都属于寒性和凉性的食物。在气候炎热的时候，吃温性和热性的食物，人体会更加燥热、心烦、口渴；但是在气候严寒的时候，吃温性和热性的食物，却具有助阳、温经、散寒、活血、通络的作用。例如酒、生姜、大葱、韭菜、荔枝、核桃等，都属于温性和热性的食物。对平性的食物来说，寒性和温性的差别并不是那么明显，它们都介于温热性的食物和寒凉性的食物之间。例如山药、南瓜、西柿子、葡萄、大枣等，都是平性的食物。

中医对待饮食宜忌，主要的依据来自于食物的性味和人的体质。中医会根据每个人的体质，提醒患者哪些食物是禁忌的，只有选择性味适当的食物，才能够达到强身健体、防治疾病的目的。

第二章

餐桌上必备的30种健康食材搭配

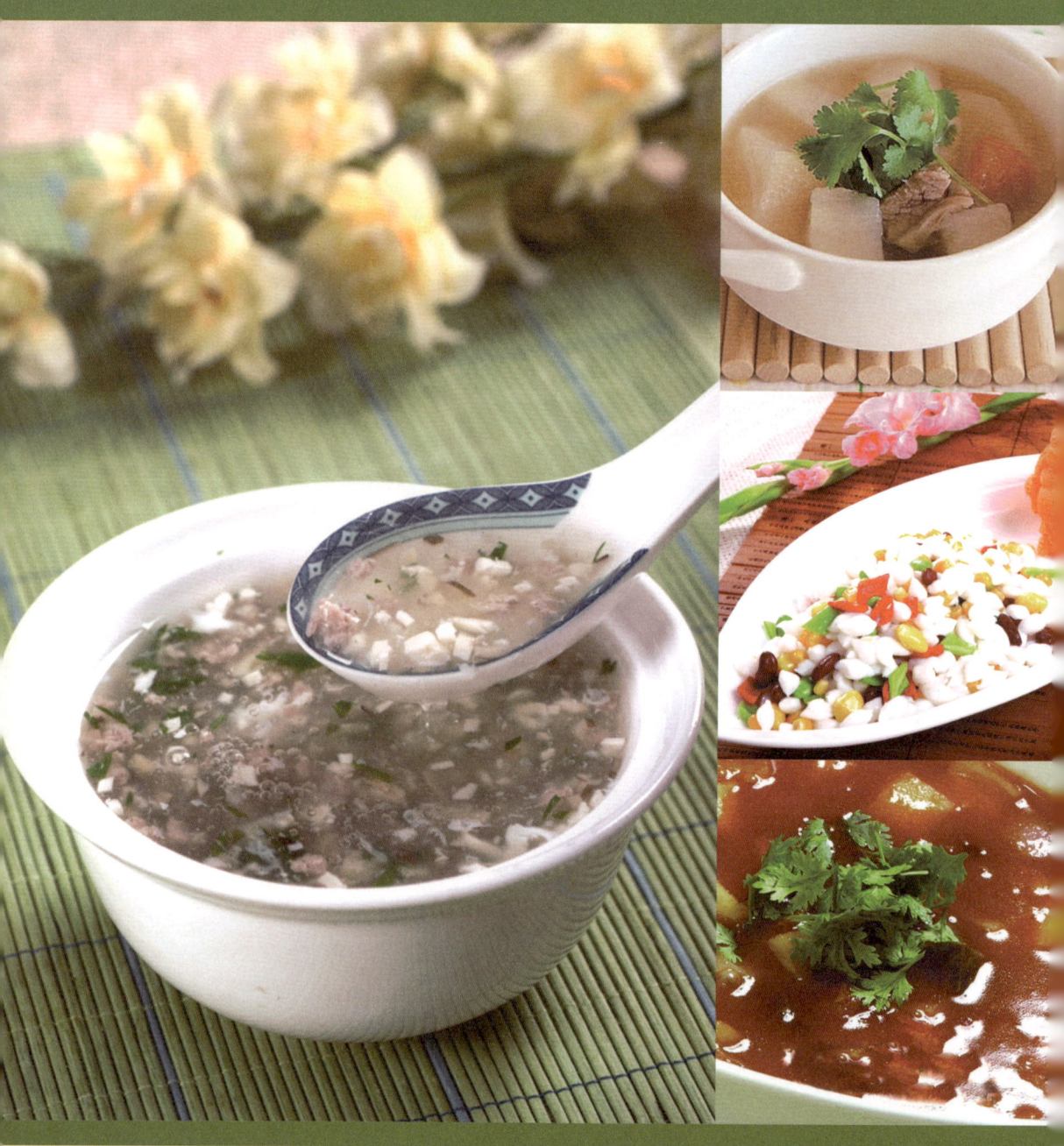

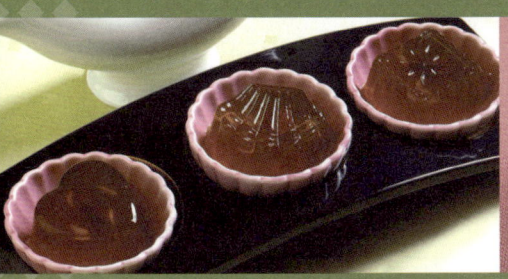
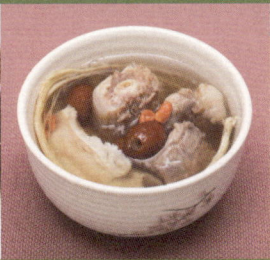
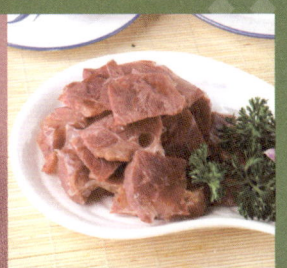

  食物，是人们赖以生存、营养身体的基本物质，为了满足人体对营养的需求，就需要通过食物搭配提供全面的营养。因为健康的饮食就是要求食物多样化，营养均衡。食物的搭配可谓是五花八门，用之得当、搭配合理则有利于养生促进健康，强身防病，那么，怎样才能做到食物多样化而又不会走进食物相克的误区呢？

  本章就给出了一些搭配实例，告诉您为什么搭配会使营养翻番，为您的饮食提供借鉴，从而打造一个健康的身体。

牛肉 + 芹菜

Niu rou · Qin cai

排毒又养颜，赘肉不再来

牛肉蛋白质含量高，能提高机体抗病能力，而脂肪含量低，味道鲜美，能补脾胃，益气血，强筋骨，深受大众的喜爱，并且享有"肉中骄子"的美称。芹菜按类别分为水芹和旱芹，芹菜是高纤维食物，它经肠内消化作用产生一种叫木质素的物质，也叫木质纤维素，可防癌抗癌。而且常吃芹菜，尤其是吃芹菜叶，对预防高血压、动脉硬化等都十分有益。芹菜和牛肉搭配不仅可以有效保证营养的供给，还能起到促进排毒、控制体重的效果。

健康指标

适宜指数 ★★☆☆☆

健康指数 😊😊😐😐😐

搭配理由 保证营养供给，促进排毒，控制体重。

Data

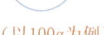 125kcal（以100g为例）

蛋白质	19.9g
脂肪	4.2g
碳水化合物	2.0g
磷	168mg
钾	216mg

【性味】性甘、性平，无毒。
【功效】补脾胃，益气血，强筋骨。
【主产地】河南、四川、内蒙古、甘肃。
【主治】虚损羸瘦；脾虚少食，水肿；筋骨不健，腰膝酸软等。

17kcal（以100g为例）

蛋白质	0.8g
脂肪	0.1g
碳水化合物	3.9g
钾	154mg
磷	50mg

【性味】性凉，味甘辛，无毒。
【功效】清热除烦、平肝、利水消肿、凉血止血。
【主产地】河北、四川、云南、广西。
【成熟期】11月~次年2月。

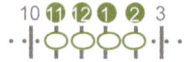
10 11 12 1 2 3

牛肉补脾胃

芹菜富含膳食纤维

🧡 超放心的饮食搭配

牛肉与山药一起食用，可强脾健胃、补气养血。芹菜与红枣同食，可有效防治防治血清胆固醇过高。芹菜茎与白糖一起食用，可有效防治血丝虫病。

🍲 烹调中的食物禁忌

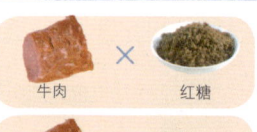 ▶ 二者同食易引起腹胀
牛肉 × 红糖

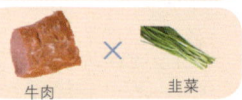 ▶ 易致牙龈炎症
牛肉 × 韭菜

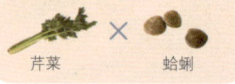 ▶ 影响人体对维生素B_1的吸收、利用
芹菜 × 蛤蜊

美食

酱牛肉
补中益气，滋养脾胃 ▶

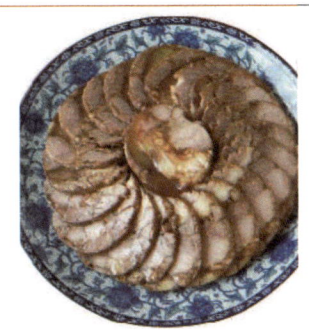

材料：
牛腱肉………500g
干辣椒…………5g
八角……………5g
桂皮……………5g
白糖……………5g

做法：
1. 牛肉洗净过水沥干，将牛肉分割成大块。
2. 洗净锅，加水、老抽、白糖、干辣椒、八角、桂皮、料酒、姜、葱段、牛肉，大火将肉和所有的作料烧开，开锅后转小火炖60分钟，用筷子能穿透牛肉，即可捞出。

功效
本菜品以补肝肾、强筋骨、降血压见长，适用于治疗肾虚腰痛、腰膝无力、高血压等病症。

田园蔬菜牛肉汤
强筋降压，抵抗疲劳 ▶

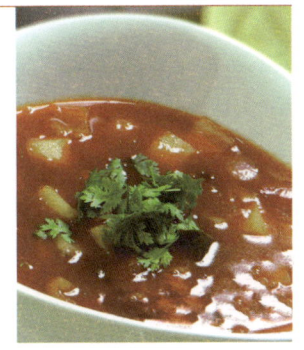

材料：
牛肉……………200g
芹菜……………50g
土豆……………1个
胡萝卜…………半根
番茄……………1个
香菜叶…………5g

做法：
1. 土豆、胡萝卜去皮，切成块；芹菜切丁；牛肉切成块。
2. 将适量的油倒入锅中，烧热后放入牛肉煸炒至熟，接着将芹菜、土豆、胡萝卜、番茄和适量的水倒入锅中烧开。
3. 转小火，放入番茄酱、盐、味精，炖煮至汤汁变稠，撒上香菜即可。

功效
牛肉能补中益气、滋养脾胃、强健筋骨，使本菜品更具有提升体力、抵抗疲劳的效果。但阴虚火旺者需谨慎食用。

芹菜拌香干
清热除烦，利水消肿 ▶

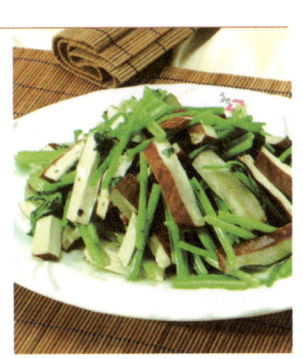

材料：
芹菜……………300g
豆腐干…………200g
盐………………1勺
鸡精……………5g
酱油……………半勺

做法：
1. 芹菜择洗干净切段，放入沸水中焯熟。
2. 葱洗净切碎，蒜洗净用刀柄拍碎，豆腐干洗净切丝。
3. 将焯熟的芹菜和豆腐干放入碗中，加入盐、鸡精、酱油、蒜末、香油等拌匀，撒上葱花即可。

功效
本菜品具有平肝降压、镇静安神、利尿消肿、防癌抗癌的作用，肝火过旺、皮肤粗糙及经常失眠、头疼的人可适当多吃些。

南瓜 + 莲子

Nan gua · Lian zi

健康指标

适宜指数 ★★☆☆☆

健康指数

搭配理由
补中益气、降压降糖。

「三高」病人的首选

南瓜含有蛋白质、胡萝卜素、B族维生素、维生素C和钙、磷等营养成分，具有润肺益气、化痰排脓、驱虫解毒、治疗肺痈、结石、预防中风、便秘、美容等作用，并有利尿、治咳平喘的作用，在国际上被誉为"特效保健蔬菜"。莲子富含淀粉、蛋白质、膳食纤维、B族维生素、维生素C，具有补中养神、滋阴祛热、健脾补胃、止泻固精、益气力、除百病的功效。南瓜与莲子搭配食用非常适宜于糖尿病、冠心病、高血压、高血脂等患者。

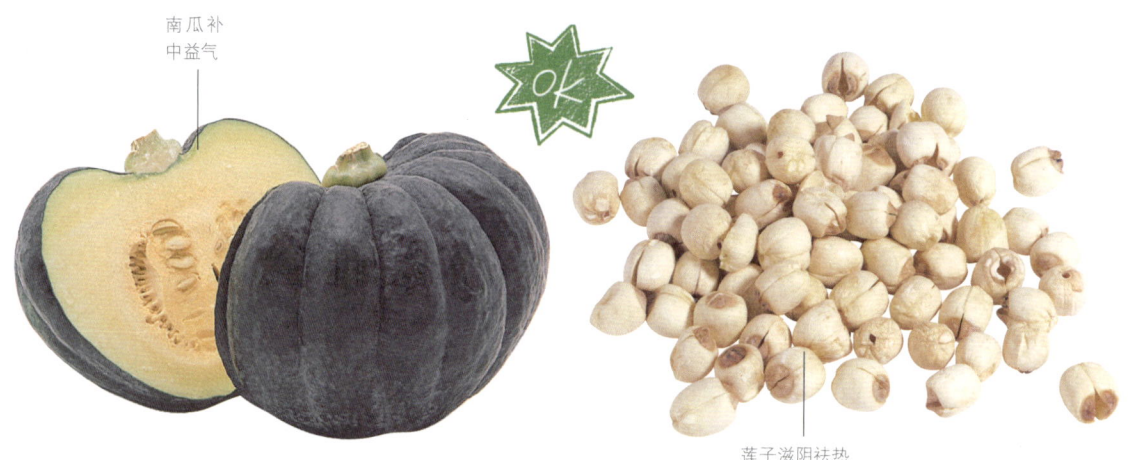

南瓜补中益气

莲子滋阴祛热

🍲 烹调中的食物禁忌

南瓜——多食南瓜助长湿热。患有疥毒易风痒、黄疸和脚气病患者应少食或不食南瓜。

莲子——生食过多，易腹胀，宜蒸食。中满痞胀及大便燥结者，忌服。不能与牛奶同服，否则会加重便秘。

Data

 22kcal

（以100g为例）

蛋白质	0.7g
脂肪	0.1g
碳水化合物	5.3g
膳食纤维	0.8g
胡萝卜素	890mg

350kcal

（以100g为例）

蛋白质	17.2g
脂肪	2.0g
碳水化合物	67.2g
钾	846mg
磷	550mg

莲子南瓜粥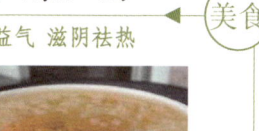

南瓜、莲子

补中益气 滋阴祛热

美食

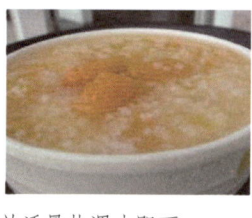

材料：
老南瓜 —— 20g 大米 —— 50g
莲子 —— 10g

做法：
1. 南瓜，去皮切细；大米淘净；莲子洗净。
2. 锅中加适量清水，下大米煮粥。
3. 粥第一次沸时，放入南瓜、莲子，待粥熟，放适量盐调味即可。

功效：
南瓜补中益气，莲子滋阴祛热，南瓜莲子粥每日食用一次可缓解脾胃虚弱、营养不良、肺痈、高血压、糖尿病、冠心病、下肢溃疡等症状。

Huang gua · Da suan

黄瓜 + 大蒜

抑制脂肪的形成，『享受就瘦』

黄瓜原名胡瓜，广泛分布于中国各地，并且成为主要的温室蔬菜之一。有抗肿瘤、治疗慢性肝炎、抗衰老、预防酒精性肝硬化、降血糖、减肥强体、健脑安神的作用。黄瓜嫩果清脆爽口。大蒜含有含硫化合物——大蒜素，这种物质具有解毒杀虫、消肿、止痢的作用，广泛用于预防痛肿、疗毒、疥癣、痢疾、泄泻、肺痨、顿咳、钩虫病等疾病。黄瓜和大蒜同食可以抑制糖类转化为脂肪，降低胆固醇，非常适合怕胖和减肥人士食用。

---健康指标---

适宜指数

健康指数

搭配理由
有效抑制糖类转化为脂肪，降低胆固醇。

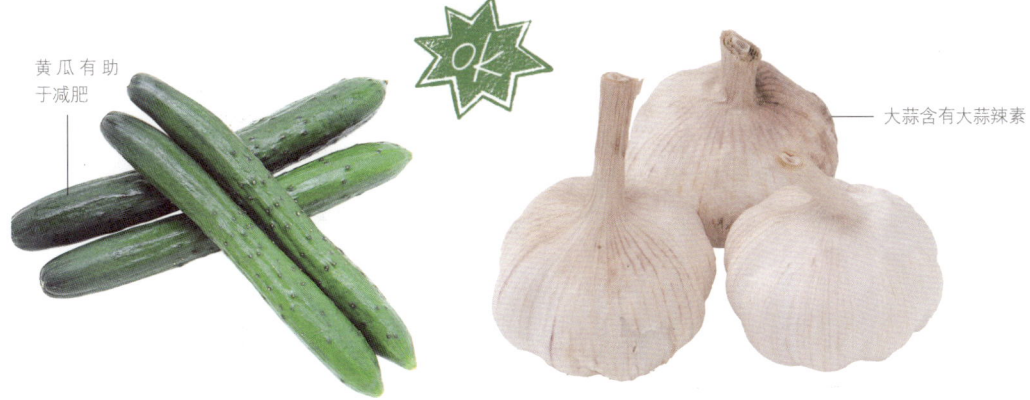

黄瓜有助于减肥

大蒜含有大蒜辣素

🍲 **烹调中的食物禁忌**

黄瓜——不能与花生同食，因为黄瓜性味甘寒，而花生多油脂，两者同食容易引起腹泻。黄瓜还不能与菜花、小白菜、西红柿、柑橘共同食用。

大蒜——眼病患者、阴虚火旺及慢性胃炎、溃疡病患者不宜食用大蒜。大蒜不可空腹食用，也不可与蜂蜜同食。

Data

 16kcal

（以100g为例）

蛋白质	0.8g
脂肪	0.2g
碳水化合物	2.9g
磷	24mg
钾	102mg

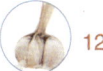 126kcal

（以100g为例）

蛋白质	4.5g
脂肪	0.2g
碳水化合物	27.6g
膳食纤维	1.1g
胡萝卜素	30mg

 糖酱黄瓜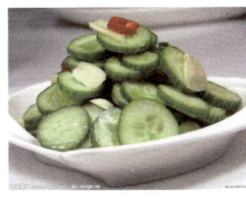

健胃开脾 解毒杀菌

美食

材料：
黄瓜………1000g　　甜面酱………200g
盐………50g　　　　五香粉………5g
大蒜（白皮）………20g　白糖………15g

做法：

1. 黄瓜洗净、入缸，用盐腌3~4天捞出；大蒜捣成蒜蓉。
2. 捞出的小黄瓜，用力挤压去水，再放入缸中依次摆好，拌入甜面酱、五香粉、蒜蓉、白糖，密封7天后即成。
3. 食用前将黄瓜切成片或丁，拌入少量芝麻味道更好。

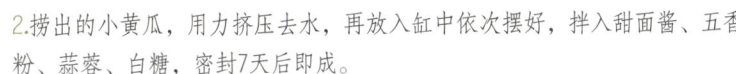

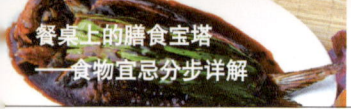

Cao mi . Ka fei

糙米 + 咖啡

爱美女士的美容搭配

糙米中的营养物质丰富，比白米更富含维生素、矿物质与膳食纤维，保留了相当完整的糙米营养，有提高人体免疫功能、促进血液循环、降低血糖、预防心血管疾病等功效。咖啡虽然是西方人的主要饮品，但是味道香醇，还能提神醒脑，具有抗氧化及护心、利腰膝、活血化淤、息风止痉等作用，所以深受世界各国人们的喜爱。研究表明，糙米能改善青春痘、皱纹等皮肤问题，咖啡具有提神的效果，二者一起食用，可提神醒脑、美容养颜。

健康指标

适宜指数 ★★☆☆☆

健康指数

搭配理由
可有效改善青春痘、皱纹等皮肤问题。

糙米可改善皮肤问题

咖啡有提神醒脑之功效

Data

347kcal （以100g为例）

蛋白质	7.4g
脂肪	0.8g
碳水化合物	77.9g
磷	110mg
钾	103mg

【性味】味甘、性温。
【功效】健脾养胃、补中益气、调和五脏、镇静神经、促进消化。
【主治】心血管疾病、贫血症、便秘、肠癌。
【主产地】中国南方广大地区都有分布。

320kcal （以100g为例）

蛋白质	20.9g
脂肪	8.4g
碳水化合物	40.2g
钾	360mg
钠	74mg

【功效】抗氧化、护心、利腰膝、活血化淤、息风止痉。
【成分】咖啡因、单宁酸、脂肪、蛋白质、糖、矿物质等。
【主产地】巴西、夏威夷、印度尼西亚、牙买加、也门。

♥ 超放心的饮食搭配

糙米与南瓜一起煮成粥，可补中益气，增进营养。糙米与芋头一起食用，治疗气虚厌食、中毒等症。不要空腹喝咖啡，可以适当食用一些全麦面包。

烹调中的食物禁忌

糙米 × 绿豆 ▶ 易产生螯合物，不利于肠胃吸收

咖啡 × 茶 ▶ 降低铁、钙的吸收利用率

咖啡 × 海藻 ▶ 降低人体对海藻中铁的吸收

美食

卡布奇诺
口感香醇，提神醒脑 ▶

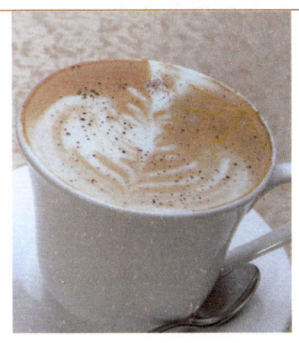

材料：
意大利咖啡………1杯
鲜奶油……………适量
巧克力粉…………少许
肉桂粉……………少许

做法：
1. 将牛奶和泡沫倒在意大利咖啡上面，自然形成了一层。
2. 注意倒入冲泡好的意大利咖啡约五分满，打过奶泡的热牛奶倒至八分满。
3. 撒上少许切成细丁的肉桂粉和巧克力粉，这样，一杯美味的卡布奇诺就制成了。

功效

咖啡可以消除疲劳。要消除疲劳，必须补充营养、休息与睡眠、促进代谢功能，而咖啡则具有这些功能。

芋头蒸肉饭
治疗气虚厌食，中毒 ▶

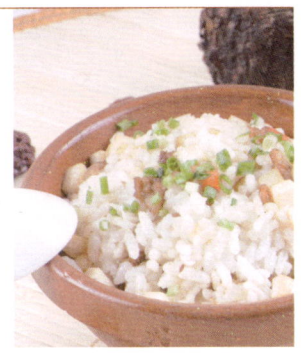

材料：
糙米………………1杯
芋头丁……………1/4杯
五花肉丝…………2大匙
葱头末……………1匙

做法：
1. 糙米洗净，沥干水分，放入蒸锅内，加水1杯。
2. 炒锅中加油，烧温热，放入芋头丁，以中火炸酥，捞起。
3. 倒出炸油，烧热，放入五花肉丝煸香酥后，再放入葱头末及调味料炒香，最后放入糙米饭中，拌匀，蒸熟即可。

功效

糙米有提高人体免疫功能、促进血液循环、预防心血管疾病的功效，与芋头一起食用，可治疗气虚厌食、中毒等症。

糙米茶
清脂，利尿，促消化 ▶

材料：
糙米：水＝1：8
即一份糙米、八份水

做法：
1. 糙米洗干净晾干，放入无油锅中翻炒至黄褐色。
2. 另取煮锅，倒入水，加入炒好的糙米，盖上盖，煮开后马上关火。5分钟后，将糙米过滤留水做茶喝。此为一次茶。
3. 锅中同样倒入八份水，放入上一次过滤的糙米渣子，煮开后，再用小火煮五分钟，过滤后即可饮用。此为二次茶。

功效

糙米茶具有明显的利尿作用，能帮助糖尿病人分解体内的糖、除去腹膜里的积水，对于清脂、促消化、促进代谢都有很好的帮助。

第二章 餐桌上必备的30种健康食材搭配 27

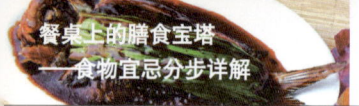

Dong gua . Xiang gu

冬瓜+香菇

滋阴补养、养颜美容之佳品

冬瓜是夏秋的重要蔬菜品种之一,富含蛋白质、胡萝卜素、多种维生素、粗纤维和钙、磷、铁等营养成分且钾盐含量高、钠盐含量低,有清热解毒、利水消痰、除烦止渴、祛湿解暑等功效。香菇是世界上著名的食用菌之一,不但营养丰富,具有低脂肪、高蛋白、多维生素、多氨基酸和多糖的特点,同时还具有很高的药用价值。冬瓜是美容圣品,有清热解火,补益滋补,除烦止渴的作用。香菇又是很好的滋补佳品,香菇有很好的滋补作用,二者同食,有清热解火,补益滋补、除烦止渴的作用。

健康指标

适宜指数

健康指数
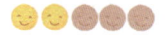

搭配理由
清热解火、补益滋补、除烦止渴。

冬瓜性凉滋润

香菇具有滋补作用

烹调中的食物禁忌

冬瓜——性寒凉,脾胃虚弱、肾脏虚寒、久病滑泄、阳虚肢冷者忌吃冬瓜。女子月经和痛经期间不能食用冬瓜。

香菇——食用后如出现头晕眼花、恶心呕吐、腹胃胀痛等现象,体质即为对香菇过敏体质,以后应避免食用。

Data

 11kcal

(以100g为例)

膳食纤维	0.7g
维生素A	13mg
胡萝卜素	80mg
钙	19mg
钾	78mg

 19kcal

(以100g为例)

蛋白质	2.2g
碳水化合物	5.2g
膳食纤维	3.3g
钙	2mg
钾	20mg

冬瓜香菇炖排骨

冬瓜、香菇 — 清热生津 利尿消肿 — 美食

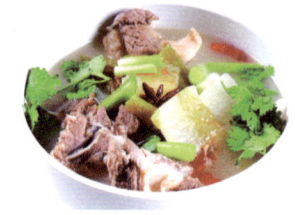

材料:
冬瓜——400g 香菇——50g 咸肉——100g
太子参——30g 金银花——10g

做法:
1. 咸肉切片,冬瓜切薄片,香菇切两半。
2. 太子参、金银花一起放入水中煮,煮至太子参软烂,金银花取出弃去,药汁澄清备用。
3. 咸肉、冬瓜、香菇加水煮熟,放入煮好的太子参和少量的味精、葱花,并兑入少量澄清的药汁,烧滚即成。

功效:
太子参具有补益脾肺、益气生津的作用,金银花具有抑菌、抗病毒、抗炎、解热的功效,与冬瓜、香菇一起食用具有清热生津、利尿消肿的作用。

Bo cai . Fu zhu

菠菜+腐竹

老年人的天然补血食品

菠菜营养丰富，其中β-胡萝卜素的含量在所有蔬菜中排第二位，具有补血止血、消化润肠、滋阴平肝、助消化的功效，适宜高血压、便秘、贫血、坏血病患者、皮肤粗糙者、过敏者食用。

腐竹是中国人很喜爱的一种传统食品，具有浓郁的豆香味，还有着其他豆制品所不具备的独特口感，营养价值很高，被人们广称为『素中之荤』。菠菜可以有效防治老年人贫血，而腐竹含有大量磷脂，有保护血管的作用，二者同食对老年人十分有益。

健康指标

适宜指数

健康指数

搭配理由
菠菜和腐竹是老年人的食疗圣品。

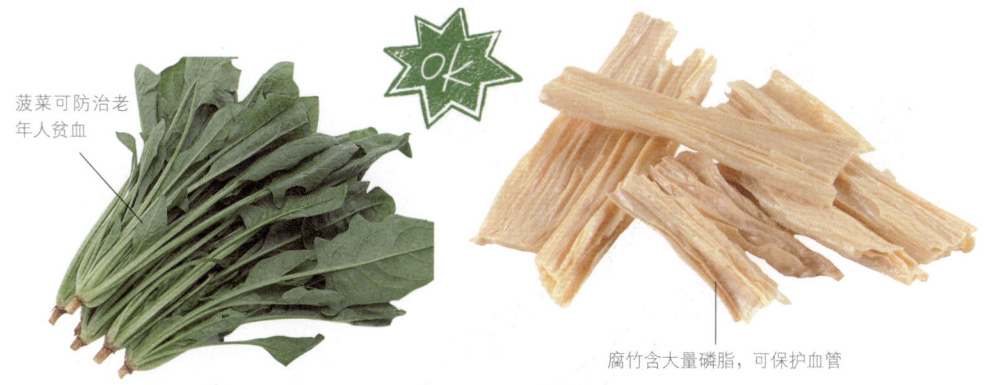

菠菜可防治老年人贫血

腐竹含大量磷脂，可保护血管

🍲 烹调中的食物禁忌

菠菜——不宜与含钙丰富的豆类、豆制品类及木耳、虾米、海带、紫菜等食物同食，否则会影响人体对钙的吸收。

腐竹——营养价值虽高，但患有肾炎、肾功能不全、糖尿病、酸中毒病人以及痛风患者最好少吃，否则会加重病情。

Data

 24kcal

（以100g为例）

蛋白质	2.6g
脂肪	4.5g
碳水化合物	0.3g
钾	311mg
钠	85.2mg

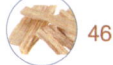 **461kcal**

（以100g为例）

蛋白质	44.6g
脂肪	21.7g
碳水化合物	22.3g
钾	553mg
磷	284mg

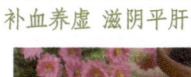

菠菜拌腐竹

补血养虚 滋阴平肝

材料：
菠菜……300g　　水发腐竹……200g
香油……20g　　酱油……10g
精盐……6g　　味精……2g
米醋……10g

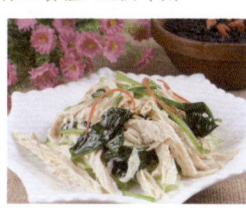

做法：

1. 将菠菜择洗干净，入开水中烫一下，再用凉水冲凉，切段，装盘。腐竹切成丝，码在菠菜上。

2. 味精事先用开水化开，同酱油、精盐、米醋一起浇在腐竹菜上，再加香油拌匀即成。

功效：

　　本药膳具有良好的健脑作用，常吃能预防老年痴呆症的发生。此外，腐竹中所含有的磷脂还能降低血液中胆固醇含量。

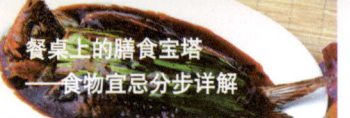

Si gua . Ju hua

丝瓜+菊花

清热养颜、有效除斑

健康指标

适宜指数
★★☆☆☆

健康指数
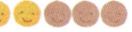

搭配理由
一起食用可清热解毒、美容养颜。

丝瓜所含的营养成分在瓜类食物中较高，所含的皂甙类物质、丝瓜苦味质、黏液质、木胶、瓜氨酸、木聚糖等特殊物质具有一定的特殊作用。丝瓜的药用价值也很高，全身都可以入药，有清凉、利尿、活血、通经、解毒之功效。菊花既可以观赏也可以食用，含菊甙、氨基酸、胆碱、维生素A样物质、维生素B等营养物质，能疏散风热、清肝明目、平肝阳、解毒。菊花和丝瓜同食可有效抗病毒和预防病毒感染，常食可清热解毒、美容养颜。

丝瓜清凉利尿、活血通经

菊花疏散风热、清肝解毒

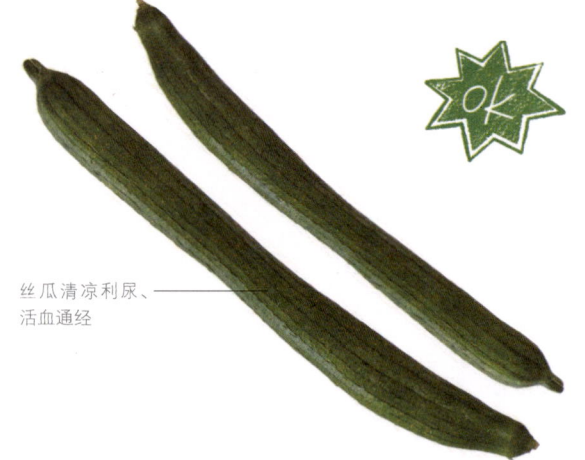

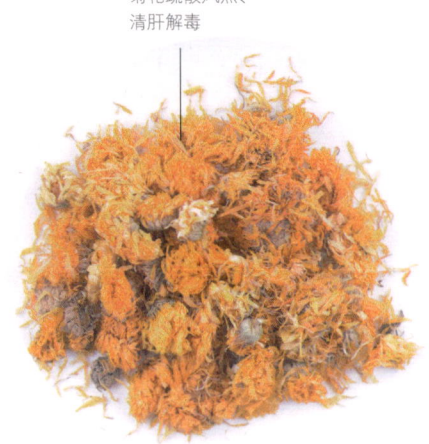

Data

 20kcal

（以100g为例）

蛋白质…………1g
脂肪…………0.2g
碳水化合物……4.2g
膳食纤维………0.6g
胡萝卜素………90mg

【性味】味甘、性凉。
【功效】清暑凉血、解毒通便、祛风化痰、润肌美容。
【主产地】广东、广西、海南。
【成熟期】6~10月。

【主产地】浙江、安徽、河南、四川。
【开花期】10~11月。
【释名】节华、女节、女华、女茎、日精、更生。
【性味】味苦、性平、无毒。
【功效】疏散风热、清肝明目、平肝阳、解毒。
【主治】治诸风头眩肿痛、流泪、皮肤死肌、恶风及风湿性关节炎。长期服用利血气、抗衰老。

♥ 超放心的饮食搭配

丝瓜和毛豆一起食用，可改善微循环，增强免疫力。丝瓜和鸡肉一起食用，可以起到清热利肠的作用。菊花和蜂蜜一起泡茶喝，具有养肝明目、生津止渴的作用。

烹调中的食物禁忌

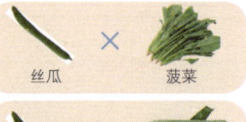 ▶ 二者同食易引起腹泻

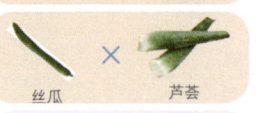 ▶ 降低铁、钙的吸收利用率

阴阳两虚型、痰湿型、血淤型高血压病患者 ▶ 用菊花降压效果不佳

美食

丝瓜百合鲜菇

清热降脂，减肥消积 ▶

材料：
百合………………1朵
丝瓜………………1条
鲜蘑菇……………3个
盐、糖各适量

做法：
1. 百合去头、尾及芯部，放入清水中浸泡1~2分钟；丝瓜去皮斜切成小段；蘑菇切片。
2. 处理好的百合、丝瓜和蘑菇一同入沸水中焯一下，捞起沥干。
3. 炒锅放油，油热后放入焯好的食材，炒匀后放盐和少量糖，翻炒均匀即可。

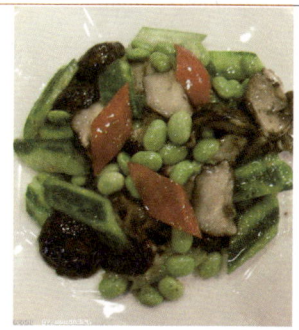

功效
本菜品具有清热祛暑、明目解毒、降压降糖、益气壮阳、消脂减肥之功效。主治中暑、暑热烦渴、目赤肿痛、痈肿丹毒、烧烫伤、少尿等病症。

菊花杏仁糕

清热去火，化痰平喘 ▶

材料：
菊花………………15g
杏仁………………10g
面粉………………250g
鸡蛋………………1个
白糖………………5g

做法：
1. 将菊花洗净后切碎，杏仁去皮捣碎。
2. 把面粉用适量水、白糖调稠，加入打匀的鸡蛋、菊花碎屑、杏仁碎屑，摊匀后放入蒸笼中蒸熟。
3. 待稍凉后，切成小块即可食用；也可将和好的面糊用菜油烙成小薄饼食用。

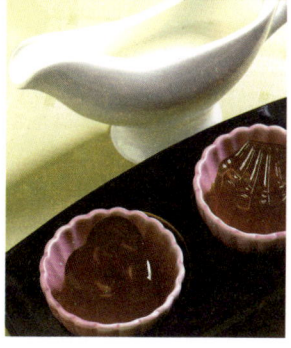

功效
菊花有散风清热、平肝明目、利尿清毒之功效。杏仁能止咳平喘、润肠通便、降低胆固醇、令皮肤红润，苦杏仁苷对癌细胞还有抵抗作用。

丝瓜菊花粥

清热泻火，降压解毒 ▶

材料：
粳米………………100g
丝瓜………………20g
菊花………………10g
冰糖………………少许

做法：
1. 粳米淘洗干净；丝瓜削皮，洗净，切丁。
2. 菊花去蒂洗净，加少许开水，放在打汁机中打碎成汁。
3. 水锅置灶上烧开，放入粳米，改小火熬粥，快熟时放入丝瓜丁。
4. 粥熟时加入菊花汁、冰糖，再煮1分钟，搅匀即可。

功效
丝瓜具有清暑凉血、解毒通便、祛风化痰、润肌美容的作用，和菊花同食可有效抗病毒、预防病毒感染，还可清热解毒、美容养颜。

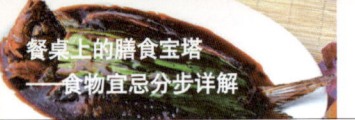

Jiu cai . Ji dan

韭菜+鸡蛋

补气益阳，行气止痛

韭菜味辛、甘，性温，无毒，它含有丰富的维生素A、B族维生素、维生素E，具有健胃、提神、止汗固涩、补肾助阳、固精等功效，是男女房事后常见病的最常用食疗菜。鸡蛋中含有大量的维生素和矿物质及有高生物价值的蛋白质，可补肺养血、滋阴润燥，用于气血不足、热病烦渴、胎动不安等，是扶助正气的常用食品。韭菜炒鸡蛋是家庭常见菜，二者同食可以起到补肾、行气、止痛的作用。可见，这种搭配是有利于人体健康的。

— 健康指标 —

适宜指数
★★★☆☆

健康指数

搭配理由
一起食用可补肾、行气、止痛。

鸡蛋补肺养血、滋阴润燥

韭菜温中下气、补虚壮阳

🍲 烹调中的食物禁忌

韭菜——性偏温热，阴虚内热、眼疾、疮痒肿毒、胃热炽盛的患者不宜食用。患有扁桃腺炎、鼻蓄脓、中耳炎、消化不良的人不能吃韭菜。

鸡蛋——与兔肉、生葱、蒜、豆浆、红薯、味精、豆类相克，不能同时食用。此外，忌吃生鸡蛋，煮、蒸鸡蛋是最佳吃法。

Data

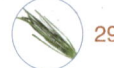 **29kcal**

（以100g为例）

蛋白质	2.4g
脂肪	0.4g
碳水化合物	4.6g
钙	42mg
钾	247mg

 144kcal

（以100g为例）

蛋白质	13.3g
脂肪	8.8g
碳水化合物	2.8g
钾	154mg
钠	131.5mg

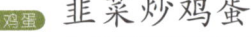

韭菜、鸡蛋

韭菜炒鸡蛋

补肾 行气 止痛 ◀ 美食

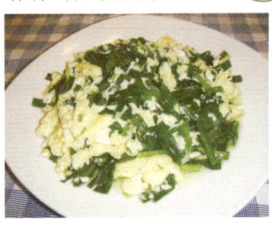

材料：
韭菜——160g　鸡蛋——3个　生油——3匙
生粉——2匙　清水——1匙　鸡粉——1/4匙
麻油——1匙　胡椒粉——少许

做法：
1. 韭菜洗净切段，鸡蛋在碗中搅散。
2. 生粉用水拌匀制成生粉水，将调料、韭菜、生粉水一起拌匀。
3. 炒锅烧热，放入三匙生油，待油热后，倒入韭菜、蛋液，快炒至凝固，即可装盘食用。

功效：
　　韭菜具有温中、补虚、下气、益阳、调和脏腑的功效，与鸡蛋一起炒，相得益彰，可以起到补肾、行气、止痛的作用。

芹菜＋核桃

Qin cai . He tao

爱美人士的最爱

芹菜是高纤维食物，它经肠内消化作用能产生一种叫木质素的物质，可防癌抗癌。芹菜能清热除烦、平肝、凉血止血，主治高血压、头痛、暴热烦渴、水肿、小便热涩不利等疾病。核桃是世界著名的四大干果之一，既可以生食、炒食，也可以榨油、配制糕点、糖果等，不仅味美，而且营养价值很高，可开胃、补气养血、通润血脉、补气养血、润燥化痰，被誉为"万岁子"、"长寿果"。芹菜和核桃一起食用，不仅可以抗衰老，还有美容养颜的功效。

健康指标

适宜指数

健康指数

搭配理由

抗衰老、美容养颜。

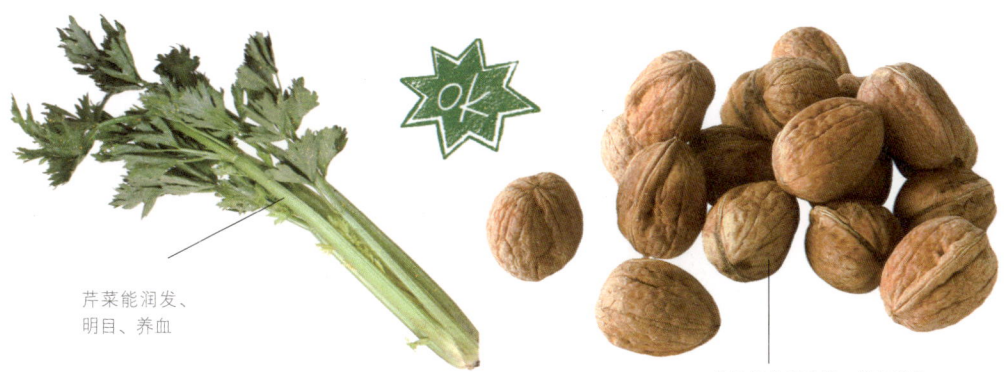

芹菜能润发、明目、养血

核桃能补肾助阳、补肺敛肺

🍱 **烹调中的食物禁忌**

芹菜——忌与虾、海米、醋、黄瓜、南瓜、蛤蜊、鸡肉、兔肉、甲鱼肉、黄豆、菊花、螃蟹、蚬子、毛蚶一起食用。

核桃——不能与野鸡肉、酒一起食用，痰火喘咳、阴虚火旺、便溏腹泻、支气管扩张等患者不宜食之。

Data

 17kcal

（以100g为例）

蛋白质	0.8g
脂肪	0.1g
碳水化合物	3.9g
钾	154mg
磷	50mg

 646kcal

（以100g为例）

蛋白质	14.9g
脂肪	58.8g
碳水化合物	19.1g
钾	385mg
磷	294mg

核桃、芹菜

核桃仁炒芹菜 美食

美容养颜 清热除烦

材料：
核桃仁……60g 芹菜……250g
麻油……30g 食盐……1.5g

做法：
1. 将核桃仁用开水泡两分钟，撕去表皮。
2. 芹菜洗净，切3厘米长的段。
3. 炒锅烧热，倒入麻油，放入核桃仁翻炒至色黄，再放入芹菜一起翻炒至熟，起锅时撒入食盐，炒匀后装盘即可。

功效：
　　本菜肴具有美容养颜、清热除烦的功效，常食有助于抗衰老，适用于肾阳不足、头痛、暴热烦渴、水肿等患者食用。

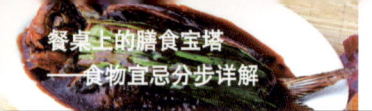

Xi hong shi . Cai hua

❌ ✅ 西红柿＋菜花

血管、血液中的"清道夫"

西红柿味甘、酸、性微寒，含有丰富的胡萝卜素、B族维生素、维生素C和维生素P，有生津止渴、清热解毒、凉血平肝、补血养血的功效，是全世界栽培最为普遍的果菜之一。菜花营养丰富，含蛋白质、糖、脂肪、维生素和胡萝卜素，营养成分位居同类蔬菜之首，可补肾填精、健脑壮骨、补脾和胃，被授予"蔬菜皇冠"之称。西红柿与菜花都含有十分丰富的维生素，具有清理血液杂质的作用，同食可有效防治心血管疾病。

―健康指标―

适宜指数
★★☆☆☆

健康指数
😊😊😐😐😐

搭配理由
清理血液杂质，可有效防治心血管疾病。

菜花也富含维生素、可清肝解毒

西红柿富含维生素，可补血养血

Data

 20kcal

（以100g为例）

蛋白质	0.9g
脂肪	0.2g
碳水化合物	4.0g
钾	163mg
磷	23mg

【性味】味甘、酸，性微寒。
【功效】生津止渴、健胃消食、清热解毒、补血养血。
【主产地】新疆、吉林、河南、浙江、江西。
【成熟期】6~9月。

 33kcal

（以100g为例）

蛋白质	4.10g
碳水化合物	4.60g
维生素A	5mg
胡萝卜素	30mg
钾	200mg

【性味】性凉、味甘。
【功效】可补肾填精、健脑壮骨、补脾和胃。
【主产地】福建、杭州、上海。
【成熟期】5月中旬~10月上旬。

❤ **超放心的饮食搭配**

西红柿和猪肝煮熟当菜吃，可治疗夜盲症。西红柿蘸白糖食用，可有效治疗牙龈出血。菜花捣汁，放入白糖饮服，可解酒清热。

🍳 **烹调中的食物禁忌**

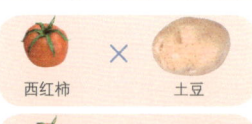
西红柿 × 土豆 ▶ 易导致食欲不佳、消化不良

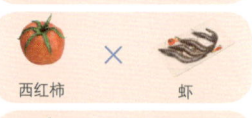
西红柿 × 虾 ▶ 不利于彼此营养的吸收与利用

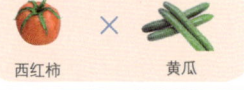
西红柿 × 黄瓜 ▶ 降低维生素C的吸收、利用率

> 美食

西红柿芒果柚汁

缓解便秘，安神养颜 ▶

材料：
草莓⋯⋯⋯⋯50g
西红柿⋯⋯⋯100g
芒果⋯⋯⋯⋯100g
葡萄柚⋯⋯⋯70g
冰块⋯⋯⋯⋯少许

做法：
1. 草莓和西红柿洗净，去蒂；葡萄柚剥皮，去籽。
2. 芒果去籽，用汤匙挖出果肉。
3. 将草莓、西红柿、葡萄柚、芒果放入榨汁机，压榨成汁。
4. 将果汁倒入杯中，加冰块搅匀即可。

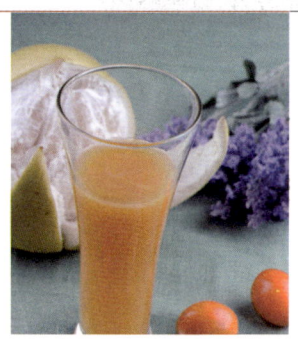

> **功效**
> 此饮能消除疲劳，缓解便秘，改善食欲不振等症。苹果能安眠养神，将它与几种水果放在一起榨汁饮用，营养更加丰富。

西红柿炖羊脆

清热解毒，滋阴补养 ▶

材料：
羊脆骨⋯⋯⋯100g
西红柿⋯⋯⋯3个
大料、花椒、香葱、姜、老抽、料酒、蒜、盐、鸡精各适量

做法：
1. 羊脆骨放入锅中加水、用大火炖，第一次开锅下入花椒、大料、姜片、料酒、老抽和蒜蓉。
2. 水第二次开时，将煮肉出来的沫用小勺撇干净，转小火炖，中途如水不够时，需加水。
3. 一个半小时后，下入切碎的西红柿。水开放盐和鸡精，继续炖大约30分钟，西红柿融入汤中即可撒上香葱段并起锅。

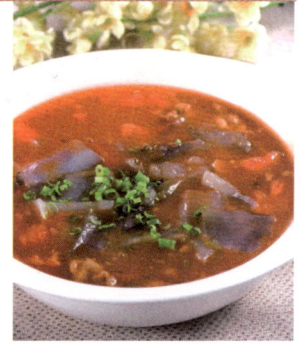

> **功效**
> 常吃羊肉可以去湿气、避寒冷、暖心胃、补元阳，对提高人的身体素质及抗病能力十分有益。

西红柿炒菜花

富含维生素，补血养颜 ▶

材料：
菜花⋯⋯⋯⋯400g
西红柿⋯⋯⋯1个
葱、白糖、盐、食用油各适量

做法：
1. 葱切葱花，菜花瓣成小朵，西红柿切块。
2. 烧开半锅水，将菜花倒入锅中焯熟捞出。
3. 将适量的油倒入锅中，烧热后放入葱花爆香，接着将菜花和西红柿倒入锅中，烹入白糖和盐，翻炒至熟即可食用。

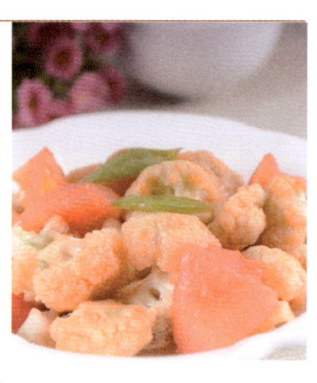

> **功效**
> 西红柿含有丰富的胡萝卜素和维生素，其中维生素P的含量居蔬菜之首，和菜花同食，可清理血液杂质，防治心血管疾病。

白萝卜 + 豆腐

Bai luo bo . Dou fu

摆脱腹胀、脾胃不佳的烦恼

白萝卜是一种常见的蔬菜，生食、熟食均可，其味略带辛辣，内含芥子油、淀粉酶和粗纤维，是食疗佳品，具有促进消化、增强食欲、加快胃肠蠕动的作用。《本草纲目》称白萝卜为『蔬中最有利者』。豆腐含有铁、钙等人体必需的多种微量元素及丰富的优质蛋白，具有降血压、降血脂、降胆固醇的功效，素有『植物肉』之美称。豆腐食用过多会引起消化不良，而白萝卜有很强的助消化功能，二者同食有健脾养胃、下食除胀的功效。

健康指标

适宜指数

健康指数

搭配理由
二者同食有健脾养胃、下食除胀的功效。

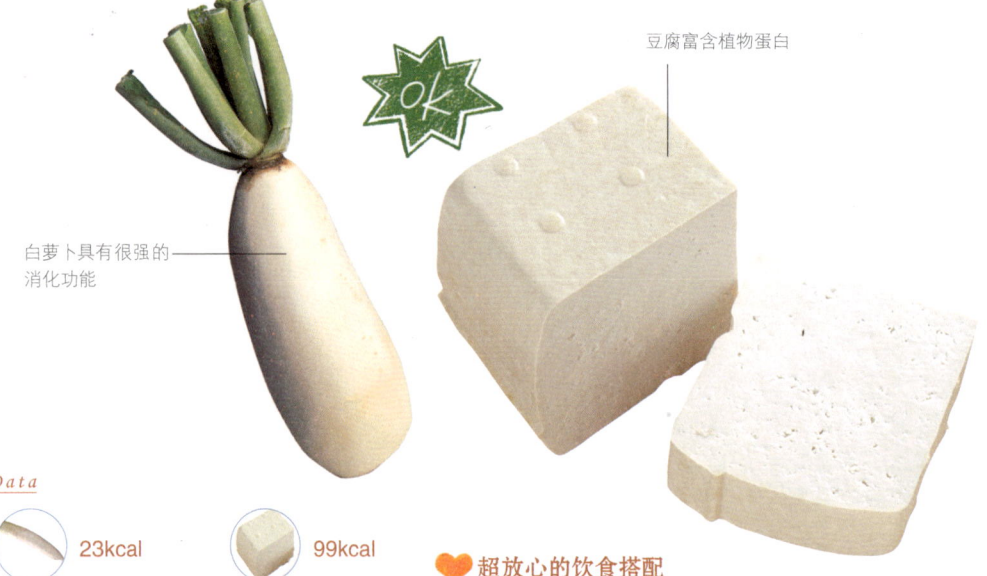

豆腐富含植物蛋白

白萝卜具有很强的消化功能

Data

 23kcal

（以100g为例）

蛋白质	0.9g
脂肪	0.1g
碳水化合物	5.0g
钾	173mg
钙	36mg

【性味】性凉，味甘、辛。
【功效】清热生津、凉血止血、下气宽中、消食化滞、开胃健脾、顺气化痰。
【产地】山东、辽宁、吉林、黑龙江。
【成熟期】7～9月。

 99kcal

（以100g为例）

蛋白质	12.2g
脂肪	4.8g
碳水化合物	2.0g
磷	158mg
钙	138mg

【性味】性凉，味甘。
【归经】归脾、胃、大肠经。
【功效】益气宽中、生津润燥、清热解毒、和脾胃、抗癌。
【主治】心血管疾病、便秘、骨质疏松症、乳腺癌、前列腺癌及血癌等。

 超放心的饮食搭配

白萝卜和猪肉同食，有利于营养物的吸收、利用。豆腐和海带一起食用，可以有效避免碘缺乏。豆腐和鱼一起吃，蛋白质组合更合理，营养价值更高。

烹调中的食物禁忌

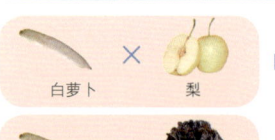
白萝卜 × 梨 ▶ 抑制甲状腺，导致甲状腺肿大

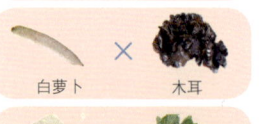
白萝卜 × 木耳 ▶ 产生化学反应，诱发皮炎

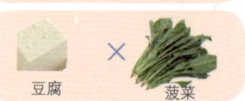
豆腐 × 菠菜 ▶ 产生草酸钙，容易引起结石

美食

白萝卜牛腩汤
止咳化痰、暖胃补益 ▶

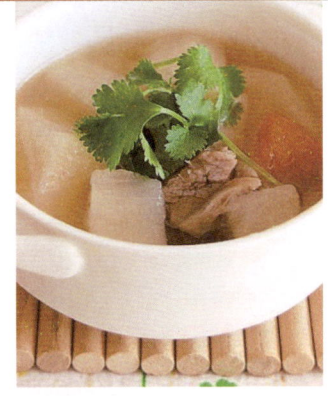

材料：
牛腩……………600g
青萝卜…………100g
蜜枣……………1颗
陈皮……………6g
米酒……………2大匙
盐………………少许

做法：
1. 牛腩切块过水烫备用，青萝卜切滚刀块备用。
2. 取汤锅，在锅中加入水、牛腩、蜜枣、陈皮、米酒、盐，以大火煮沸后盖上锅盖再转小火煮1小时。
3. 再加入青萝卜块一起继续煮1小时，最后放味精调味即可。

功效
牛肉具有补中益气、滋养脾胃、强健筋骨的功效，与白萝卜一起食用，适用于中气下陷、气短体虚、筋骨酸软和贫血久病及面黄目眩之人。

萝卜泡菜
增强食欲，促进消化 ▶

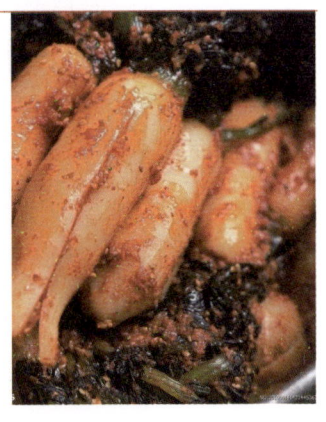

材料：
萝卜……………200g
盐………………1勺
糯米粉…………2勺
水………………1杯
辣椒粉、鱼露、糖、盐、蒜蓉、姜末、小葱段、小香芹段适量

做法：
1. 萝卜洗净切块，放一勺盐腌两个小时，洗净、沥干。
2. 两勺糯米粉加一杯水煮成糊，晾凉后放辣椒粉、鱼露、糖、盐、蒜蓉、姜末、小葱段、小香芹段拌成腌料。
3. 用腌料拌匀萝卜块并放进无水无油的瓶子里。放入冰箱冷藏3天就可以食用了。

功效
本菜品清爽可口，具有宽中行气、化积滞、下气生津、清热化痰的功效，可增进食欲、促进消化，是一道美味的爽口小菜。

虾仁豆腐羹
清热润燥，降脂减肥 ▶

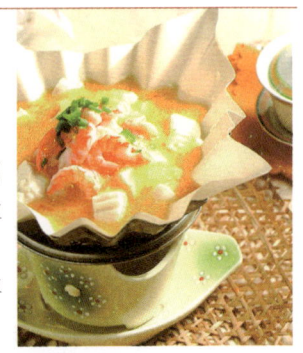

材料：
内酯豆腐………400g
鲜基围虾………250g
香芹……………1根
酱油、生粉、糖、白胡椒粉、香油、盐、姜、葱、蒜、豆瓣酱各适量

做法：
1. 将鲜虾去头和壳、洗净，加入盐、料酒、白胡椒粉、鸡粉拌匀，腌15分钟；豆腐切成小块，放入加盐的沸水中焯1分钟，捞起沥干；香芹切丁。
2. 取一空碗，加入豆瓣酱，和所有调料调匀，做成酱汁备用。
3. 炒香蒜瓣和姜片，加入豆瓣酱拌炒均匀，倒入鲜虾仁快炒；炒至虾仁微红，倒入豆腐轻轻拌匀；撒入香芹粒和葱花，淋入酱汁炒匀即可。

第二章 餐桌上必备的30种健康食材搭配

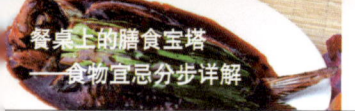

香菇+油菜

Xiang gu · You cai

清热、化痰、降压之良药

香菇营养丰富,具有低脂肪、高蛋白、多维生素、多氨基酸和多糖的特点,同时还具有很高的药用价值,具有活血化淤、降低血脂的作用。油菜属于大白菜的变种,它所含的矿物质能够促进人体骨骼发育,加速人体新陈代谢,增强机体的造血功能;而含有的胡萝卜素、烟酸等营养成分,则是维持生命活动的重要物质。香菇有降血脂的作用,油菜含植物激素,可促进酶的形成,对致癌物质有排斥作用,二者同食可有效预防癌症。

健康指标

适宜指数 ★★★☆☆

健康指数 😊😊😊●●

搭配理由
二者搭配可有效预防癌症。

香菇具有降血脂的作用

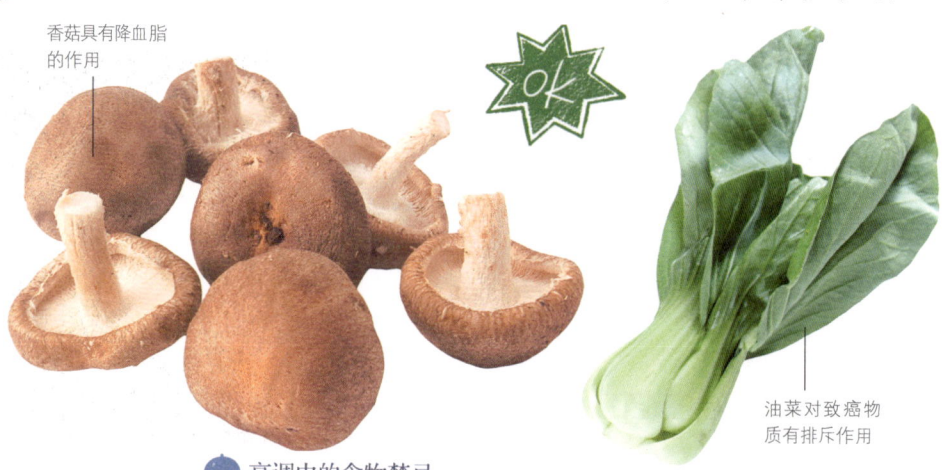

油菜对致癌物质有排斥作用

🍲 烹调中的食物禁忌

香菇——特别适宜气虚头晕、贫血、白血球减少、自身抵抗力下降、年老体弱者食用。顽固性皮肤瘙痒症患者不能食用香菇。

油菜——痧痘、怀孕早期妇女、目疾患者、小儿麻疹后期、疥疮、狐臭等慢性病患者要少食油菜。

Data

 19kcal

（以100g为例）

蛋白质	2.2g
碳水化合物	5.2g
膳食纤维	3.3g
钙	2mg
钾	20mg

 25kcal

（以100g为例）

蛋白质	1.8g
碳水化合物	0.5g
膳食纤维	3.8g
钙	108mg
钾	210mg

小油菜炖金针菇 〔油菜、金针菇〕

降压凝神 预防癌症

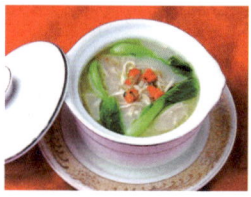

材料：
金针菇……100g　小油菜……4棵
盐……1小勺　　鸡精……半勺
香油……少许

做法：
1. 金针菇泡发,去蒂洗净;小油菜择干净,叶子一片片撕下来,洗干净。
2. 水锅置上,放入鸡汤烧热,加入金针菇、盐煮熟。
3. 加入小油菜再煮2分钟,淋入香油即可。

功效：
　　常食金针菇能抗癌、降胆固醇,预防肝脏疾病和胃肠道溃疡,促进体内新陈代谢、防病健身、抵抗疲劳,特别适合高血压患者、肥胖者。

Bo luo · Bing tang

菠萝＋冰糖

生津止渴，养胃更健康

菠萝果肉中含有还原糖、蔗糖、蛋白质、粗纤维和有机酸，维生素C、胡萝卜素。菠萝果汁、果皮及茎所含有的蛋白酶，能帮助蛋白质的消化，增进食欲；医疗上有治疗多种炎症、利尿、通经、驱虫等效果。菠萝果形美观，汁多味甜，有特殊的香味，营养极为丰富，食疗价值也非常之高，因此，深受人们的喜爱。很多人喜欢用菠萝打汁饮用，再加上一点冰糖，不仅营养丰富，还能生津止渴，醒酒开胃。

健康指标

适宜指数
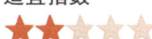

健康指数
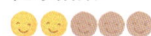

搭配理由
营养丰富、生津止渴、醒酒开胃。

菠萝有助于消化

冰糖有滋润作用

Data

42kcal

（以100g为例）

蛋白质	0.4g
脂肪	0.3g
碳水化合物	9g
钾	147mg
磷	28mg

397kcal

（以100g为例）

碳水化合物	99.3g
钙	23mg
钠	2.7mg
钾	1mg
镁	2mg

🍽 烹调中的食物禁忌

菠萝——由于菠萝中含有具有刺激作用的弐类物质和菠萝蛋白酶，因此应将果肉切块，在稀盐水或糖水中浸渍，浸出弐类，然后再吃。患有溃疡病、肾脏病、凝血功能障碍的人应禁食菠萝，发烧及患有湿疹疥疮的人也不宜多吃。

葡芹菠萝汁

清理肠道 美体降压 — 美食

材料：
葡萄……100g　西芹……60g
菠萝……90g　柠檬……30g
冰块……10g

做法：
1. 葡萄洗净，去外皮、籽；菠萝去皮，切块。
2. 柠檬洗净后切片；西芹洗净，切段。
3. 将葡萄、西芹、菠萝、柠檬榨汁。将果汁移入杯中，加入冰块即可。

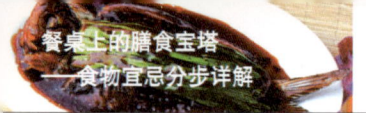

梨 + 蜂蜜

Li · Feng mi

肺热火大的"天然灭火器"

梨肉脆而多汁,酸甜可口,风味芳香,富含糖、蛋白质、碳水化合物及多种维生素,对人体健康有重要作用。梨还有很高的药用价值,可助消化、润肺清心、消痰止咳、退热、解毒疮,还有利尿、润肠的作用。煮熟的梨有助于肾脏排泄尿酸,并预防痛风、风湿病、关节炎。秋季每天吃一两个梨可缓解秋燥。梨与同样具有补中缓急、润肺止咳作用的蜂蜜一起食用,能起到止咳化痰、清肺降火、润燥生津、除烦解渴的作用。

健康指标

适宜指数
★★★☆☆

健康指数

搭配理由
止咳化痰、清肺降火、润燥生津、除烦解渴。

梨能润肺清心、消痰止咳

蜂蜜能润燥生津

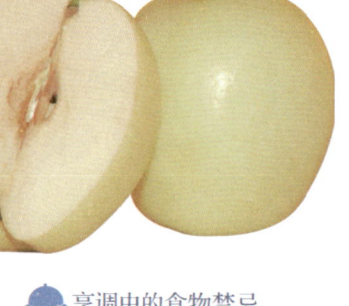

烹调中的食物禁忌

梨——性偏寒助湿,多吃会伤脾胃,故血虚、畏寒、腹泻、手脚发凉的患者不可多吃梨,并且最好煮熟再吃,以防湿寒症状加重。

蜂蜜——不适宜脾虚泻泄及湿阻中焦的脘腹胀满、舌苔厚腻者食用;不宜与豆腐、孜然、韭菜同食;不能用沸水冲饮。

Data

 50kcal

(以100g为例)
蛋白质	0.4g
脂肪	0.2g
碳水化合物	13.3g
钾	92mg
磷	14mg

 321kcal

(以100g为例)
蛋白质	0.4g
脂肪	1.9g
碳水化合物	75.6g
钙	4mg
钾	28mg

苹果香蕉梨汁

消除疲劳 排毒养颜   美食

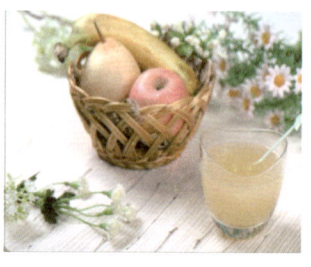

材料:
白梨……100g   苹果……100g
香蕉……50g   蜂蜜……30g
冰块……少许

做法:
1. 将白梨、苹果洗净,切块;香蕉剥皮后切块。
2. 将白梨和苹果块倒入榨汁机中,加冷开水榨成汁。
3. 将果汁倒入杯中,加入香蕉及蜂蜜。
4. 把所有食材一起搅拌成汁,再加入适量冰块即可。

功效:
梨、苹果、香蕉都是营养丰富、深受人们所喜爱的水果,将其打成汁饮用,具有消除疲劳、改善便秘、排毒养颜的功效,为男女老少之养生佳品。

Li yu · Hong zao

鲤鱼＋红枣

成功助你摆脱头痛、头风的烦恼

鲤鱼富含丰富的蛋白质、不饱和脂肪酸、维生素及钙、磷、铁等，有补脾健胃、利水消肿、通乳、清热解毒、止嗽下气的作用，对于各种水肿、腹胀、少尿、黄疸、乳汁不通有很好的疗效。红枣富含丰富的维生素、蛋白质等，也是人们喜爱的果品。红枣味甘性温，有补中益气、养血安神、缓和药性的功能，对肝脏、心血管系统、造血系统都很有益，将鲤鱼和红枣一起煲汤，有助于驱除头风、治疗头痛，改善体质。

健康指标

适宜指数 ★★★☆☆

健康指数

搭配理由
有助于驱除头风、治疗头痛，改善体质。

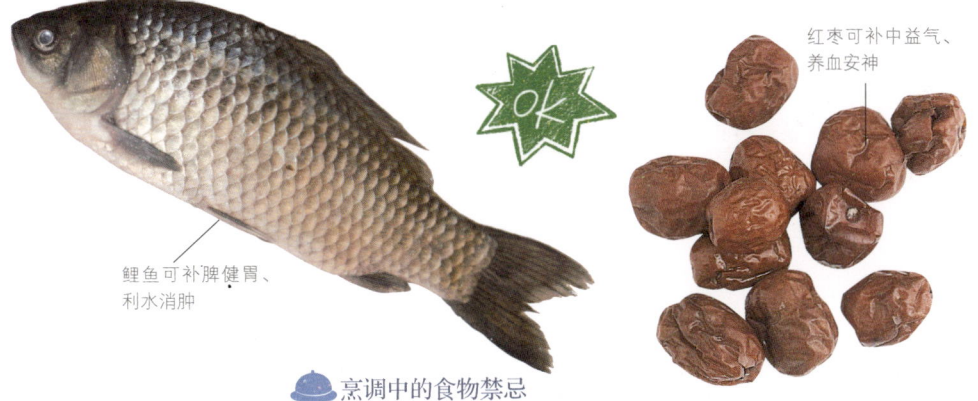

鲤鱼可补脾健胃、利水消肿

红枣可补中益气、养血安神

🍲 烹调中的食物禁忌

鲤鱼——忌与绿豆、芋头、鸡肉、荆芥、甘草、南瓜和狗肉同食，也忌与中药朱砂同服；鲤鱼与咸菜相克，可引起消化道癌肿。

红枣——枣皮纤维含量很高，不容易消化，吃多了会胀气，因此应注意控制食量。湿热重、舌苔黄的人不宜食用。

Data

 109kcal

（以100g为例）

蛋白质	17.6g
脂肪	4.1g
碳水化合物	0.5g
钾	334mg
磷	204mg

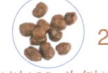 **276kcal**

（以100g为例）

蛋白质	3.2g
脂肪	0.5g
碳水化合物	67.8g
钙	64mg
钾	524mg

鲤鱼 红烧鲤鱼 美食

补脾健胃 清热解毒

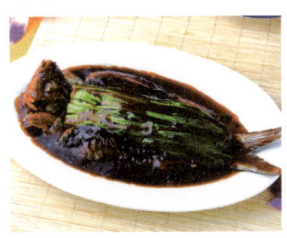

材料：
鲤鱼……1条　油麦菜……3棵
葱、姜、盐、淀粉、酱油、白糖、胡椒粉各适量

做法：
1. 将鲤鱼洗净，在鱼身上横切刀花。
2. 姜切片；葱切段；油麦菜倒入沸水中焯熟，捞出切整齐。
3. 用酱油、盐、胡椒粉将鲤鱼腌制半个小时。
4. 锅内放油烧至六成热，下鲤鱼煎至金黄色捞起待用。
5. 锅内留少许油，爆香葱、姜，加盐、酱油、糖、少许水翻炒，将鱼放入炒熟铲出，铺上油麦菜。将锅内的汤勾芡熬成汁，浇在鱼上即可。

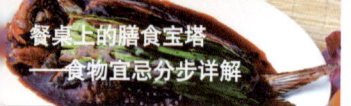

Wo sun . Qing Suan

莴笋＋青蒜

血压不再高，五脏健康有保障

莴笋，其地上茎可供食用，茎皮白绿色，茎肉脆嫩，幼嫩茎翠绿，成熟后变为白绿色。莴笋具有利五脏、通经脉、清热利尿的功效，可以治疗小便不利、尿血、乳汁不通等症。青蒜，是大蒜幼苗发育到一定时期的青苗，含有丰富的维生素C以及蛋白质、胡萝卜素、硫胺素、核黄素等营养成分，具有散肿痛、健脾胃的作用。很多人喜欢将莴笋和青蒜一起炒食，这是一种不错的选择，因为这两种蔬菜一起食用可以有效防治高血压。

—健康指标—

适宜指数
★★☆☆☆

健康指数
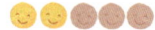

搭配理由
二者同食可以有效防治高血压。

青蒜可预防血栓

莴笋利五脏、通经脉

Data

 14kcal
（以100g为例）

碳水化合物	2.8g
维生素A	25mg
胡萝卜素	150mg
磷	48mg
钾	212mg

【性味】味甘，性凉、苦。
【功效】利五脏、通经脉、清胃热、清热利尿。
【主产地】陕西、四川、江苏。
【成熟期】1~4月。

 37kcal
（以100g为例）

蛋白质	2.1g
脂肪	0.4g
碳水化合物	8g
钙	29mg
磷	44mg

【性味】味辛，性温，有毒。
【功效】祛寒、散肿痛、杀毒气、健脾胃。
【主产地】河北、河南、上海、江苏、江西、广东。
【成熟期】5月。

♥ **超放心的饮食搭配**

沙拉酱拌莴笋，可以弥补营养物质的流失。莴笋和木耳搭配，可以防治高血压、高血脂、糖尿病。青蒜炒肉丝，具有暖补脾胃、滋阴润燥的功效。

 烹调中的食物禁忌

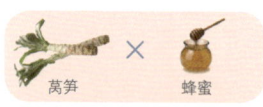 ▶ 性寒凉，易导致腹泻
莴笋 × 蜂蜜

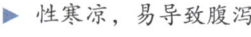 ▶ 脾胃虚寒或产后不宜生食、多食
莴笋

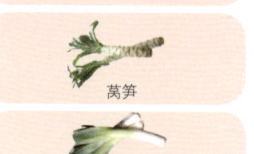 ▶ 不可过量食用，否则可能造成肝功能障碍，还会影响视力
青蒜

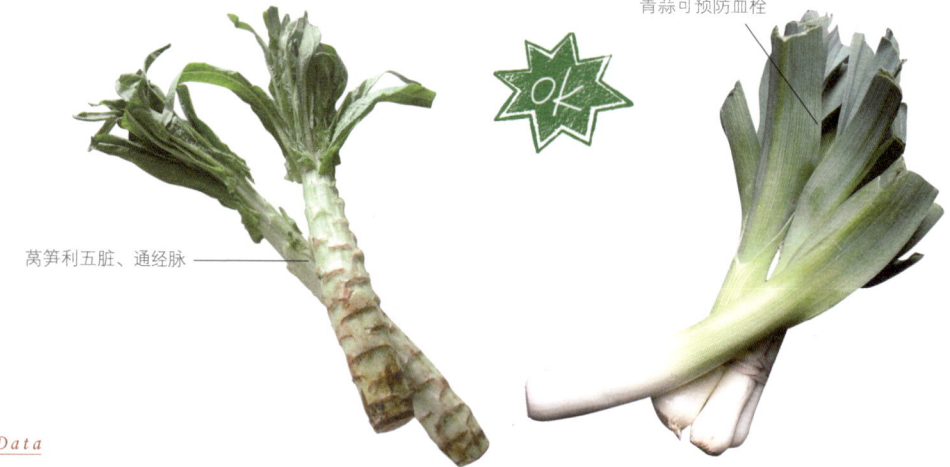

美食

葱油莴笋

脆而爽口，降压降糖 ▶

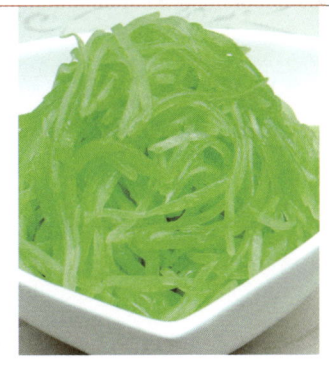

材料：
莴笋…………400g
盐……………1勺
鸡精、酱油、醋、葱等各适量

做法：
1. 莴笋去皮、去老根，洗净切成丝。
2. 葱洗净切碎。
3. 将莴笋丝放入小盆中，加入少许盐腌出水，挤干水分。
4. 油锅置上烧热，放入葱花爆香，捞出葱花。
5. 将热油淋入莴笋丝，加入鸡精、酱油、醋、香油等拌匀，装盘即可。

功效

莴笋含钾量较高，有利于促进排尿，可减少对心房的压力，对高血压、心脏病和糖尿病患者极为有益。

鲜笋炒鱼片

滋阴明目，化痰清便 ▶

材料：
草鱼…………150g
春笋…………50g
香油、料酒、盐、胡椒粉、大葱、姜、蒜适量

做法：
1. 将草鱼肉切成片，加入精盐腌10分钟。
2. 姜蒜切末，葱切段。
3. 淀粉放碗内加水调成水淀粉。
4. 春笋去皮洗净，切成斜刀片，下入开水锅内焯一下，捞出沥水。
5. 炒锅注油烧至六成热，改小火，先下鱼片滑熟，加入姜蒜末、葱段煸炒，再下笋片，烹入料酒，加精盐、胡椒粉炒匀，用水淀粉勾芡，淋入香油即可。

功效

草鱼以其肉质细嫩、个体大、肌间刺少而备受消费者喜爱。草鱼还具有暖胃和中、平降肝阳、祛风、治痹、益肠明目之功效。

凉拌蒜苗

防治高血压，糖尿病 ▶

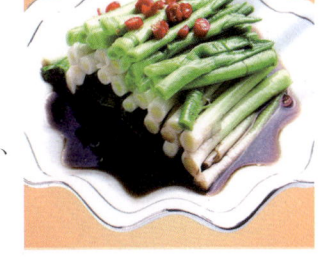

材料：
蒜苗…………400g
盐……………1勺
鸡精、酱油、醋、香油、剁椒等各适量

做法：
1. 蒜苗择洗干净切成长段，剁椒切碎。
2. 水锅置上烧热，放入蒜苗焯熟，捞出沥干。
3. 蒜苗放入小盆中，加入盐、鸡精、酱油、醋、香油、剁椒等调味料拌匀即可。

功效

蒜苗具有明显的降血脂及预防冠心病和动脉硬化的作用，对于心脑血管有一定的保护作用，可预防血栓的形成，同时还能保护肝脏。

Mi hou tao · Suan nai

猕猴桃 + 酸奶

促进肠道健康，清肠又通便

猕猴桃营养丰富、美味可口，酸甜适度、清香爽口，有清热生津、健脾止泻、止渴利尿的功效，猕猴桃中富含维生素C等，是一种营养和膳食纤维都十分丰富的低脂肪水果。猕猴桃为纯绿色食品，它是由牛奶经乳酸菌发酵制成的，除具有鲜牛奶的营养价值外，因内含乳酸菌，可促进人体消化，提高人体的免疫力。

酸奶和猕猴桃经常被打成汁来饮用，可促进肠道健康，预防和治疗便秘，非常适合中老年人和爱美的女士饮用。

健康指标→

适宜指数

健康指数
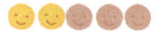

搭配理由
促进肠道健康，预防和治疗便秘。

猕猴桃具有清热生津的作用

酸奶帮助肠内益生菌的生长

烹调中的食物禁忌

猕猴桃——脾虚便溏、慢性胃炎、寒湿痢者忌食；痛经、闭经的女性忌食；风寒感冒、小儿腹泻者不宜食用。

酸奶——不能和香肠、腊肉等加工肉品一起食用，还不宜和氯霉素、红霉素等抗生素、磺胺类药物同食，它们会破坏酸奶中的乳酸菌。

Data

 17kcal

（以100g为例）

蛋白质	0.8g
脂肪	0.1g
碳水化合物	3.9g
钾	154mg
磷	50mg

72kcal

（以100g为例）

蛋白质	2.5g
脂肪	2.7g
碳水化合物	9.3g
磷	150mg
钙	118mg

猕猴桃桑葚酸奶

猕猴桃、酸奶

补充营养 缓解衰老　美食

材料：
桑葚……80g　猕猴桃……50g
酸奶……150ml

做法：
1. 将桑葚用盐水浸泡、清洗干净。
2. 猕猴桃洗干净，去掉外皮，切成大小适合的块。
3. 将桑葚、猕猴桃一起放入果汁机内，加入酸奶，搅拌均匀即可。

功效：
　　猕猴桃含丰富的维生素C，有延缓衰老的作用。桑葚营养丰富，一般人均可食用，但是桑葚性寒，脾胃虚寒者不宜多食。

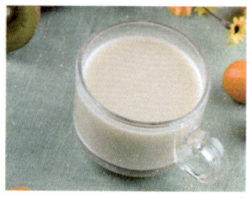

荔枝＋红枣

Li zhi · Hong zao

健脾止泻的食疗佳品

荔枝和红枣都是食疗佳品。荔枝因其风味绝佳，深受人们的喜爱，唐代或更早时就已列为贡品。荔枝的果实呈圆形，果皮有多数鳞斑状突起，呈鲜红或紫红色。荔枝清甜多汁，有很高的食疗价值，据《本草纲目》载：荔枝可止渴，益人颜色，通神，益智，健气。红枣更是含有丰富的维生素、蛋白质等，具有补中益气、养血安神、缓和药性的功能，对肝脏、心血管系统、造血系统都很有益。荔枝和红枣一起食用可以起到健脾止泻的功效。

健康指标

适宜指数 ★★☆☆☆

健康指数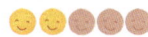

搭配理由 一起食用具有健脾止泻的功效。

荔枝具有滋肝益心的功效

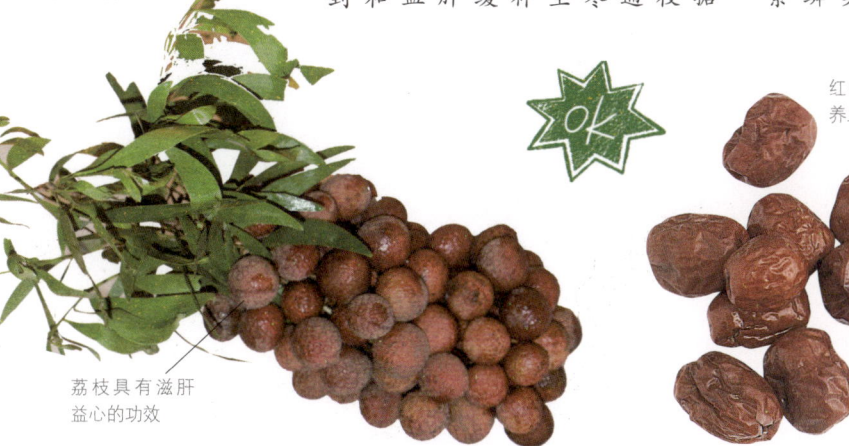

红枣可补中益气、养血安神

烹调中的食物禁忌

荔枝——咽喉干疼、牙龈肿痛者忌食；糖尿病患者忌食；鼻出血者应忌食。荔枝不能与黄瓜、胡萝卜、白萝卜、动物肝脏等一起食用。

红枣——枣皮纤维含量很高，不容易消化，吃多了会胀气，因此应注意控制食量。湿热重、舌苔黄的人不宜食用。

Data

61kcal
（以100g为例）
蛋白质…………0.7g
脂肪……………0.6g
碳水化合物……13.3g
钙………………6mg
钠………………1.7mg

276kcal
（以100g为例）
蛋白质…………3.2g
脂肪……………0.5g
碳水化合物……67.8g
钙………………64mg
钾………………524mg

荔枝红枣甜粥

荔枝、红枣

补气养血 营养瘦身

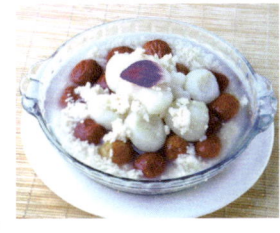

材料：
荔枝————100g　红枣————50g
糯米————50g　冰糖————10g
水————适量

做法：
1. 将荔枝去皮，红枣洗净，糯米淘净。
2. 将糯米、红枣放入锅内，加适量水在火上煮。
3. 煮一会将荔枝放入，加适量冰糖。煮成粥状即可。

功效：
　　荔枝、红枣均为食疗佳品，荔枝能滋肝益心、益智健气、补血温阳，红枣能补中益气、养血安神，二者同食可以起到健脾、止泻、开胃的作用。

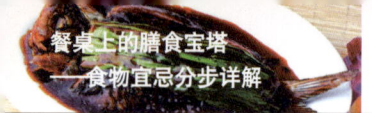

Shan yu . Song zi

鳝鱼 + 松子

减轻疲劳,轻松养颜

鳝鱼不仅肉嫩味鲜,营养价值甚高,富含DHA、卵磷脂、维生素A,还有一定的药用价值,鳝鱼肉性味甘、温,有补中益血治虚损之功效,民间用以入药,可治疗虚劳咳嗽、湿热身痒、肠风痔漏、耳聋等症。松子富含蛋白质、钙、磷、脂肪、碳水化合物等营养物质,营养价值很高,常食松子,可以起到强身健体、补肾益气、养血润肠、滋补健身的作用。鳝鱼和松子一起煮汤食用可以起到美容养颜、减轻疲劳的功效。

健康指标

适宜指数
★★☆☆☆

健康指数

搭配理由
两者一起食用可以起到美容养颜的作用。

松子具有滋补健身的功效

鳝鱼具有补中益血的功效

Data

89kcal (以100g为例)
蛋白质……………18.0g
脂肪………………1.4g
碳水化合物………1.2g
钾…………………263mg
磷…………………206mg

【释名】黄鳝、罗鳝、蛇鱼、长鱼。
【性味】甘、温。
【功效】益气血、补肝肾、强筋骨、祛风湿。
【主治】虚劳、疳积、阳痿、腰痛、腰膝酸软、风寒湿痹、产后淋沥、久痢脓血、痔瘘等。

665kcal (以100g为例)
蛋白质……………12.6g
脂肪………………62.6g
碳水化合物………19.0g
钾…………………184mg
磷…………………620mg

【释名】松子仁、海松子、罗松子、红松果等。
【性味】性平,味甘。
【功效】补肾益气、养血润肠、滑肠通便、润肺止咳。
【主产地】东北、云南
【主治】肺燥咳嗽、吐血、便秘等病。

♥ **超放心的饮食搭配**

鳝鱼和金针菇一起食用,可起到补中益血的作用。鳝鱼和木瓜同食,可促进营养物质的全面吸收、利用。松子与粳米煮粥食用,可治疗干咳咯血、大便秘结。

🍽 **烹调中的食物禁忌**

鳝鱼 × 菠菜	▶ 药性相克,影响彼此药效
鳝鱼 × 山楂	▶ 药性相克,降低药效
松子	▶ 凡脾虚便溏、肾亏遗精、湿痰甚者均不宜多食

蒜子烧鳝鱼

味美香浓，滋阴壮阳 ▶

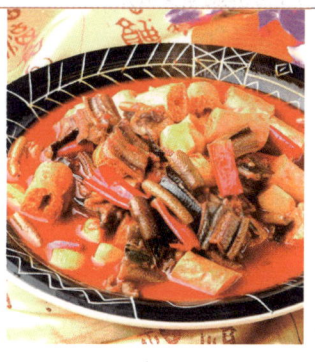

材料：
带骨鳝鱼……600g
大蒜……100g
干椒……30g
香菜……20g
料酒、酱油、糖、胡椒粉、鸡粉、盐、葱、姜、味精适量

做法：
1. 将鳝鱼除去内脏，两面改刀，切成3厘米的段，入沸水去腥后凉水。
2. 把大蒜洗净，入油锅炸至金黄色；葱、姜、干椒切丝待用。
3. 锅中热油，炒豆瓣酱出香，加水，倒入鳝鱼和蒜，调入料酒、鸡粉、盐、味精，慢火炖烂，出锅入汤碗，然后把葱、姜、干椒丝和香菜段撒在上面，泼上热油即可。

功效

鳝鱼具有补中益血治虚损之功效，大蒜具有解毒杀虫、消肿、止痢的作用，大蒜和鳝鱼一起食用对于虚劳咳嗽、湿热身痒、痢疾、泄泻有很好的疗效。

水煮鳝段

色泽诱人，鲜香微辣 ▶

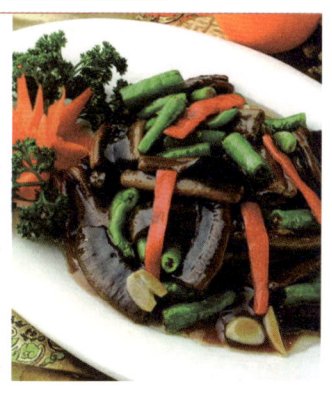

材料：
胡萝卜……1根
鳝鱼……2条
猪腰……100g
干辣椒……4个
姜……1块
蒜……4瓣
葱……1棵
花椒、酱油、料酒、盐各适量

做法：
1. 将猪腰从中片开，去掉腰臊，切成鱼鳃花形，再放入沸水中焯熟，捞出过凉水切块。
2. 鳝鱼洗净，切成小段，用盐和料酒腌制10分钟；干辣椒切段；姜切片；葱、蒜剁成末。
3. 将适量的油倒入锅中，烧热后放干辣椒、姜、蒜、花椒、葱爆香，接着将适量的水倒入锅中，烧开后放入鳝段和腰花烧至沸腾。
4. 将酱油、料酒、盐倒入锅中，小火炖煮30分钟，即可盛出。

锦绣鱼米香

清香可口，祛热开胃 ▶

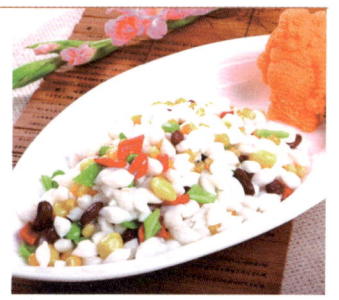

材料：
桂鱼……1条
玉米粒……200g
松仁……100g
红芸豆……30g
青椒……1个
红椒……1个
油、糖、盐、料酒、味精、淀粉、姜末、香葱各适量

做法：
1. 青椒、红椒洗净，切成丝；香葱切花；红芸豆泡水20分钟。
2. 将鱼肉切成绿豆大小的鱼米，用热油过一下捞出；松子用温油炸熟，盛出凉干；把玉米粒、红芸豆用开水煮至八成熟，捞出沥干。
3. 原锅上火，注入花生油，放入姜末、香葱煸香，放入鱼米、松子、玉米、红芸豆煸炒2分钟，调入盐、味精等调料，淀粉芡汁，装盘即成。

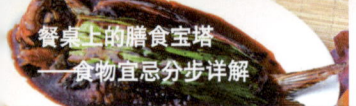

Ma ling shu · bian dou

马铃薯 + 扁豆

有效防治呕吐腹泻、急性肠胃炎

马铃薯具有很高的营养价值，是一种十分健康的蔬菜，在欧洲它被称为"大地的苹果"。马铃薯也有很高的药用价值，对癌症、高血压、便秘、肠胃不适、感冒等疾病均有很好的疗效。扁豆的营养成分相当丰富，包括蛋白质、钙、磷及膳食纤维等，扁豆衣含的B族维生素含量特别丰富，具有健脾益气、化湿消暑的功效，主治脾虚泄泻、暑湿吐泻。马铃薯搭配扁豆食用，可防止急性肠胃炎、呕吐腹泻的发生，有效保护我们的肠胃健康。

健康指标→

适宜指数
★★☆☆☆

健康指数
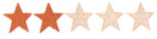

搭配理由
防止急性肠胃炎、呕吐腹泻。

马铃薯可治疗肠胃不适

扁豆主治脾虚泄泻、暑湿吐泻

烹调中的食物禁忌

马铃薯——吃马铃薯要去皮吃，颜色发青和发芽的马铃薯不要吃，以免龙葵素中毒。马铃薯与雀肉、香蕉相克，不能一起食用。

扁豆——患寒热病者，患冷气者，患疟者不可食。扁豆一定要煮熟以后才能食用，否则可能会出现食物中毒的现象。

Data

 76kcal

（以100g为例）
蛋白质…………2.0g
脂肪……………0.2g
碳水化合物……17.2g
磷………………40mg
钾………………342mg

 162kcal

（以100g为例）
蛋白质…………3.2g
碳水化合物……38.8g
膳食纤维………1.7g
磷………………61mg
钾………………510mg

 红烧马铃薯

补脾益气 通利大便

美食

材料：
马铃薯………2个　五花肉………200g
干红辣椒………2个

做法：
1. 五花肉切块；马铃薯去皮切块；葱姜蒜切末。
2. 锅热放油，下入五花肉，中火煎至肉皮微黄。
3. 盛出多余的油，下入干红辣椒、葱、姜、蒜末炒香。放料酒、老抽，大火翻炒一分钟。
4. 加入适量开水，中火炖20分钟。再下马铃薯块，炖至马铃薯软烂。放盐、味精大火收汁即可。

功效：
　　本药膳有缓和腹痛及通利大便之效，可用于脾胃虚弱、胃气不和之腹痛、大便秘结。现代用于胃及十二指肠溃疡之腹痛及惯性便秘。

茄子 + 羊肉

益气补虚，温中暖下之良品

茄子是为数不多的紫色蔬菜之一，含有蛋白质、脂肪、碳水化合物、维生素以及钙、磷等多种营养元素，其紫皮中含有大量的维生素P，这是其他蔬菜所不能比的，而且茄子的食疗价值也非常高。羊肉肉质鲜嫩，含有丰富的蛋白质、脂肪、磷、维生素和烟酸等成分，营养价值高，有温补气血、开胃健力、通乳治带的功效，凡肾阳不足、腰膝酸软、腹中冷痛、虚劳不足者皆可用它做食疗品。茄子和羊肉一起食用，可以有效预防心血管疾病。

健康指标

适宜指数 ★★☆☆☆

健康指数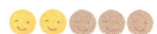

搭配理由 可以有效预防心血管疾病。

茄子富含维生素

羊肉能温补气血

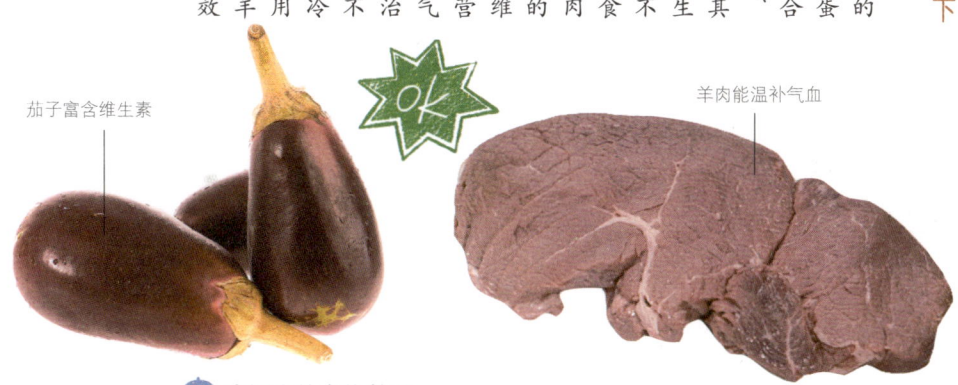

🍲 烹调中的食物禁忌

茄子——脾胃虚寒、体弱、便溏、哮喘者不宜多吃。手术前吃茄子，麻醉剂可能无法被正常地分解，会拖延病人苏醒时间。

羊肉——发热、水肿、骨蒸、疟疾、牙痛及一切热性病症者禁食。红酒和羊肉是搭配禁忌，一起食用后会产生化学反应。

Data

 23kcal（以100g为例）

蛋白质	1.1g
碳水化合物	4.9g
维生素P	700ug
钙	24mg
钾	163mg

203kcal（以100g为例）

蛋白质	19.0g
脂肪	14.1g
碳水化合物	0g
磷	146mg
钾	232mg

香烧茄子

散血止疼 解毒消肿

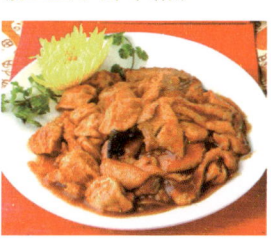

材料：
茄子⋯⋯⋯1个　西红柿⋯⋯⋯2个
蒜瓣、生抽、老抽、糖各适量
面糊：面粉和水调成稠糊，加一点盐调匀

做法：
1. 茄子滚刀切；西红柿切碎。把茄子放到糊里，挂上面浆，同时坐锅放油，加热。把茄子块儿放入油中，用筷子翻面，直到煎到几个面金黄色，盛出来待用。
2. 把生抽、老抽、白糖，根据口味调匀。
3. 爆香蒜，放入番茄，等番茄出汁，倒进调好的调料。
4. 再放入茄子，翻炒几下即可以出锅。

功效：
茄子营养丰富，对于动脉硬化、高血压、脑出血等有很好的疗效。

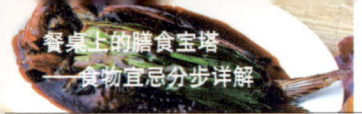

海带 + 豆腐

Hai dai . Dou fu

食材互补，维持碘平衡

海带富含藻胶酸、谷氨酸、维生素B₁、维生素B₂及胡萝卜素、碘、钾、钙等无机盐，具有消痰软坚、泄热利水、止咳平喘、祛脂降压、降胆固醇的功效。豆腐含有铁、钙等人体必需的多种微量元素，还含有丰富的优质蛋白，有高蛋白、低脂肪、降血压、降血脂、降胆固醇的功效，是养生益寿延年的美食佳品。人们经常把海带和豆腐一同煮成汤食用，这是一种正确吃法，可补偿人体碘的损失，维持机体碘元素的平衡。

健康指标

适宜指数
★★★☆☆

健康指数

搭配理由
补偿人体碘的损失，维持机体碘元素的平衡。

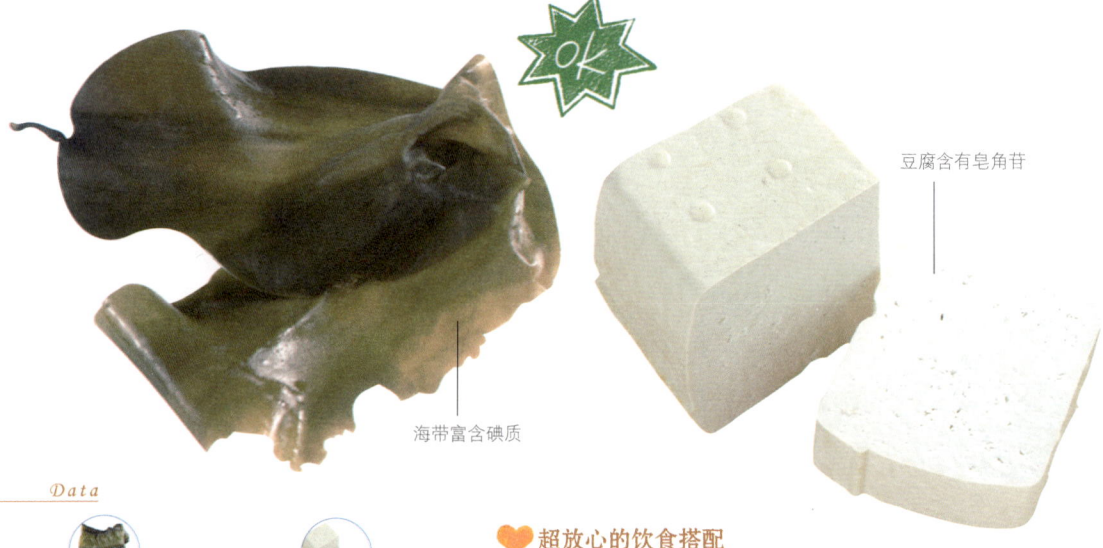

海带富含碘质

豆腐含有皂角苷

Data

92kcal
（以100g为例）
蛋白质……………1.2g
脂肪………………0.1g
碳水化合物………2.1g
钾…………………246mg
钙…………………46mg

【性味】咸，寒。
【功效】消痰软坚、泄热利水、散结抗癌、止咳平喘、祛脂降压。
【主产地】辽宁、山东、江苏、浙江、福建、广东。
【成熟期】5~7月。

99kcal
（以100g为例）
蛋白质……………12.2g
脂肪………………4.8g
碳水化合物………2.0g
磷…………………158mg
钙…………………138mg

【性味】性凉，味甘。
【归经】归脾、胃、大肠经。
【功效】益气宽中、生津润燥、清热解毒、和脾胃、抗癌。
【主治】营养不良，气血双亏，高脂血症，高胆固醇，血管硬化，糖尿病。

♥ 超放心的饮食搭配

海带和冬瓜一起食用具有降血压、降血脂的作用。海带和虾一起食用，能有效预防胃癌、大肠癌。豆腐和鲤鱼一起食用，营养互补，防病治病。

烹调中的食物禁忌

海带	× 白酒	▶ 影响肠胃功能，导致消化不良
海带	× 浓茶	▶ 抑制人体对铁质的吸收、利用
豆腐	× 菠菜	▶ 易产生草酸钙，产生结石

排骨海带汤

清热解毒，健脾益胃 ▶

材料：
排骨……………200g
冬瓜……………100g
海带……………50g
豆腐……………50g
葱段、姜片、
盐、料酒各适量

做法：
1. 排骨放入烧开的清水中；水开后，捞出浮沫，烧三分钟即可捞出排骨，再用凉水冲洗几遍。
2. 锅中放入冷水，倒入冲凉的排骨，加葱段、姜片、盐、料酒，小火烧40分钟到一个小时。
3. 加入冬瓜、豆腐和海带共煮。盖上盖子，大火烧开，再小火炖20分钟，撒点葱末即可。

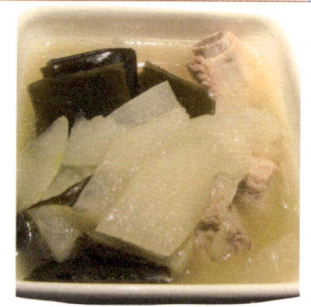

功效
排骨含有大量磷酸钙、骨胶原、骨粘蛋白等，可为幼儿和老人提供钙质，具有滋阴壮阳、益精补血的功效。

西红柿海带饮

清理肠道，防治肠癌 ▶

材料：
西红柿…………200g
海带……………50g
柠檬……………20g
果糖……………20g

做法：
1. 海带切成片，西红柿切成块，柠檬切片。
2. 上述材料放入果汁机中搅打2分钟，滤其果菜渣。
3. 将汁倒入杯中加入果糖即可。

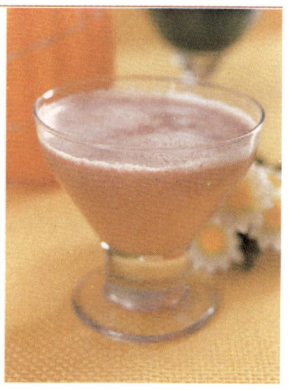

功效
常吃海带，对头发的生长、滋润、乌亮都具有特殊功效。另外，海带含钙量高，常吃可使大肠癌的发病率明显降低。

西湖牛肉羹

营养丰富，健胃补肾 ▶

材料：
鸡蛋……………2个
香菇……………200g
牛肉……………50g
豆腐……………50g
盐、鸡精、淀
粉、酱油、葱、
香油等各适量

做法：
1. 牛肉、豆腐洗净切碎，香菇泡发洗净切碎，鸡蛋打入碗中搅匀，淀粉勾兑成汁。
2. 水锅置火上烧热，放入牛肉末煮1小时，放入豆腐、香菇及调料再煮半小时。
3. 最后倒入蛋液，蛋花成形时倒入薄芡，撒上葱花，收汁后即可食用。

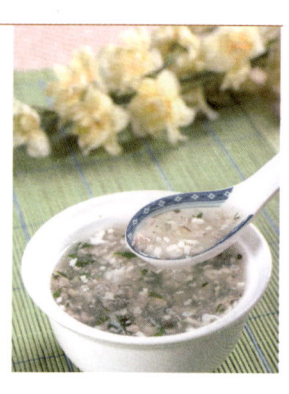

功效
牛肉具有补脾胃、益气血、强筋骨的作用，用于虚损、脾虚、腰膝酸软等，和豆腐一起煮汤营养十分丰富，具有健胃补肾的作用。

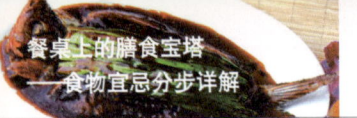

Yang rou · Xiang cai

羊肉 + 香菜

身体虚弱、阳气不足的救星

羊肉肉质鲜嫩，含有丰富的蛋白质、脂肪、磷、维生素和烟酸等成分，营养价值很高，有温补气血、开胃健力、通乳治带的功效，凡肾阳不足、腰膝酸软、腹中冷痛、虚劳不足者皆可用它做食疗品。香菜，状似芹，叶小且嫩，茎纤细，嫩茎和鲜叶有种特殊的香味，是汤、饮中的佳佐，深受大众的喜爱。

羊肉和香菜同食对身体虚弱、阳气不足、性冷淡、阳痿早泄、腰膝酸软等症有很好的疗效，所以是男士补虚的极佳食物。

健康指标

适宜指数
★★★☆☆

健康指数

搭配理由
温补气血、滋阴补阳。

羊肉有温补气血的功效

香菜能开胃消郁、止痛解毒

烹调中的食物禁忌

羊肉——与南瓜、乳酪、醋、竹笋、半夏、赤豆、浓茶、荞麦相克，不宜同食。热性病及性欲亢进者忌食。

香菜——不宜与白术、苍术、丹皮同食，否则会降低药效。

Data

 203kcal

（以100g为例）

蛋白质	19.0g
脂肪	14.1g
碳水化合物	0g
磷	146mg
钾	232mg

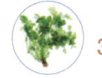 31kcal

（以100g为例）

蛋白质	1.8g
脂肪	0.4g
碳水化合物	6.2g
膳食纤维	1.2g
维生素A	193mg

香菜炒羊肉

补脾益气 通利大便

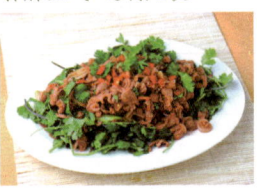

材料：
羊肉……200g　香菜……50g
辣椒……10g　葱、姜、酱油、生粉、料酒、葱头各适量

做法：
1. 羊肉片用少许酱油、生粉、料酒拌匀，香菜洗净切段备用。
2. 炒锅放油烧热，下少许红葱头碎、姜丝炒出香味，倒入羊肉翻炒至变色，加入剁椒，葱段炒匀，加味精调味。
3. 把香菜倒入快速翻几下起锅即可。

功效：
　　本药膳既能御风寒，又可补身体，对慢性气管炎、虚寒哮喘、肾亏阳痿、体虚怕冷、腰膝酸软、病后或产后身体虚亏等均有治疗和补益效果。

油菜 + 鸡肉

You cai · Ji rou

搭配 爱美女士的美颜

油菜属于大白菜的变种，它所含的矿物质能够促进人体骨骼发育，加速人体新陈代谢，增强机体的造血功能；而含有的胡萝卜素、烟酸等营养成分，则是维持生命活动的重要物质。鸡肉肉质细嫩，滋味鲜美，有温中益气、补虚填精、健脾胃的功效，对营养不良、畏寒怕冷、乏力疲劳、月经不调等有很好的食疗作用。油菜可预防皮肤过度角质化，鸡肉可美白肌肤，二者搭配食用效果更佳，爱美人士不妨多吃。

健康指标

适宜指数

健康指数
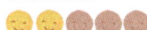

搭配理由
温中益气、美容养颜。

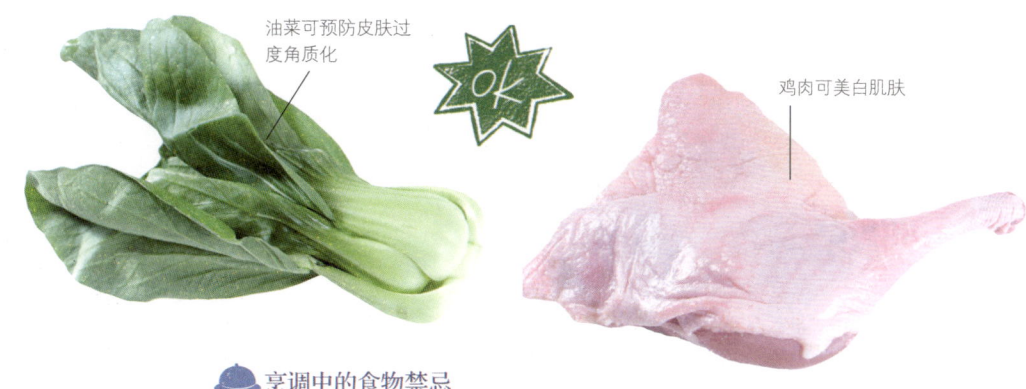

油菜可预防皮肤过度角质化

鸡肉可美白肌肤

烹调中的食物禁忌

油菜——油菜为发物，疮痘、目疾患者、小儿麻疹后期、疥疮、狐臭等慢性病患者要少食。

鸡肉——禁忌食用多龄鸡头、鸡臀尖。不宜与芝麻、菊花、芥末、糯米、李子、大蒜、鲤鱼、鳖肉、虾、兔肉同食。

Data

 25kcal
（以100g为例）

蛋白质	1.8g
碳水化合物	0.5g
膳食纤维	3.8g
钙	108mg
钾	210mg

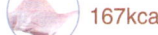 **167kcal**
（以100g为例）

蛋白质	19.3g
脂肪	9.4g
碳水化合物	1.3g
钾	251mg
磷	156mg

黄焖鸡块

口感脆嫩 咸鲜味浓

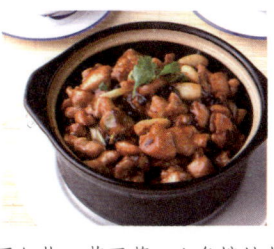

材料：
鸡——1只　香菇——4朵　冬笋——1个
姜——一小块　葱——1棵　干红椒——3个
蒜——4瓣

做法：
1. 干红椒切段；鸡清理干净，切成小块；香菇切块；冬笋切小丁。
2. 将适量的油倒入锅中，烧热后放入葱、姜、干红椒、草豆蔻、八角煸炒出香味。
3. 将鸡块倒入锅中翻炒至熟，接着烹入盐、酱油、白糖、蒜和适量的水，烧开。
4. 将香菇、冬笋倒入锅中，小火炖煮至鸡肉酥烂，再将固体调料拣出去。
5. 淀粉加水勾芡，淋入锅中，即可关火盛出。

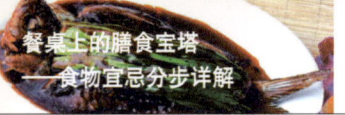

Lü dou . Nan gua

✕ ✓ 绿豆+南瓜

高血糖人群的最佳食品

绿豆的蛋白质含量丰富，还含有多种维生素、钙、磷、铁等营养成分，不但具有良好的食用价值，还具有非常好的药用价值。具有清暑益气、止渴利尿之功效。在炎炎夏日，绿豆汤更是老百姓最喜欢的消暑饮料。南瓜含有淀粉、蛋白质、胡萝卜素、B族维生素、维生素C和钙、磷等成分，能润肺益气、化痰排脓、治疗肺痈与便秘。因为绿豆和南瓜都具有降血糖的作用，一起食用可清热解毒，是『三高』患者的食疗佳品。

健康指标

适宜指数

健康指数
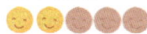

搭配理由
清热解毒，降低血糖。

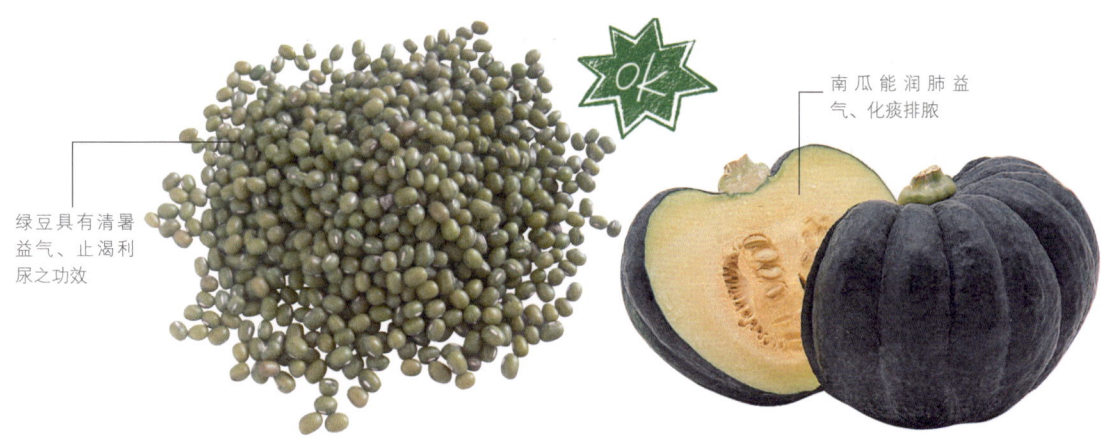

绿豆具有清暑益气、止渴利尿之功效

南瓜能润肺益气、化痰排脓

Data

 329kcal
（以100g为例）

蛋白质	21.6g
脂肪	0.8g
碳水化合物	62.0g
钾	787mg
钙	337mg

【性味】甘，寒。
【功能】清热解毒，消暑。
【主治】暑热烦渴，痰热哮喘，口舌生疮，疮疡痈肿，风疹丹毒。
【成熟期】8~9月。

6 7 **8 9** 10 11

 22kcal
（以100g为例）

蛋白质	0.7g
脂肪	0.1g
碳水化合物	5.3g
膳食纤维	0.8g
胡萝卜素	890mg

【性味】甘，温。
【功能】补中益气，消炎止痛，解毒杀虫。
【主产地】内蒙、湖北、山西、广东、四川。
【成熟期】9~11月。

6 7 8 **9 10 11**

♥ 超放心的饮食搭配

绿豆和海带一起食用，有补心、利尿、软坚、消瘰的作用。绿豆和牛奶一起食用，可美容养颜、促进肠胃蠕动。南瓜和莲子煮粥食用，适用于糖尿病、高血压、高血脂患者。

🍽 烹调中的食物禁忌

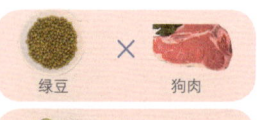
▶ 二者同食会引起腹痛腹胀

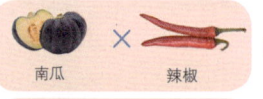
▶ 降低维生素C的吸收、利用率

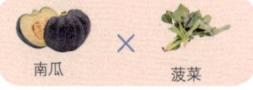
▶ 易形成草酸钙，导致结石

美食

绿豆包

香甜可口，清热下火 ▶

材料：
面粉⋯⋯⋯500g
绿豆⋯⋯⋯500g
酵母、碱面、糖各适量

做法：
1. 将面粉和成面团，醒一晚后加适量碱面、面粉、糖充分揉和，搓成长条，摘剂，擀成又薄又圆的面片。
2. 将绿豆加水泡一晚上，次日倒入高压锅中加适量水煮30分钟，盛出倒入搅拌机搅成泥，再加入适量的糖，制成豆沙。
3. 将适量豆沙包入圆皮中，捏成饺子状，放置案板上醒10分钟。
4. 烧开半锅水，将包好的豆沙包上蒸锅蒸15分钟，取出即可。

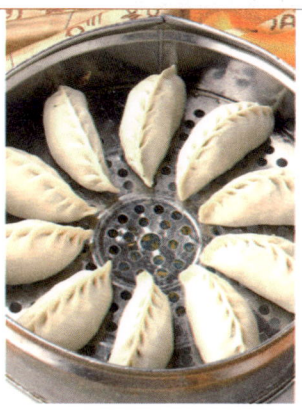

功效
绿豆包是一种深受人们喜爱的主食，常食绿豆，对高血压、动脉硬化、糖尿病、肾炎有较好的治疗辅助作用。

南瓜柳橙牛奶汁

补益身心，紧致小腹 ▶

材料：
南瓜⋯⋯⋯100g
柳橙⋯⋯⋯80g
牛奶⋯⋯⋯100g

做法：
1. 将南瓜洗干净，去掉外皮，入锅中蒸熟。
2. 柳橙去掉外皮，切成大小适合的块。
3. 最后将南瓜、柳橙、牛奶倒入果汁机内搅匀、打碎即可。

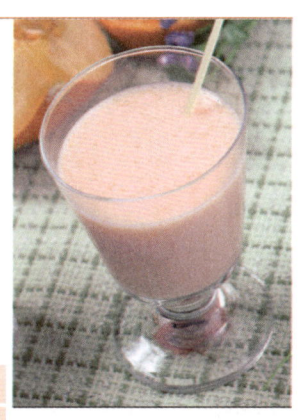

功效
南瓜含有丰富的微量元素、果胶，柳橙富含维生素A和维生素C，均可以改善肝功能，常喝此果汁可以有效提高人体免疫力。

南瓜盅

清热润肺，治咳平喘 ▶

材料：
南瓜⋯⋯⋯1个
蜂蜜或冰糖适量

做法：
1. 南瓜洗净，瓜蒂部分横开一口，挖去瓜瓤。
2. 在南瓜里装入蜂蜜或冰糖，盖上南瓜盖，上锅蒸1小时后食用。

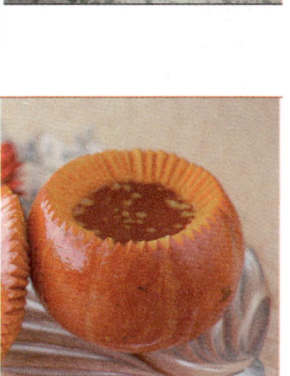

功效
南瓜具有润肺益气、化痰排脓、治咳平喘的作用，治疗肺痈、便秘、预防中风、结石，并有利尿、美容等作用。每日2次，连服3~7天，可治因伤风感冒而引起的咳嗽。

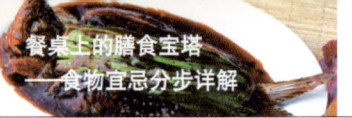

小米 + 桑葚

Xiao mi · Sang shen

保护心脑血管的健康小护卫

小米富含蛋白质、碳水化合物、B族维生素、维生素E、锌、铜、锰等营养元素，具有益阴、利肺、利大肠之功效，可治阳盛阴虚、夜不得眠、久泄胃弱、疗冻疮、疥疮、毒热、毒肿等症，滋补作用极强。桑葚味甘、酸，性寒，具有补血滋阴、生津润燥之功效，含有丰富的天然抗氧化成分维生素C、β—胡萝卜素、花青素、铁质、钙质及多种氨基酸。所以，小米和桑葚一起食用可有效保护心脑血管的健康，心脑血管疾病患者应多食。

健康指标

适宜指数

健康指数
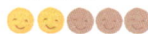

搭配理由
一起食用可有效保护心脑血管的健康。

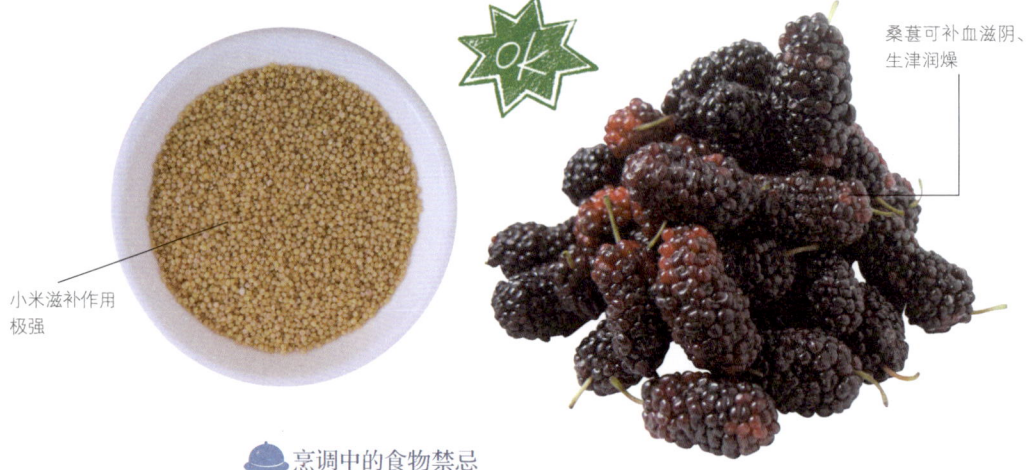

桑葚可补血滋阴、生津润燥

小米滋补作用极强

🍲 烹调中的食物禁忌

小米——身体燥热者禁食。小米保留了许多维生素和无机盐，可滋阴养血、防止消化不良，但是与白酒相克，不宜同食。

桑葚——少年儿童不宜多食，会影响人体对铁、钙、锌等物质的吸收。脾虚便溏者亦不宜吃。桑葚含糖量高，糖尿病患者应忌食。

Data

301kcal
（以100g为例）

蛋白质	9.0g
脂肪	3.1g
碳水化合物	75.1g
钾	284mg
磷	229mg

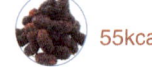
55kcal
（以100g为例）

蛋白质	1.6g
脂肪	0.4g
碳水化合物	12.9g
钙	30mg
磷	33mg

苹萝桑葚小米汁

小米、桑葚　　美食

增强体力 补血滋阴

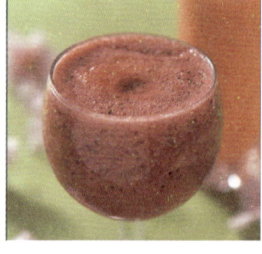

材料：
苹果——150g　　胡萝卜——80g
小米粥——30g　　桑葚——30g
蜂蜜——10g

做法：
1. 苹果洗净，去皮，切成小块。
2. 胡萝卜洗净，去皮，切成大小适当的块；另外桑葚也要清洗干净。
3. 将除蜂蜜以外的材料放入果汁机内打成汁，最后加蜂蜜拌匀即可。

功效：
　　苹果和胡萝卜都富含维生素A、苹果酸，可以改善视力、增强抵抗力，小米和桑葚都具有滋阴补养的功效，本饮品非常适合体力虚弱、贫血者饮用。

Yang cong · Ping guo

洋葱+苹果

心脏病、糖尿病患者的福音

洋葱虽然有浓烈的辛辣香气，但经常食用可起到发散风寒、杀菌、降血压、扩张血管、促进消化、抗衰老、预防感冒、利尿、抑制口腔溃疡、治疗哮喘等作用，在国外被誉为『菜中皇后』。苹果可以说是最常见的水果之一，富含多种维生素、矿物质、糖类、脂肪等，具有生津止渴、润肺除烦、健脾益胃、润肠止泻等功效。洋葱和苹果都具有保护心脏的功效，经常食用可有效减少心脏病、糖尿病、高血压的发病率。

健康指标

适宜指数

健康指数
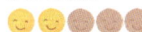

搭配理由
一起食用可有效减少心脏病的发病率。

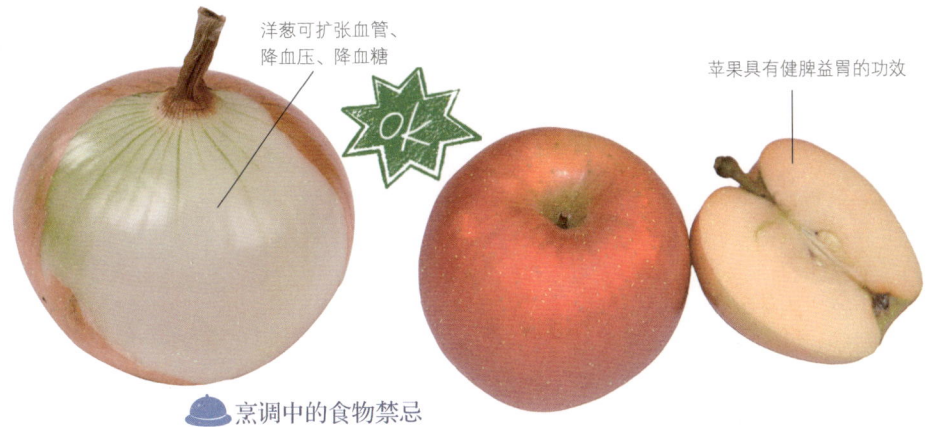

洋葱可扩张血管、降血压、降血糖

苹果具有健脾益胃的功效

🍲 **烹调中的食物禁忌**

洋葱——凡患有皮肤瘙痒性疾病、眼疾以及胃病、肺胃发炎者少吃洋葱。同时洋葱辛温，热性病患者应慎食。

苹果——白细胞减少症、前列腺肥大、冠心病、心肌梗塞、肾病患者均不易生吃苹果，以免使症状加重或影响治疗效果。

Data

 40kcal

（以100g为例）

蛋白质	1.1g
脂肪	0.2g
碳水化合物	9g
膳食纤维	0.9g
胡萝卜素	20mg

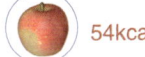 **54kcal**

（以100g为例）

蛋白质	0.2g
脂肪	0.2g
碳水化合物	13.5g
钾	119mg
铁	0.6mg

法式洋葱汤 美食

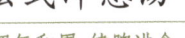 理气和胃 健脾进食

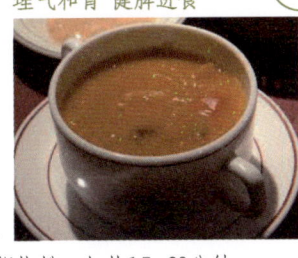

材料：
洋葱……200g　　白葡萄酒……1杯
面包片……4片

做法：
1. 在一个大的炖锅里熔化黄油，并放入洋葱，用中火加热5分钟。
2. 当它们变软时，在上面撒上面粉并搅拌至均匀。
3. 再加热5分钟后，倒入葡萄酒、温水、盐和胡椒粉，加热15~20分钟。
4. 把汤盛在有盖的汤盘里，在上面加上薄面包片，再在薄面包片上撒上磨好的干酪。在烤箱里烘焙几分钟即可。

功效：
　　洋葱有一定的提神作用，它能帮助细胞更好地利用葡萄糖，同时降低血糖，供给脑细胞热能，是糖尿病、神志萎顿患者的食疗佳蔬。

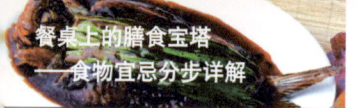

鸡肉+菜花

强化肝脏的解毒功能，提高免疫力

鸡肉肉质细嫩，滋味鲜美，含有丰富的蛋白质、脂肪、硫胺素等营养成分，具有温中益气、补虚填精、健脾胃、活血脉、强筋骨的功效，对营养不良、畏寒怕冷、乏力疲劳、月经不调等有很好的食疗作用。

菜花营养丰富，含蛋白质、糖、脂肪、维生素和胡萝卜素，营养成分位居同类蔬菜之首，可补肾填精、健脑壮骨、补脾和胃，能有效防治胃溃疡。常吃菜花还可以增强肝脏的解毒功能，提高免疫力，与鸡肉一起食用，效果会更好。

健康指标

适宜指数
★★★☆☆

健康指数

搭配理由
增强肝脏的解毒功能，提高免疫力。

鸡肉有温中益气的功效

菜花有补脾和胃的功效

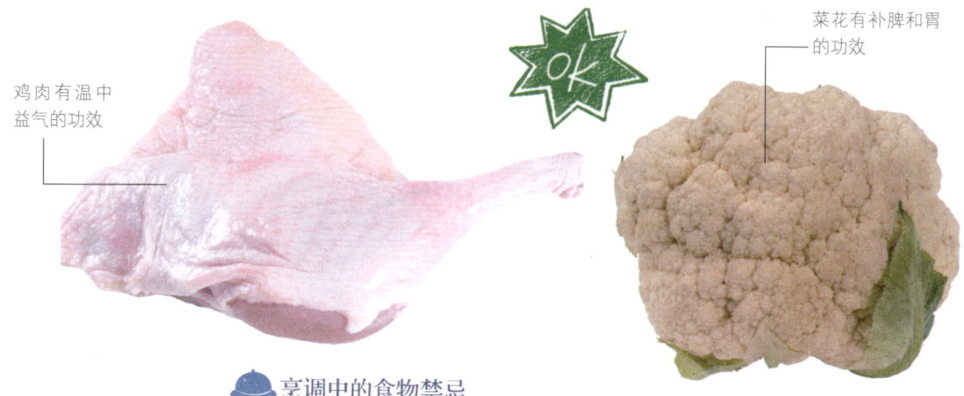

🍲 烹调中的食物禁忌

鸡肉——不宜与芝麻、菊花、芥末、糯米、李子、大蒜、鲤鱼、虾、兔肉同食。凡实证、热证或邪毒未清者不宜食用。

菜花——焯水后，应放入凉开水内过凉，捞出沥净水再用，烧煮和加盐时间也不宜过长，才不会丧失和破坏其防癌抗癌成分。

Data

167kcal
（以100g为例）
蛋白质	19.3g
脂肪	9.4g
碳水化合物	1.3g
钾	251mg
磷	156mg

33kcal
（以100g为例）
蛋白质	4.10g
碳水化合物	4.60g
维生素A	5mg
胡萝卜素	30mg
钾	200mg

鸡汁菜花

补脾益气 通利大便

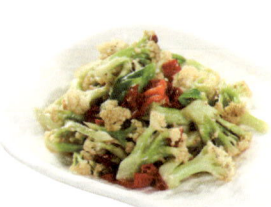

材料：
菜花……1朵　　双孢菇……20g
浓缩鸡汁……1个　大蒜……5瓣
干红辣椒……4个

做法：
1. 菜花瓣成小朵，用淡盐水浸泡15分钟。
2. 菜花入开水中焯一下冲凉备用；蘑菇纵切片，入开水中焯一下冲凉备用。
3. 起油锅，爆香蒜蓉和干红辣椒；下入菜花和蘑菇大火翻炒。
4. 添加浓缩鸡汁，添加热水，大火煮开。
5. 加适量盐调味，添加水淀粉勾芡，汁浓即可出锅。

功效：
菜花含有丰富的维生素和矿物质，食后极易消化吸收，烹炒后柔嫩可口，适宜于中老年人、小孩和脾胃虚弱、消化功能不强者食用。

茶 + 薄荷

Cha · Bo he

学生、上班族的安神佳品

茶叶气味清香，沁人心脾，具有清热解毒、提神醒脑、调理消化之功能。薄荷是凉性发汗解热药，治流行性感冒、头疼、目赤、身热、咽喉、牙床肿痛等症；外用可治神经痛、皮肤瘙痒、皮疹和湿疹等。此外，薄荷又是春节餐桌上的鲜菜，清爽可口。平常以薄荷代茶，可清心明目，用于治疗感冒、目赤、身热、咽喉痛等病症。茶和薄荷同时食用具有生津止渴、镇静安神、提神醒脑的功效，非常适合学习和工作压力很大的学生和上班族食用。

健康指标

适宜指数
★★☆☆☆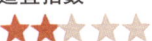

健康指数
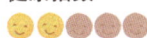

搭配理由
生津止渴、镇静安神、提神醒脑。

茶可清热解毒、提神醒脑

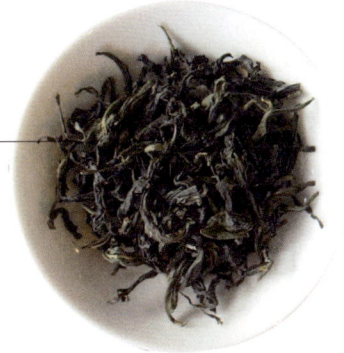

薄荷也具有提神醒脑之功效

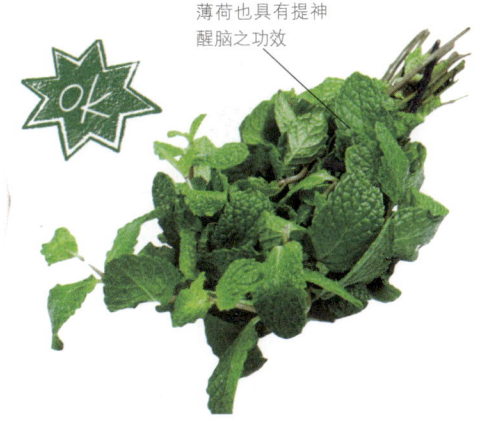

🍲 烹调中的食物禁忌

茶——不宜与苹果、鸡蛋、海带、猪肉、紫米、白糖同食，因为茶叶中的单宁酸会降低人体对铁质的吸收与利用。

薄荷——阴虚血燥体质，或汗多表虚者忌食；肝阳偏亢，表虚汗多者忌服；脾胃虚寒，腹泻便溏者切忌多食久食。

Data

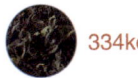
334kcal
（以100g为例）
蛋白质………………22.8g
脂肪…………………1.3g
碳水化合物…………58.3g
钙……………………418mg
钾……………………1462mg

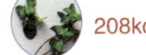
208kcal
（以100g为例）
蛋白质………………6.8g
脂肪…………………3.9g
碳水化合物…………67.6g
磷……………………22.0mg
钾……………………135.0mg

薄荷拌核桃仁

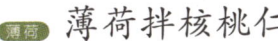
清热泻火 补肾养血

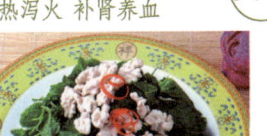

材料：
薄荷——300g 核桃——400g
红辣椒——1个 白糖——适量

做法：
1. 水锅置上烧沸，熄火，放入核桃仁浸泡10分钟，用牙签剔去皮膜。
2. 薄荷择洗干净，沥干装盘，撒上白糖。
3. 辣椒去籽去蒂洗净切丝，用糖腌至入味，与核桃仁一起放到薄荷上即可。

功效：
核桃具有补肾助阳、补肺敛肺、健脑益智的作用，与薄荷一起食用对于降低血压、预防疾病、帮助肠胃消化吸收、解除疲劳等具有一定的作用。

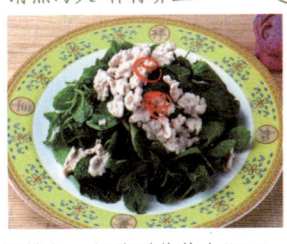

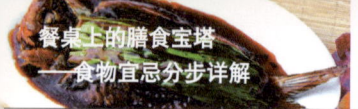

Jiu . Hua sheng

酒 + 花生

促进血液循环，保护心血管健康

花生具有很高的营养价值，内含丰富的脂肪和蛋白质，并含有维生素B₁、硫胺素、核黄素、尼克酸等多种维生素和丰富的不饱和脂肪酸，具有健脾和胃、利肾去水、理气通乳的作用。

而少量饮酒能促进血液循环，有利于身体健康，放松心情，因此，很多人都喜欢在喝酒的时候搭配着花生吃，这种搭配是很值得推荐的。花生和适量的酒搭配，能促进血液循环，保护心血管，从而大大降低心脏病的发病率。但切记，饮酒不可过量。

健康指标

适宜指数
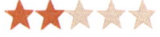

健康指数
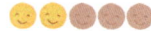

搭配理由
促进血液循环，保护心血管。

适量饮酒能促进血液循环

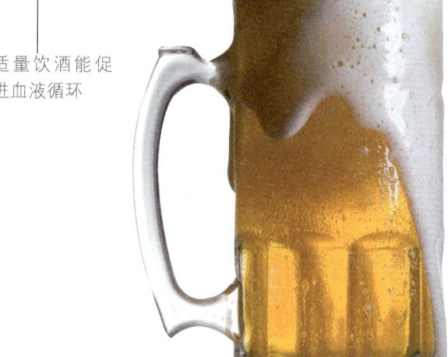

花生可健脾和胃、利肾去水

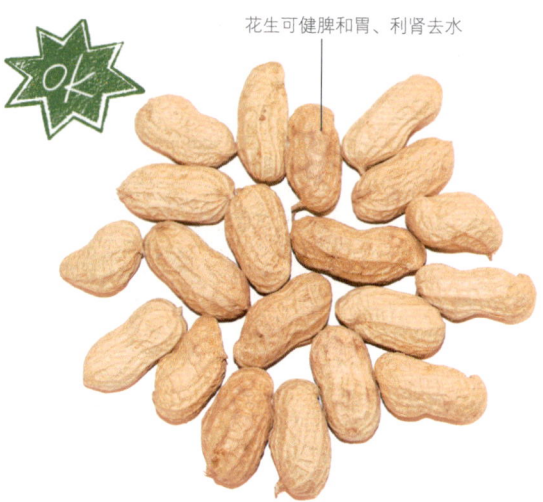

Data

 32kcal
（以100g为例）
蛋白质…………0.4g
脂肪……………0.2g
碳水化合物……0.15g
钾………………47mg
钙………………13mg

【释名】杜康、欢伯、杯中物、金波、冻醪、壶觞。
【性味】味辛、甘，性温。
【功能】和血通脉，祛寒壮神，宣导药势。
【主治】用于痹证，经脉不利，肢体疼痛，拘挛，胸痹，胸阳不宣。

 313kcal
（以100g为例）
蛋白质…………12.0g
脂肪……………25.4g
碳水化合物……13.0g
磷………………250mg
钾………………390mg

【性味】甘、平。
【功效】健脾和胃、利肾去水、理气通乳。
【主产地】辽宁、山东、河北、江苏、广西、贵州、四川。
【成熟期】8~10月。

6 7 8 9 10 11

超放心的饮食搭配

吃羊肉时适量饮酒可促进营养物质的消化、吸收。花生和杏仁同食，用于治疗脾胃虚弱、消化不良等症。花生和红枣同食，可有效止血，补脾益血。

烹调中的食物禁忌

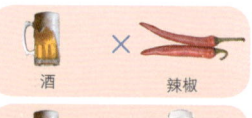
酒 × 辣椒 ▶ 二者同食会导致上火

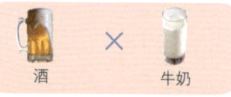
酒 × 牛奶 ▶ 降低牛奶的营养价值，有害健康

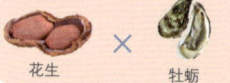
花生 × 牡蛎 ▶ 影响人体对维生素B₁的吸收

美食

什锦米酒汤
舒心凝神，降压降糖 ▶

材料：
江米酒·········200g
胡萝卜·········100g
枸杞子·········50g
糖·············10g

做法：
1. 胡萝卜洗净切丁，枸杞子洗净。
2. 将胡萝卜丁和枸杞子放入江米酒中煮熟。
3. 熄火后撒上少许白糖（糖尿病人则不放糖），搅匀即可。

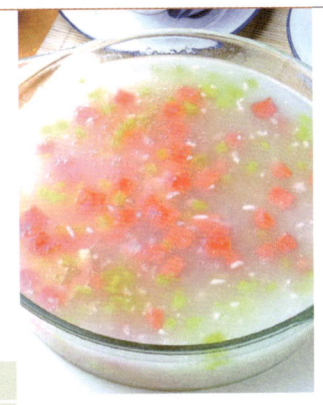

功效
米酒能开胃提神，并有活气养血、滋阴补肾、降压降糖的功能，产妇和妇女经期多吃，尤有益处，是老幼均宜的营养佳品。

杭椒花生
香辣可口，健胃消食 ▶

材料：
花生·············200g
青杭椒·········10个
红杭椒·········10个
香醋、糖、盐各适量

做法：
1. 烧开半锅水，将花生倒入锅中，焯熟捞出；青、红杭椒切段。
2. 将花生脱去外皮，摆入盘中。
3. 取一只碗，将香醋、糖、盐和青、红杭椒放入其中，搅拌均匀，制成料汁。
4. 将料汁淋入盘中，即可上桌食用。

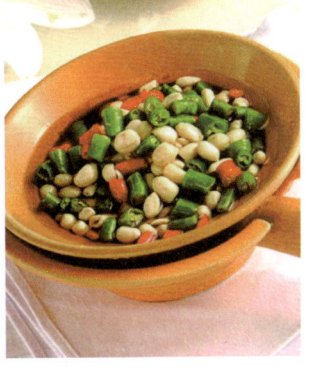

功效
辣椒能促进消化液分泌，增进食欲，与花生一起食用具有健胃、助消化、降血糖、暖胃驱寒、促进血液循环的作用。

四仁鸡蛋粥
滋阴清肺，补血润肠 ▶

材料：
白果仁·········20g
甜杏仁·········20g
核桃仁·········40g
花生仁·········40g
鸡蛋·············2个

做法：
1. 白果仁去壳、去皮。
2. 将白果仁、甜杏仁、核桃仁、花生仁（均须是洁净的食品），共研磨成粉末（呈细粉状，捻之无沙粒感），用干净、干燥的瓶罐收藏，放于阴凉处。
3. 每次取20g加水煮沸，冲鸡蛋，成一小碗，搅拌均匀即可。

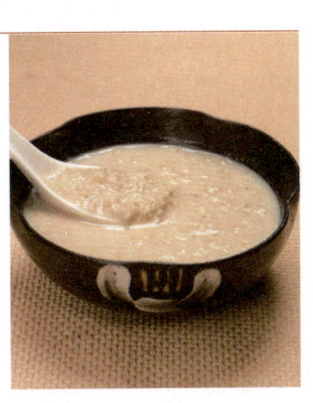

功效
本药膳粥有扶正固本、补肾润肺、纳气平喘等功，主要用于慢性支气管炎合并肺气肿，特别适用于中老年慢性气管炎患者。

第三章

常见食材错搭配——
一日三餐才是健康的保障

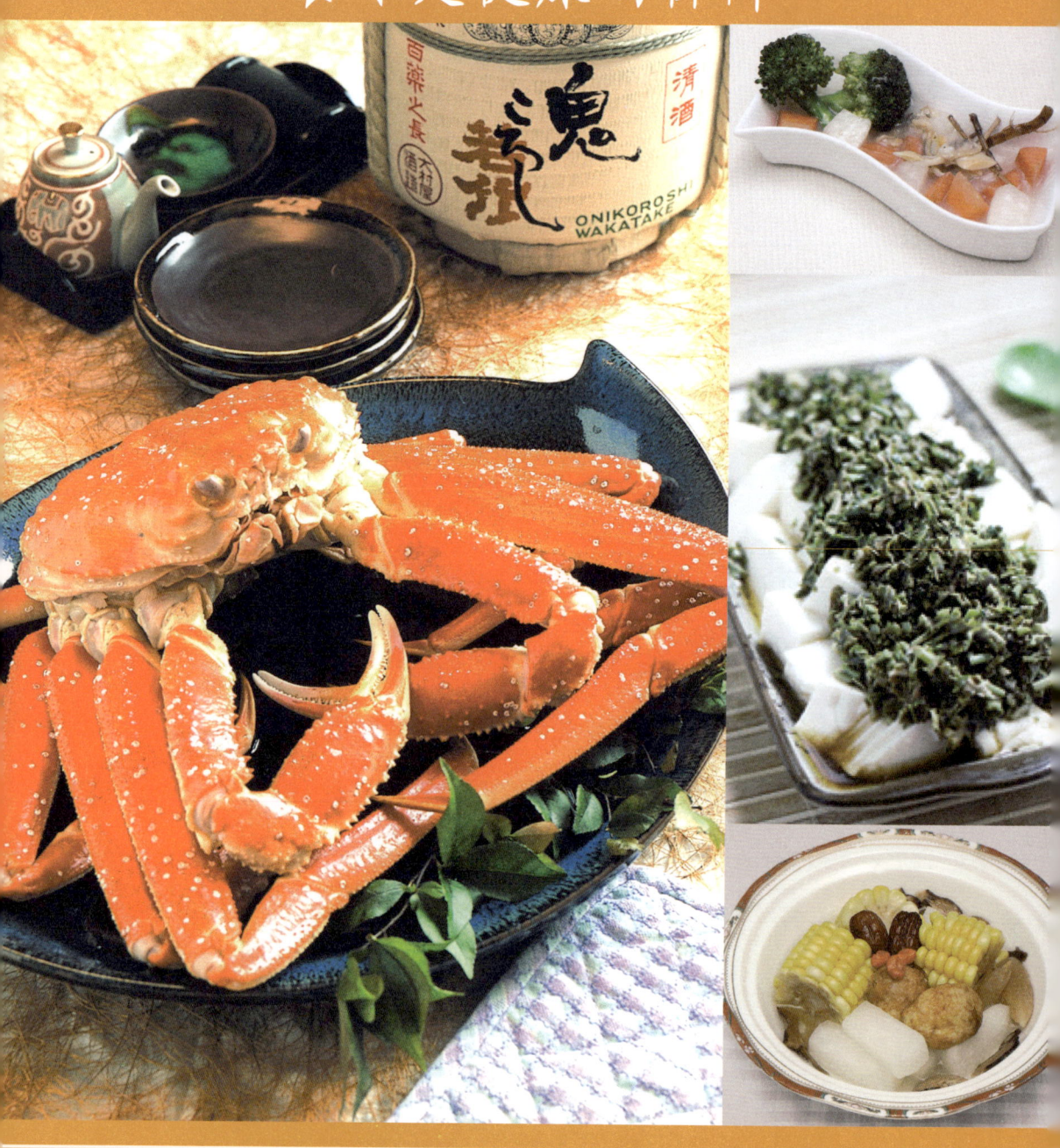

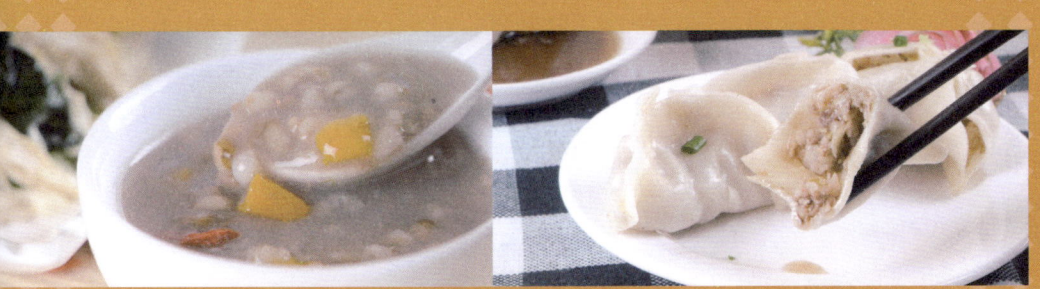

　　随着物质的极大丰富，人们不再为了吃饱而发愁，而是为了吃什么、怎么吃更健康而发愁。东汉著名医学家张仲景就曾告诫人们："凡饮食滋味，以养于身，食之有防，反能为害。"可见饮食对于人体的健康有着非常重要的意义。但是在现代的生活中不乏每天都吃得很好，而健康却每况愈下的人，就是因为不了解食物与食物也会相克的缘故。

　　本章就给出了一些食物相克的例子，可以让您在每餐中都能做到心中有数，避免犯错。

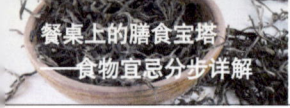

豆浆 + 生鸡蛋
Dou jiang · Sheng ji dan

健康指标

不合指数
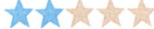

危害指数

健康隐患
阻碍人体吸收生物素，易受到细菌侵害。

严重阻碍身体对维生素H的吸收

豆浆是中国人民非常喜爱的一种饮品，又是一种老少皆宜的营养食品，在欧美更是享有"植物奶"的美誉。豆浆营养非常丰富，且易于消化吸收，是人们早餐桌上不可或缺的饮品之一。许多人喜欢在喝豆浆的时候再加一个生鸡蛋，表面上看来豆浆加蛋营养会很丰富，但是如果吃的是生鸡蛋，反而会对身体不益，会阻碍人体对维生素H的吸收。并且，生鸡蛋中还含有沙门氏菌等许多有害细菌，使身体很容易受到细菌的侵害，对人体十分不利。

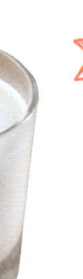

豆浆富含蛋白质等营养物质

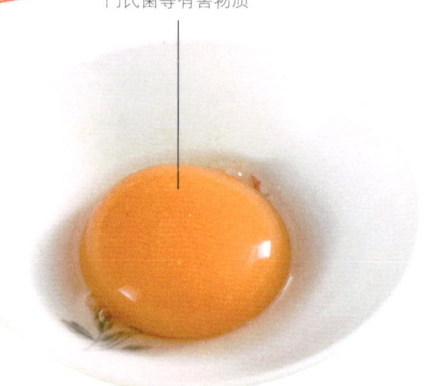

生鸡蛋里含有酶和沙门氏菌等有害物质

🍳 烹调中的食物禁忌

生鸡蛋中含有一种酶，会阻碍人体对维生素H的吸收，而熟鸡蛋中则会破坏这种酶。除此之外，生鸡蛋中还含有许多有害细菌，对人体十分不利。

Data

16kcal
（以100g为例）

蛋白质…………1.8g
脂肪……………0.7g
碳水化合物……1.1g
钾………………48mg
磷………………30mg

144kcal
（以100g为例）

蛋白质…………13.3g
脂肪……………8.8g
碳水化合物……2.8g
钾………………154mg
钠………………131.5mg

➕ 长期食用生鸡蛋会阻碍人体对维生素的吸收，甚至产生皮肤炎、疲劳、食欲不振等问题，还容易受到沙门氏菌的污染。

沙门氏污染——寄生虫病、肠道病或食物中毒。

维生素吸收障碍——生鸡蛋清中含有一种酶，妨碍人体对维生素的吸收。

食欲不振——生鸡蛋有一股腥味，能抑制中枢神经，使人食欲减退。

生吃鸡蛋害处大

很多人喜欢吃生蛋，其实，生蛋中妨碍维生素吸收的酶在煮熟后才能被破坏。所以，健康的吃法是将鸡蛋煮熟，这样才能确保将鸡蛋的营养发挥到最大。

疾病速解

超放心的饮食搭配

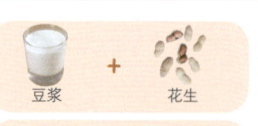
豆浆 + 花生 ▶ 润肤和肺气、补虚

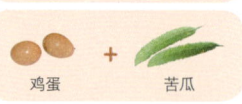
鸡蛋 + 苦瓜 ▶ 有利于骨骼、牙齿及血管的健康

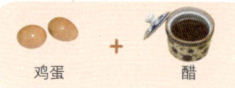
鸡蛋 + 醋 ▶ 治疗动脉粥样硬化，降低血脂

香肠 + 乳酸饮料

Xiang chang · Ru suan yin liao

健康指标

不合指数
★★★☆☆

危害指数
😟😟😟😐😐

健康隐患
产生致癌物质，大大增加癌症罹患率。

消化系统癌症的元凶

香肠是一种常见的速食肉制品，为了防止肉毒杆菌的滋生及食品变质，食品制造商会添加硝酸盐。虽说硝酸盐是合法的食品添加剂，但是肉制品添加硝酸盐后，其中的细菌会将其分解成亚硝酸盐，当和乳酸饮料一起食用时，乳酸饮料中的有机酸结合成一种强致癌物质——亚硝胺，这会大大增加人们患呼吸及消化系统癌症的概率。所以，就算是常见的饮食搭配，也要注意其中的健康隐患，在平时的饮食中多加注意。

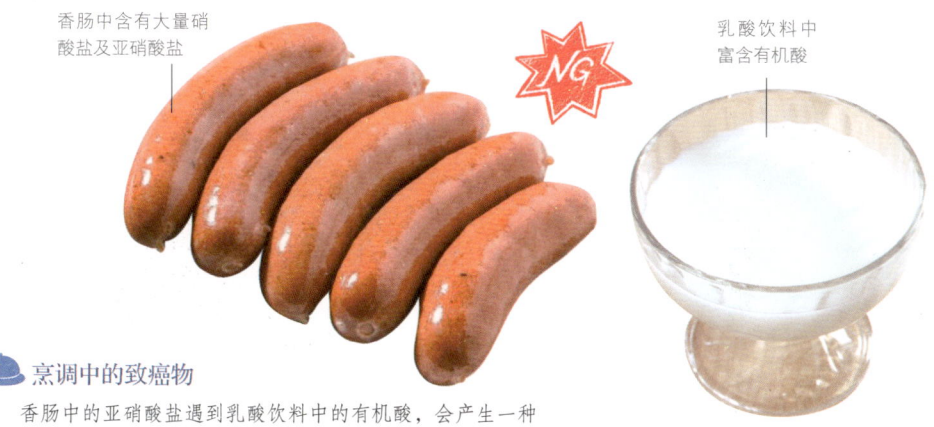

香肠中含有大量硝酸盐及亚硝酸盐

乳酸饮料中富含有机酸

🍲 烹调中的致癌物

香肠中的亚硝酸盐遇到乳酸饮料中的有机酸，会产生一种致癌物质——亚硝胺，这大大增加了人们罹患癌症的概率。

Data

508kcal（以100g为例）

蛋白质	24.1g
脂肪	40.7g
碳水化合物	11.2g
钾	453mg
磷	2309.2mg

172kcal（以100g为例）

蛋白质	2.5g
脂肪	2.7g
碳水化合物	9.3g
磷	150mg
钙	118mg

➕ 长期食用含有亚硝胺成分的食物，会大幅度提高口腔癌、食道癌、鼻咽癌、胃癌、肺癌等癌症的患病率。

口腔癌——肿块、咀嚼、吞咽或说话困难，舌头麻木、出血溃疡。

分开食用更健康

硝酸盐是合法的食物防腐剂，正常标准下并无害处，而乳酸饮料中含有大量有益菌，有利于促进新陈代谢、肠道健康。只要相隔两小时以上，二者分开食用是没有任何问题的。

疾病速解

食道癌——咽下困难、食物反流、食管壁炎症、癌肿、出血。

鼻咽癌——回吸性涕血、耳鸣、听力减退、头痛、颈部淋巴结转移。

超放心的饮食搭配

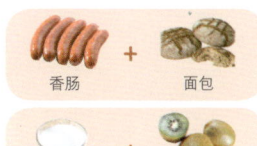

香肠 + 面包 ▶ 味道鲜美，快速补充体力

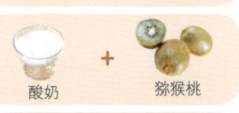

酸奶 + 猕猴桃 ▶ 润肤美白，使皮肤洁净白皙

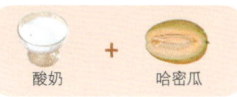

酸奶 + 哈密瓜 ▶ 增进食欲，提高胃动力

第三章 常见饮食错搭配——一日三餐才是健康的保证

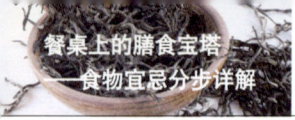

Zhu sun · Ji tang

✗ ✓ 竹笋+鸡汤

痛风患者的健康宿敌

竹笋鸡汤是一道美味的汤品，竹笋具有益气和胃、清热化痰、利水等功效，消渴、利水等功效，竹笋还具有低脂肪、低糖、多纤维的特点，食用竹笋不仅能促进肠道蠕动、帮助消化、去积食，并且还有预防大肠癌的功效，搭配鸡一起炖汤，含有大量的蛋白质、纤维素。但是，竹笋和鸡汤都是高嘌呤食物，对于一般的健康人来说，并没有很大的危害，但是这道汤并不适合痛风患者和肾脏功能不佳者，这两类患者食用都会使病情恶化。

健康指标

不合指数
★★☆☆☆

危害指数
😟😟●●●

健康隐患
引发痛风，加重肾脏负担。

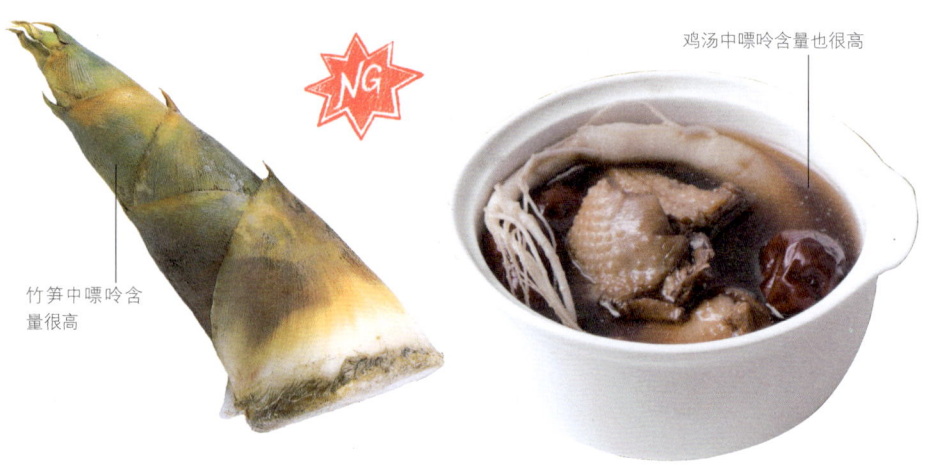

鸡汤中嘌呤含量也很高

竹笋中嘌呤含量很高

Data

23kcal
（以100g为例）

蛋白质	2.6g
脂肪	0.2g
碳水化合物	3.6g
钾	389mg
磷	64mg

190kcal
（以100g为例）

蛋白质	20.9g
脂肪	9.5g
碳水化合物	5.2g
磷	62mg
钠	201.2mg

🍲 烹调中的食物禁忌

竹笋鸡汤能补充大量的蛋白质、纤维素，对一般人来说营养丰富。但竹笋和鸡都是高嘌呤食物，对于结石患者来说会加重病情；对于痛风患者，极易引起痛风发作；对于肾脏功能不佳的人而言，也会加重肾脏的负担。

症状不同，搭配不同

竹笋中钾含量很高，有肥胖、习惯性便秘、胆固醇过高问题的人可以多吃。鸡汤中嘌呤含量很高，所以痛风患者不要过量食用，适宜吃低嘌呤、膳食纤维含量较高的蔬菜。

超放心的饮食搭配

竹笋 + 木耳 ▶ 能有效防治"三高"疾病

竹笋 + 沙拉酱 ▶ 促进骨骼发育，催眠、通乳

鸡汤 + 黑豆 ▶ 调节内分泌，祛斑美白

➕ 长期食用嘌呤含量过高的食物对于人体的危害不容小视，会加重结石、痛风、肾脏不佳患者的疾病症状。

结石——影响器官液体的排出，产生疼痛、出血或感染。

痛风——存在痛风石、慢性关节炎、尿酸结石和痛风性肾炎及并发症。

肾病——水肿、高血压、尿少或尿频、尿血、尿中泡沫增多、腰酸痛。

疾病速解

美食 山药炖鸡汤

健脾补肺，益肾护肝 ▶

材料：
- 山药 250g
- 胡萝卜 1根
- 鸡腿 1只
- 盐 5g

做法：
1. 山药削皮，洗净，切块；胡萝卜削皮，冲净，切块；鸡腿剁块，放入沸水中滚烫，捞出冲净。
2. 鸡肉、胡萝卜先下锅，加水至盖过材料，以大火煮开后转小火慢炖15分钟。
3. 加入山药转大火煮沸，转小火续煮10分钟，加盐调味即可。

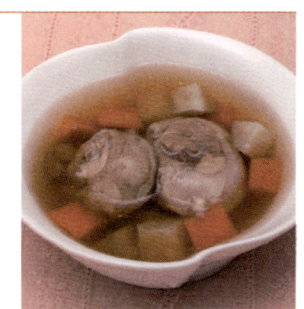

功效
此汤具有健脾、益肠胃、补肺益肾、补虚祛邪等功效，适用于治疗脾虚腹泻、久痢、虚劳咳嗽、遗精带下、尿频等症。

草莓双笋汁

利尿降压，保护血管 ▶

材料：
- 芦笋 60g
- 草莓 150g
- 柠檬 30g
- 莴笋 150g

做法：
1. 将草莓洗干净，去掉蒂；芦笋洗干净，切成小段。
2. 将莴笋洗干净，切成小块。
3. 将准备好的材料放入果汁机，搅打2分钟即可。

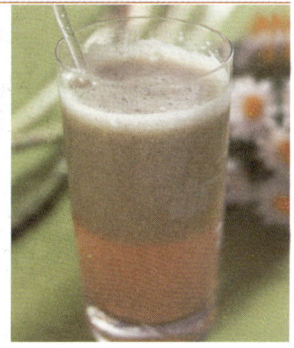

功效
此饮中的绿笋含有黄酮化合物及丰富的维生素A、维生素C及B族维生素，能清洁血液、利尿、降血压、保护血管。

笋丝炒肉

清热化痰，消除疲劳 ▶

材料：
竹笋三根，肉丝二两，黑木耳一小把，盐，味精，蒜末，麻油适量

做法：
1. 竹笋剥壳，放在水中烧三五分钟去涩，捞出，切粗丝。
2. 肉丝加入盐、味精、淀粉、水搅拌均匀；黑木耳泡软，洗净。
3. 锅内油热后爆香蒜末，加入竹笋丝、黑木耳煸炒，加肉丝、盐炒熟，加味精调味，淋麻油即成。

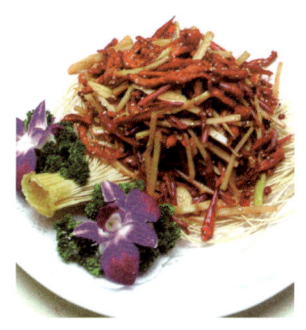

功效
食用竹笋能促进肠道蠕动、帮助消化、去积食，和肉一起吃，竹笋中的叶酸有助于瘦肉中的铁质被人体吸收，消除疲劳。

第三章 常见饮食错搭配——一日三餐才是健康的保证

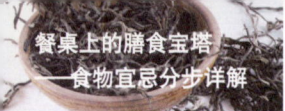

Xiang chun · Ji dan

香椿 + 鸡蛋

家庭常见菜，多食有致癌风险

香椿被称为"树上蔬菜"，是香椿树的嫩芽，营养之丰富远高于其他蔬菜，此外还具有较高的药用价值，清热解毒、杀虫，主治疮疡、明目、脱发、目赤、肺热咳嗽等病症。鸡蛋可补肺养血、滋阴润燥，用于气血不足、热病烦渴、胎动不安等。香椿炒鸡蛋是深受大家喜爱的一道家庭常见菜。但是人们有所不知的是，香椿中亚硝酸盐的含量也不低，和鸡蛋共食，很容易结合成致癌物质，增加罹患癌症的潜在风险。

健康指标

不合指数
★★☆☆☆

危害指数
😟😟😟☆☆

健康隐患
易产生致癌物质——亚硝胺。

香椿中含有一定的亚硝酸盐

鸡蛋中含有二级胺

Data

 50kcal
（以100g为例）
蛋白质…………1.7g
脂肪……………0.4g
碳水化合物……10.9g
钾………………172mg
磷………………147mg

 144kcal
（以100g为例）
蛋白质…………13.3g
脂肪……………8.8g
碳水化合物……2.8g
钾………………154mg
钠………………131.5mg

🍲 烹调中的致癌物

香椿炒鸡蛋虽说是一道家庭传统经典菜肴，但是经典也并非权威。很多人不知道香椿中亚硝酸盐的含量其实并不低。据统计，平均每公斤香椿含有30mg以上的亚硝酸盐，很容易转变为致癌物质，所以在食用香椿时要注意搭配。

香椿豆腐，美味又营养

香椿虽然含有亚硝酸盐，但是开水烫过之后其中的亚硝酸盐含量会减少。此外，香椿和豆腐一起食用不用担心产生致癌物质，因为豆制品中不含有胺，此菜味道鲜美且营养丰富。

超放心的饮食搭配

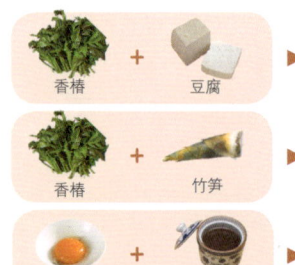

香椿 + 豆腐 ▶ 润肤明目、益气和中、生津润燥

香椿 + 竹笋 ▶ 清热解毒、利湿化痰

鸡蛋 + 醋 ▶ 降低血脂，防治动脉粥样硬化

➕ 生香椿中的亚硝酸盐和鸡蛋中的二级胺结合，会形成致癌物质——亚硝胺，增加了胃癌、食道癌、肝癌和结肠癌的患病概率。

胃癌——恶心、呕吐、黑便、厌食、腹痛、腹泻。 **肝癌**——肝痛、乏力、纳差、消瘦、黄疸、腹水。
食道癌——咽下困难、食物反流、食管壁炎症、癌肿、出血。

美食

香椿拌豆腐
润肤明目，生津润燥 ▶

材料：
豆腐 ………… 500g
嫩香椿 ……… 50g
盐、味精、麻油适量

做法：
1. 豆腐切块，放锅中加清水煮沸沥水，切小丁装盘中。
2. 将香椿洗净，稍焯，切成碎末，放入碗内。
3. 加盐、味精、麻油，拌匀后浇在豆腐上，吃时用筷子拌匀。

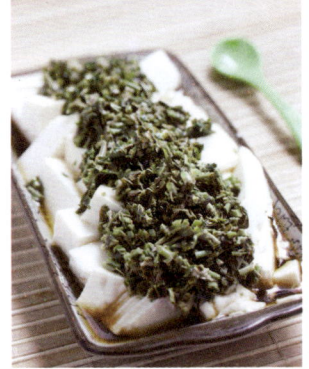

功效
此菜品具有润肤明目、益气和中、生津润燥的功效，适用于心烦口渴、胃脘痞满、目赤、口舌生疮等病症。

香椿竹笋
清热解毒，利湿化痰 ▶

材料：
竹笋 ………… 200g
嫩香椿头 …… 500g
精盐、鲜汤、味精、淀粉适量。

做法：
1. 竹笋切成块；嫩香椿头洗净切成细末，并用精盐稍腌片刻，去掉水分待用。
2. 炒锅烧热放油，先放竹笋略加煸炒，再放香椿末、精盐、鲜汤用旺火收汁。
3. 加味精调味，用湿淀粉勾芡，淋上麻油即可起锅装盘。

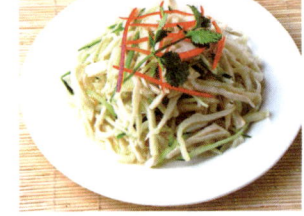

功效
此菜具有清热解毒、利湿化痰的功效，适用于肺热咳嗽、胃热嘈杂以及脾胃湿热内蕴所致的赤白痢疾、小便短赤涩痛等病症。

艾叶煮鸡蛋
理气驱寒，安胎益智 ▶

材料：
艾叶 ……… 10g
鸡蛋 ……… 2个

做法：
1. 将艾叶洗净，加水煮开后，慢慢熬煮直至熬出颜色。
2. 稍微放凉后，再加入鸡蛋一起炖煮，待鸡蛋壳变色即可食用。

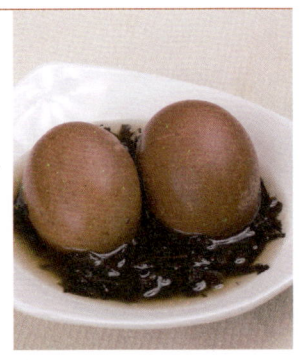

功效
鸡蛋对神经系统和身体发育有很大的作用，可增强记忆力、延缓智力衰退，和艾叶搭配有很好的补血安神功效。

第三章　常见饮食错搭配——一日三餐才是健康的保证

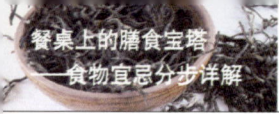

Zhu du · Pi jiu

❌ 猪肚+啤酒

高嘌呤食物，增加痛风概率

很多人喜欢在喝啤酒的时候，吃一些猪肝、牛肚羊肚等内脏，尤其是经过红烧或卤煮的。猪肚为猪科动物猪的胃，有补虚损、健脾胃的功效，治虚劳羸弱、泄泻、燥渴、小儿疳积。但是猪肚的蛋白质、脂肪含量很高，胆固醇、嘌呤的含量也不低，而啤酒中的嘌呤含量也很高，如果把这两种高嘌呤食物一起食用的话，对于正常人的影响不会很大，但是对于痛风患者而言，非常容易加重痛风的症状。

健康指标

不合指数
★★☆☆☆

危害指数

健康隐患
嘌呤含量过高，易引发痛风。

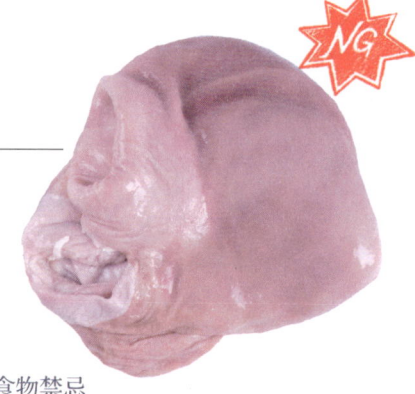

猪肚中嘌呤含量很高

啤酒是高嘌呤饮料

🍽 烹调中的食物禁忌

猪肚和啤酒是两种高嘌呤食物，如果体内的嘌呤含量过高，则无法代谢成尿酸，尿酸过高，尿酸钠盐会沉积在骨骼内，继而引发痛风。

Data

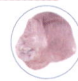
110kcal
（以100g为例）

蛋白质	15.2g
脂肪	5.1g
碳水化合物	0.7g
钾	171mg
磷	124mg

32kcal
（以100g为例）

蛋白质	0.4g
脂肪	0.2g
碳水化合物	0.15g
钾	47mg
钙	13mg

➕ 痛风又称"高尿酸血症"，人体内嘌呤含量过高，嘌呤代谢障碍，尿酸便与钠发生反应结成尿酸钠盐，沉积在骨骼内形成痛风，属于关节炎的一种。

猪肚营养高，选对搭配是关键

猪肚为补脾之要品，补益脾胃，精血自生、虚劳自愈。可配伍党参、白术、薏米、莲子、陈皮煮熟食，治小儿消疳、脾虚少食、便溏腹泻等症。

疾病速解

痛风——软骨和骨质破坏，周围组织纤维化，导致慢性关节肿痛、僵直和畸形，甚至骨折。

超放心的饮食搭配

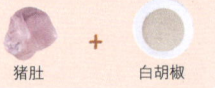

猪肚 + 山药 ▶ 味道清淡、补充体力

猪肚 + 白胡椒 ▶ 治疗胃寒、十二指肠溃疡

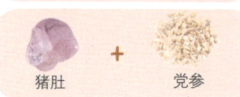

猪肚 + 党参 ▶ 治小儿消瘦、脾虚少食

腊肉 + 香肠

La rou · Xiang chang

增加癌症发生率的危险搭配

腊肉是指肉经腌制后再经过烘烤所制成的加工品。腊肉的防腐能力强，能延长保存时间，并有特有的风味，腊肉中磷、钾、钠的含量丰富，具有健脾开胃、祛寒消食等功效。

腊肉和香肠是逢年过节的速食搭配，但是这种搭配却有很大的健康危害。因为二者在制作过程中为了能长期保存都添加了亚硝酸盐，经过油炸或烧烤很容易转化成致癌物质——亚硝胺，这种致癌物质会大大增加消化及呼吸系统方面的癌症罹患率。

健康指标

不合指数
★★★☆☆

危害指数
😟😟😟😐😐

健康隐患
易产生致癌物质亚硝胺，增加癌症罹患率。

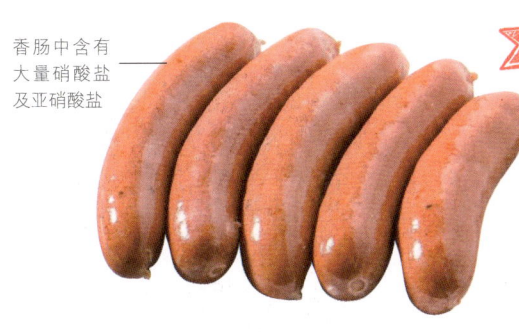

香肠中含有大量硝酸盐及亚硝酸盐

腊肉中也含有大量亚硝酸盐

NG

🍲 烹调中的致癌物

香肠和腊肉中有大量的亚硝酸盐，如果一起食用会转化成强致癌物质——亚硝胺，无形之中大大增加了消化呼吸系统方面的癌症发生率。

Data

 508kcal
（以100g为例）
蛋白质 ……………… 24.1g
脂肪 ………………… 40.7g
碳水化合物 ………… 11.2g
钾 …………………… 453mg
磷 ………………… 2309.2mg

 498kcal
（以100g为例）
蛋白质 ……………… 11.8g
脂肪 ………………… 48.8g
碳水化合物 ………… 2.9g
钾 …………………… 416mg
钙 ………………… 763.9mg

➕ 亚硝胺会增加消化呼吸系统方面的癌症发生率，包括口腔癌、鼻咽癌、食道癌、肠胃道癌、肝癌、肺癌等癌症。

鼻咽癌——回吸性涕血、耳鸣、听力减退、头痛、颈部淋巴结转移。

水煮最健康

腊肉和香肠用水煮的方式最健康，用水煮可以让部分亚硝酸盐先溶解到水里，水煮之后可以再炒或者烤，这样可以有效减少腊肉和香肠中亚硝酸盐及硝酸盐的含量。

疾病速解

食道癌——咽下困难、食物反流、食管壁炎症、癌肿、出血。

胃癌——恶心、呕吐、黑便、厌食、腹痛、腹泻。

超放心的饮食搭配

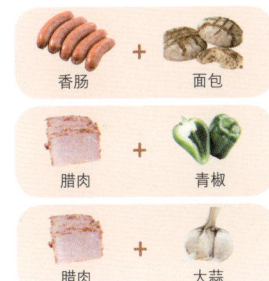

香肠 + 面包 ▶ 味道鲜美，快速补充体力

腊肉 + 青椒 ▶ 青椒含对香豆酸，可防止亚硝酸盐的转换

腊肉 + 大蒜 ▶ 抑制硝酸盐还原，减少亚硝酸盐含量

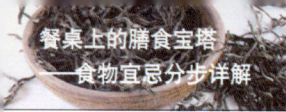

Ku gua . Dou chi

苦瓜+豆豉

含钠过高，高血压患者的大忌

苦瓜富含蛋白质、钙、磷、铁、胡萝卜素、维生素B₁、维生素C等，味苦、性寒、无毒，具有清热祛火、解毒消暑、补气益精、止渴明目的功效，能清凉解毒、利尿、促进饮食、防癌抗癌、降低血糖。很多人在烹调苦瓜时为了减轻苦味，喜欢放一些豆豉，豆豉作为家常调味品，能和胃、除烦、解腥毒、去寒热。但是豆豉为高钾食品，苦瓜为高钾食品，不适合需要采取高钾、低钠饮食原则的高血压患者食用。

健康指数→

不合指数

危害指数
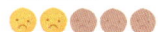

健康隐患
钠含量过高，不适合高血压患者食用。

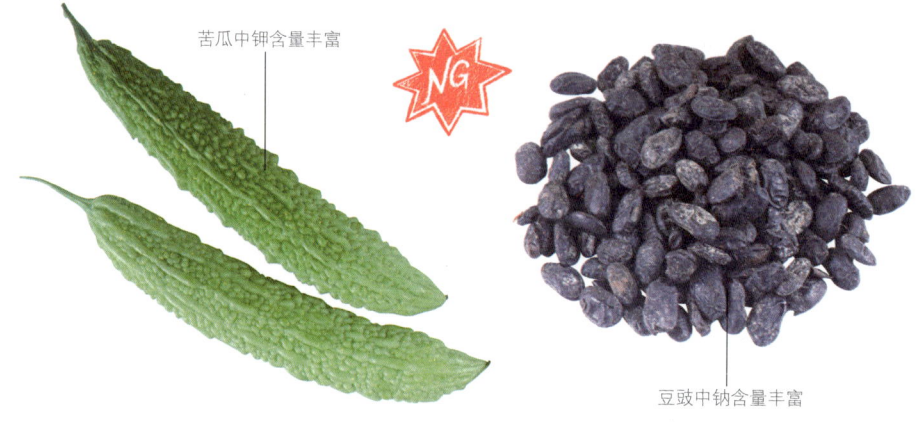

苦瓜中钾含量丰富

NG

豆豉中钠含量丰富

Data

22kcal
（以100g为例）
蛋白质……………1.0g
脂肪………………0.1g
碳水化合物………4.9g
钾…………………256mg
磷…………………35mg

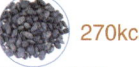
270kcal
（以100g为例）
蛋白质……………24.1g
脂肪………………3.0g
碳水化合物………39.7g
钾…………………715mg
钠…………………263.8mg

🍲 烹调中的食物禁忌

豆豉、梅干、咸鸡蛋都是钠含量很高的加盐制成品，不适合需要采取高钾、低钠饮食原则的高血压患者食用。苦瓜是高钾食品，不适合用低钠盐来烹调，因为用低钠盐烹调苦瓜反而会造成人体含钾量过高，从而引起腹泻。

连汤食用，效果更佳

苦瓜是一种钾含量很高的蔬菜，很适合高血压、高血糖患者食用，钾溶于水，所以连汤一起食用更有利于钾被人体吸收。苦瓜也可以和排骨一起煮汤，口味清淡，清火解热。

超放心的饮食搭配

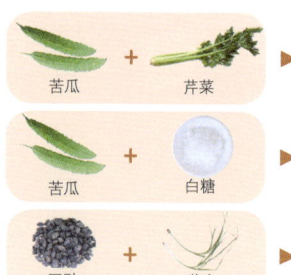

苦瓜 + 芹菜 ▶ 清热解暑、凉肝降压

苦瓜 + 白糖 ▶ 清热利湿、明目通窍

豆豉 + 薤白 ▶ 治伤寒暴下及滞痢腹痛

➕ 生苦瓜是高钾蔬菜，如果用低钠盐来烹调反而会造成钾含量的增高，引起腹泻等疾病。豆豉为高钠食品，高血压患者宜慎食，否则会使血压增高。

腹泻——呕吐、发热、腹痛、腹胀、黏液便、便血。

血便高血压——头痛、眩晕、耳鸣、心悸气短、失眠、肢体麻木。

美食 苦瓜蜂蜜姜汁

清热降火，排毒塑形 ▶

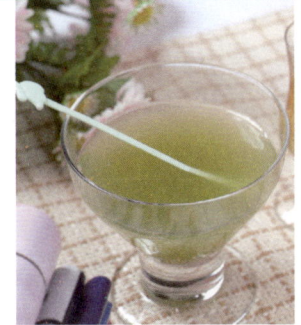

材料：
- 苦瓜 …… 50g
- 柠檬 …… 30g
- 姜 …… 7g
- 蜂蜜 …… 10g
- 冰块适量

做法：
1. 将苦瓜洗净，对切为二，去籽，切小块备用。
2. 柠檬去皮，切小块；姜洗净，切片。
3. 将苦瓜、姜、柠檬顺序交错地放进榨汁机榨出汁，加入蜂蜜调匀。
4. 蔬果汁倒入杯中，加入冰块即可。

功效
本品具有安神镇定、滋润皮肤的作用，每日早晚各饮一杯，可以改善失眠症状，同时，苦瓜对于肥胖人士的减肥颇有功效。

苦瓜拌百合

清暑去热，清心明目 ▶

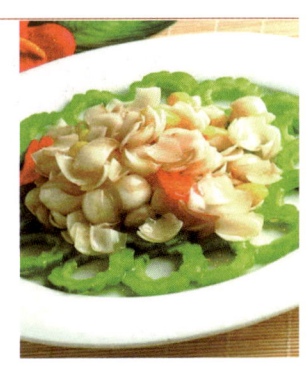

材料：
- 苦瓜 …… 300g
- 百合 …… 300g
- 红辣椒1个、盐、鸡精、香油、醋、花椒、番茄酱适量

做法：
1. 苦瓜用盐水浸泡1小时，再用开水焯一下，捞出沥干。
2. 百合去根须，洗净切片；红辣椒去籽去蒂并洗净切丝。
3. 油锅烧热，花椒爆香后捞出花椒，将热油淋入苦瓜，直至苦瓜变色，晾凉。
4. 将苦瓜与百合放入盘中，加入调味料拌匀即可。

功效
本菜品具有清热祛暑、明目解毒、降压降糖、益气壮阳之功效，主治中暑、暑热烦渴、目赤肿痛、痈肿丹毒、烧烫伤、少尿等病症。

豆豉鲮鱼油麦菜

清燥润肺，化痰止咳 ▶

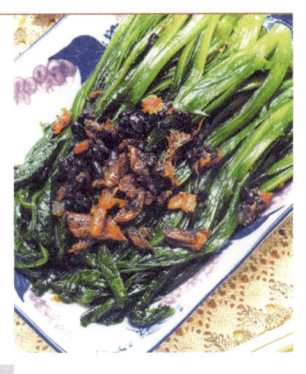

材料：
- 油麦菜一小把，豆豉鲮鱼、葱、姜、蒜、鸡精、食用油适量

做法：
1. 将油麦菜洗净切成段，葱蒜切末，姜切片备用。
2. 将油倒入锅中，待油热后放入葱、姜，煸炒出香味。
3. 加入油麦菜翻炒，再倒入蒜末、鸡精装盘。
4. 将豆豉鲮鱼倒在油麦菜上即可。

功效
本菜品具有降低胆固醇、治疗神经衰弱、清燥润肺、化痰止咳等功效，色泽淡绿，质地脆嫩，口感极为鲜嫩、清香，具有独特风味。

第三章　常见饮食错搭配——一日三餐才是健康的保证

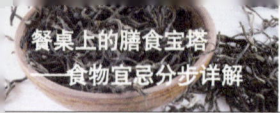

甜椒 + 紫甘蓝

Tian jiao . Zi gan lan

降低维生素C的吸收和利用率

甜椒色彩鲜艳，有红色、黄色、绿色等多种颜色，含有丰富的维生素C及胡萝卜素，可抗白内障、心脏病和癌症。紫甘蓝营养十分丰富，尤其含有丰富的维生素C、维生素E。甜椒和紫甘蓝是常见的沙拉组合，营养丰富且热量低，深受人们尤其是爱美女士的喜爱。但是人们有所不知的是，甜椒也含有维生素C分解酶，所以和紫甘蓝等含有维生素C的食品同食，会减少维生素C的吸收、利用率。

健康指标

不合指数
★☆☆☆☆

危害指数

健康隐患
降低人体对维生素的吸收与利用率。

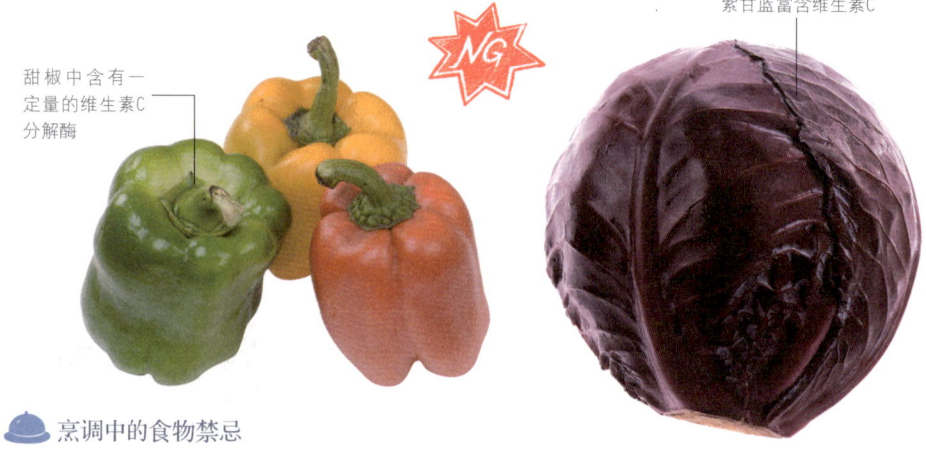

紫甘蓝富含维生素C

甜椒中含有一定量的维生素C分解酶

🍽 烹调中的食物禁忌

甜椒含有一定的维生素C分解酶，所以和富含维生素C的蔬果食用时，都会在一定程度上降低人体对维生素C的吸收和利用率。

Data

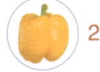 **25kcal**
（以100g为例）

蛋白质	1.0g
脂肪	0.2g
碳水化合物	5.4g
钾	142mg
磷	20mg

 24kcal
（以100g为例）

蛋白质	1.5g
脂肪	0.2g
碳水化合物	4.6g
钾	124mg
钙	49mg

➕ 维生素C是形成胶原蛋白所必需的，它有助于保持间质物质的完整，如结缔组织、骨样组织以及牙本质。严重缺乏可引起坏血病。

儿童缺乏维生素C —— 骨发育障碍，皮下出血，肢体肿痛，假性瘫痪。

成人缺乏维生素C —— 齿龈肿胀、出血，毛囊角化，皮下淤点，关节及肌肉疼痛。

开水烫后再食用

维生素C分解酶怕热，在50摄氏度时就可以被破坏，所以在烹调甜椒时只要用开水快速煮或用大火迅速炒一下就可除去维生素C分解酶，再和其他食物一起烹调。

疾病速解

超放心的饮食搭配

甜椒 + 绿豆芽	▶ 清热开胃、利尿消肿
甜椒 + 虾皮	▶ 健胃消脾、益智健脑
紫甘蓝 + 栗子	▶ 养胃通便、利水除燥

螃蟹＋柿子

影响肠胃蠕动，引发肠胃疾病

自古以来蟹即是非常美味之食物，素有"一盘蟹，顶桌菜"的民谚。它不但味美，且营养丰富，是一种高蛋白的补品，具有清热解毒、活血祛瘀、养筋接骨、补胃添髓、滋肝阴、利肢节、利湿退黄、充胃液之功效，对于淤血、黄疸、腰腿酸痛和风湿性关节炎等有一定的食疗效果。但是，螃蟹不能和柿子一起食用，因为如果同时食用或者食用时间间隔很短，很容易在体内凝结成不消化物质，不利于肠胃的蠕动，甚至造成中毒。

健康指标

不合指数 ★★☆☆☆

危害指数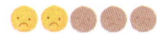

健康隐患
易凝结成不消化物，阻碍肠胃蠕动。

螃蟹中含有蛋白质

柿子中含有单宁酸

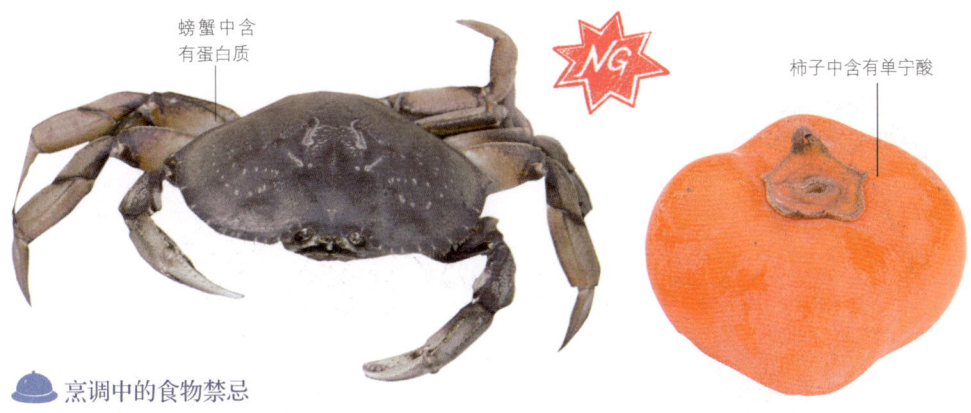

🍽 **烹调中的食物禁忌**

螃蟹体内外沾有大量的细菌，尤其是河蟹，所以不要食用死蟹、未煮熟的蟹或生食螃蟹，否则会引发食物中毒。

Data

 62kcal

（以100g为例）

蛋白质	11.6g
脂肪	0.2g
碳水化合物	1.1g
钾	214mg
钙	231mg

 74kcal

（以100g为例）

蛋白质	0.4g
脂肪	0.1g
碳水化合物	18.5g
磷	23mg
钾	151mg

➕ 螃蟹富含蛋白质和钙，有利也有弊，比如螃蟹和柿子同食，螃蟹和柿子中的单宁酸会凝结成不易被消化的物质，使胃肠蠕动受阻。

生吃螃蟹害处大

螃蟹不和柿子不但不能一起食用，就算是单独食用也不能一次吃太多，螃蟹最好是煮熟再吃，否则易引发食物中毒。如果还想吃柿子，那么要在间隔4小时以上再吃。

疾病速解

肠胃蠕动减慢——阻碍肠胃的吸收，引发腹痛、腹泻、恶心、呕吐等不适。

超放心的饮食搭配

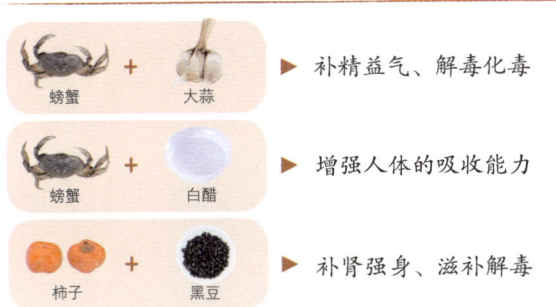

螃蟹 ＋ 大蒜 ▶ 补精益气、解毒化毒

螃蟹 ＋ 白醋 ▶ 增强人体的吸收能力

柿子 ＋ 黑豆 ▶ 补肾强身、滋补解毒

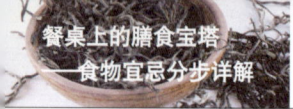

Xi hong shi · Huang gua

❌✅ 西红柿+黄瓜

健康指标

不合指数 ★☆☆☆☆

危害指数 ☹☹☹☹☹

健康隐患
降低维生素C的吸收利用率。

西红柿味甘、酸，性微寒，西红柿含有丰富的胡萝卜素，维生素C和B族维生素，有生津止渴、健胃消食、清热解毒、凉血平肝、补血养血的功效。黄瓜味甘，性寒，含多种糖类、甙类、维生素、咖啡酸、氨基酸，有清热利尿、解毒消肿、生津止渴的功效。西红柿、黄瓜是做沙拉的常见组合，很多人都认为这样组合营养丰富。但是，黄瓜中含有维生素C分解酶，如果和西红柿一起生食的话，会大大降低人体对维生素C的吸收利用率。

削减人体对维生素C的吸收

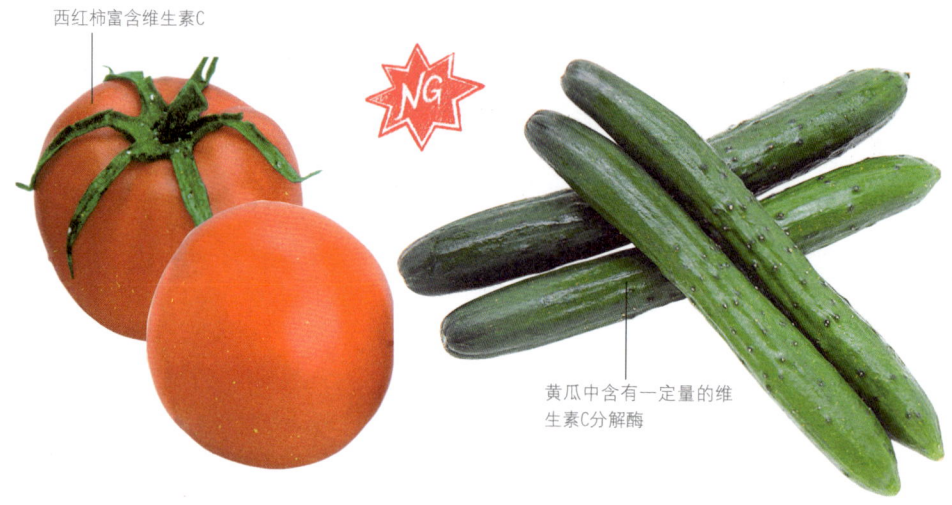

西红柿富含维生素C

黄瓜中含有一定量的维生素C分解酶

Data

 20kcal
（以100g为例）

蛋白质	0.9g
脂肪	0.2g
碳水化合物	4.0g
钾	163mg
磷	23mg

 16kcal
（以100g为例）

蛋白质	0.8g
脂肪	0.2g
碳水化合物	2.9g
磷	24mg
钾	102mg

🍽 **烹调中的食物禁忌**

西红柿和黄瓜做生菜沙拉，使人食欲大开，既能摄取到丰富的维生素C，又能吸收膳食纤维等丰富的营养物质。但是，黄瓜中却含有一定量的维生素C分解酶，会分解西红柿中的部分维生素C，降低人体对维生素C的吸收、利用率。

分开食用最健康

维生素C分解酶遇热会被分解，所以黄瓜最好是加热后再食用。西红柿尽量不要和含有维生素C分解酶的蔬菜一起食用，比如甜椒、胡萝卜、南瓜等。

超放心的饮食搭配

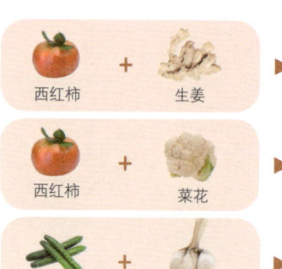

西红柿 + 生姜 ▶ 活血化淤，治疗跌打肿痛、淤积

西红柿 + 菜花 ▶ 清除血液中的杂物，防治心血管疾病

黄瓜 + 大蒜 ▶ 抑制糖类转化成脂肪，降低胆固醇含量

➕ 维生素C是胶原蛋白形成所必需的物质，它有助于保持间质物质的完整，如结缔组织、骨样组织以及牙本质。严重缺乏可引起坏血病。

儿童缺乏维生素C——骨骼发育障碍，皮下出血，肢体肿痛，假性瘫痪。
成人缺乏维生素C——齿龈肿胀、出血，毛囊角化，皮下淤点，关节及肌肉疼痛。

美食 西红柿牛奶蜜

瘦身美容，强健体魄 ▶

材料：
西红柿⋯⋯⋯200g
牛奶⋯⋯⋯⋯90ml
蜂蜜⋯⋯⋯⋯30ml
冰块适量

做法：
1. 西红柿洗净，去蒂后切成块。
2. 再将冰块、西红柿及其他材料放入果汁机高速搅拌40秒即可。

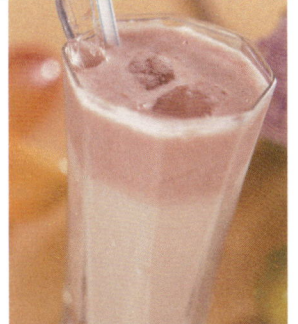

功效
西红柿富含维生素C，是美容瘦身的圣品。西红柿还具有抗氧化功能，能防癌，且可对动脉硬化有很好的疗效。牛奶性味甘、微寒，具有润肺、润肠、通便的作用。

西红柿肉酱烩豆腐

生津止渴，排毒健胃 ▶

材料：
白术⋯⋯⋯⋯10g
甘草⋯⋯⋯⋯5g
豆腐⋯⋯⋯⋯150g
西红柿⋯⋯⋯150g
蘑菇⋯⋯⋯⋯50g
猪绞肉⋯⋯⋯200g

做法：
1. 将药材洗净，放入锅中，加750ml水，煮开后转小火，熬煮至水量剩500ml后，过滤汤汁备用。
2. 豆腐放入盐水余烫后，捞起切块；西红柿、蘑菇分别洗净后，切末备用。
3. 热油锅加入1大匙色拉油，放洋葱末炒香，再倒入猪绞肉、药汁，翻炒片刻即可出锅。

功效
本药膳具有生津止渴、健胃消食、凉血平肝和清热解毒等功效，适合于高血压、眼底出血、高脂血症、冠心病等患者食用。

百合小黄瓜

安神益气，降压利尿 ▶

材料：
百合1两，小黄瓜1~2条，鸡汤块、盐、糖、淀粉少许

做法：
1. 百合洗净后入水余烫；小黄瓜洗净切条后，以热水余烫捞起。
2. 将适量鸡汤块加入热水中溶解，放入百合、盐、糖等调味料，最后以淀粉勾芡。
3. 将小黄瓜摆放至盘中，淋上百合勾芡酱料即可。

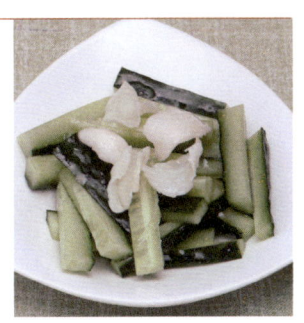

功效
黄瓜具有清热、解毒、利尿的功效，是很好的美容食材。含有丰富的B族维生素，能安神定志，对改善大脑和神经系统功能有利。

第三章 常见饮食错搭配——一日三餐才是健康的保证

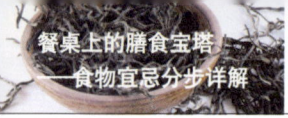

芹菜 + 鱿鱼

Qin cai . You yu

别让亚硝胺毁了你一生

芹菜是高纤维食物，具有清热除烦、利水消肿、凉血止血、平肝降压的功效，对于防癌抗癌有很显著的效果。鱿鱼富含蛋白质、钙、磷、铁等，并含有十分丰富的硒、碘、锰、铜等微量元素，营养价值很高，是名贵的海产品。芹菜炒鱿鱼是一道常见的家常菜，但是很多人不知道，芹菜中含有硝酸盐成分，而鱿鱼中含有胺类物质，尤其是不新鲜的鱿鱼，二者搭配极易产生致癌物质亚硝胺，长期以往，会有致癌的危险。

健康指标

不合指数
★★☆☆☆

危害指数
😟😟😟⚪⚪

健康隐患
易形成致癌物质，增加癌症罹患率。

Data

17kcal （以100g为例）
蛋白质..........10.8g
脂肪..........0.1g
碳水化合物..........3.9g
钾..........154mg
磷..........50mg

84kcal （以100g为例）
蛋白质..........17.4g
脂肪..........1.6g
胆固醇..........268mg
钾..........290mg
钙..........44mg

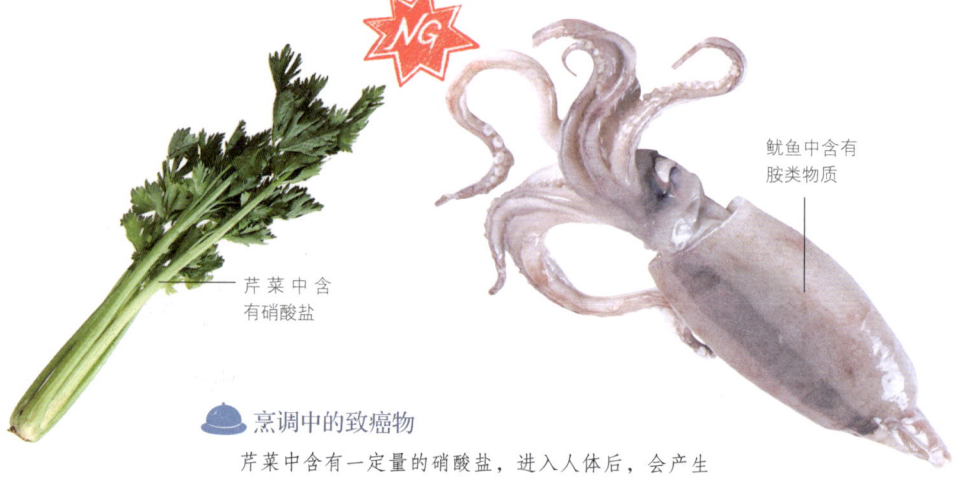

芹菜中含有硝酸盐

鱿鱼中含有胺类物质

🍲 烹调中的致癌物

芹菜中含有一定量的硝酸盐，进入人体后，会产生亚硝酸盐。鱿鱼中含有胺类物质，二者搭配极易产生亚硝胺，大大提高了癌症的罹患率。

➕ 亚硝酸盐和胺物质会合成强致癌物质——亚硝胺，亚硝胺会提高口腔癌、鼻咽癌、食道癌、肠胃癌、肺癌、肝癌等呼吸、消化系统癌症的罹患率。

婴儿长期食用含亚硝酸盐的食物会使血液缺氧及呼吸障碍。腌有含亚硝酸盐物质的起香肠、烤肉、腊肉、咸菜等和含亚硝胺物质的食物不要一则患否癌加罹风险。

疾病速解

肠胃癌——恶心、呕吐、黑便、厌食、腹痛、腹泻。

肺癌——面、颈部水肿，声音嘶哑，头晕，胸闷，气急、气促。

超放心的饮食搭配

芹菜 + 小米 ▶ 清热解毒、止血安神

鱿鱼 + 黄瓜 ▶ 健脾益气、美容减肥

鱿鱼 + 木耳 ▶ 养胃通便、利水除燥

猕猴桃＋香蕉

钾含量过高，增加肾脏负担

猕猴桃味酸、甘，性寒，无毒，有清热生津、健脾止泻、止渴利尿的功效。猕猴桃中含有大量的维生素C等营养成分，是一种营养和膳食纤维都丰富的低脂肪食品，非常适合爱美的女士食用。香蕉营养丰富，鲜果肉质软滑、香甜可口，具有清热解毒、润肠通便、润肺止咳、美肤、消除疲劳的作用。很多人喜欢把这两种营养丰富的水果打成果汁饮用，但是这两种水果都含有大量的钾，同食会提高体内的血钾浓度，肾脏病患者要慎食。

健康指标

不合指数

危害指数
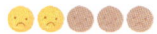

健康隐患
钾含量过高，加重肠胃负担，还会引发腹泻。

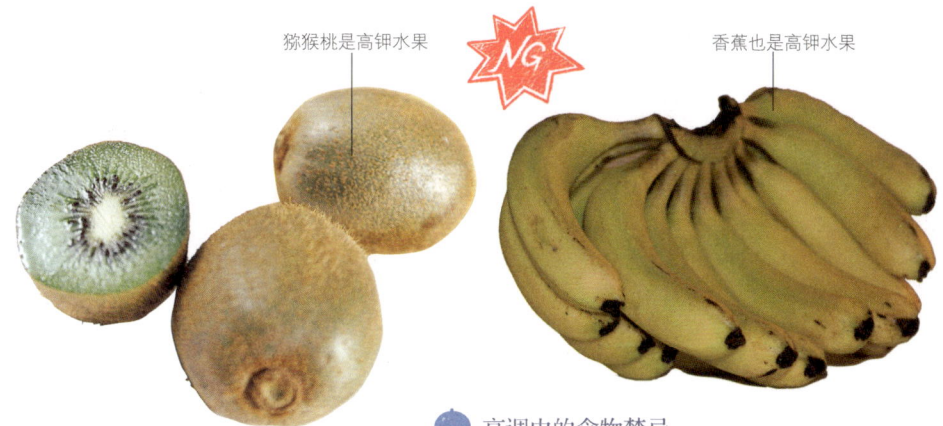

猕猴桃是高钾水果　　　香蕉也是高钾水果

烹调中的食物禁忌

猕猴桃和香蕉都是钾含量很高的食物，一起食用会提高体内的血钾浓度，加重肾脏负担，使肾脏患者感到不适。

Data

17kcal（以100g为例）

- 蛋白质……………0.8g
- 脂肪………………0.1g
- 碳水化合物………3.9g
- 钾………………154mg
- 磷………………50mg

61kcal（以100g为例）

- 蛋白质……………0.8g
- 脂肪………………0.6g
- 碳水化合物………14.5g
- 磷………………26mg
- 钾………………144mg

疾病速解

➕ 猕猴桃和香蕉中都含有大量的钾、膳食纤维，而且这两种水果都属于寒性，所以，一起食用会加重肾脏病、腹泻等病症的病情。

肾脏病——水肿、高血压、尿少或尿频、尿血、尿中泡沫增多、腰酸痛。

腹泻——呕吐、发热、腹痛、腹胀、黏液便、便血。

高钾蔬果，切勿多吃

对于钾含量很高的蔬果，要尽量避免一起食用，否则会提高血钾浓度。如果想要再吃另外一种蔬果，那么最好要间隔5小时以上，才能确保不会对人体产生副作用。

超放心的饮食搭配

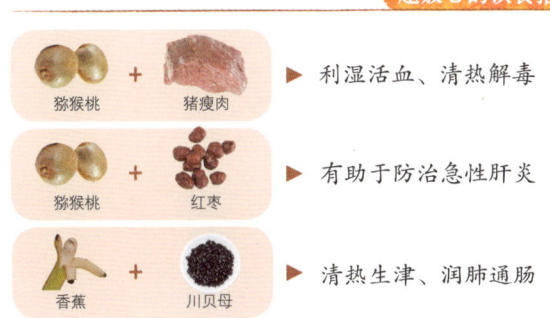

猕猴桃 ＋ 猪瘦肉 ▶ 利湿活血、清热解毒

猕猴桃 ＋ 红枣 ▶ 有助于防治急性肝炎

香蕉 ＋ 川贝母 ▶ 清热生津、润肺通肠

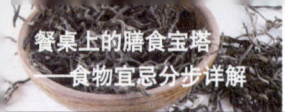

猪肝+韭菜

Zhu gan · Jiu cai

易引发早产、流产，孕妇忌食

猪肝有补肝、明目、养血的功效，含有丰富的维生素A和铁、锌、铜等，具有营养保健功能，是最理想的补血佳品之一。韭菜味辛、甘，性温，无毒，它含有丰富的维生素A、B族维生素、维生素E，具有健胃、提神、止汗固涩、补肾助阳、固精等功效，是男女房事后最常用的食疗菜。但是猪肝和韭菜中丰富的维生素A容易导致胎儿畸形，此外，韭菜中有挥发性精油，容易引起子宫收缩，所以有引发流产、早产的危险。

健康指标

不合指数
★★☆☆☆

危害指数
😟😟😐😐😐

健康隐患
易造成流产、早产或胎儿畸形。

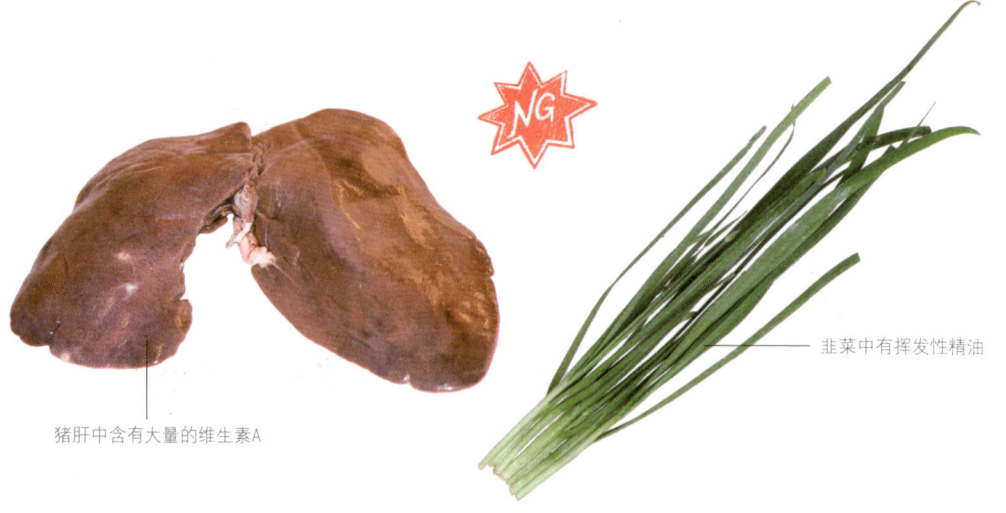

猪肝中含有大量的维生素A

韭菜中有挥发性精油

Data

129kcal
（以100g为例）

蛋白质	19.3g
脂肪	3.5g
碳水化合物	5.0g
钾	235mg
磷	310mg

29kcal
（以100g为例）

蛋白质	2.4g
脂肪	0.4g
碳水化合物	4.6g
钙	42mg
钾	247mg

🍽 烹调中的食物禁忌

猪肝中维生素A的含量丰富，但对于孕妇来说却存在一定风险。因为如果孕妇食用过多容易引起胎儿的畸形。韭菜中富含膳食纤维，且有挥发油，易引起子宫收缩，所以有引发流产、早产的危险。

猪肝食前要去毒

肝是体内最大的毒物中转站和解毒器官，所以买回的鲜肝不要急于烹调，应把肝放在自来水龙头下冲洗10分钟，再放在水中浸泡30分钟，彻底清洗干净后再食用。

超放心的饮食搭配

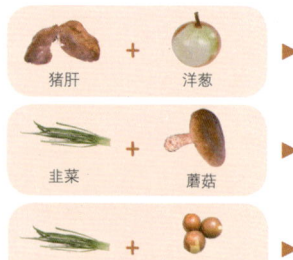

猪肝 + 洋葱 ▶ 益血补气、明目养肝

韭菜 + 蘑菇 ▶ 提高人体免疫力

韭菜 + 大枣 ▶ 对于支气管炎有很好的治疗效果

➕ 猪肝中维生素A丰富，孕妇过量食用容易导致胎儿畸形。韭菜具有滑肠作用，且含有挥发油，会引起腹泻或流产、早产。

胎儿畸形——神经管缺陷、唇裂和唇腭裂、联体双胎。腹泻——呕吐、发热、腹痛、腹胀、黏液便、血便。
早产——宫缩、阴道分泌物改变、腰痛、腹部绞痛、子宫紧张感。

美食 黄芪猪肝汤

益气补血，补肝明目 ▶

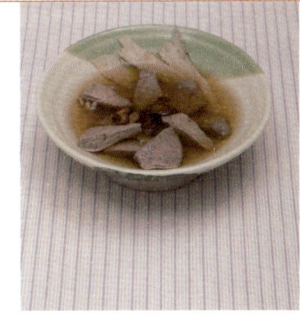

材料：
当归1片，黄芪15克，丹参、生地黄各8克，姜5片，米酒半碗，麻油1汤匙，猪肝4两，菠菜1/3把，水3碗

做法：
1. 当归、黄芪、丹参、生地黄洗净，加3碗水，熬取药汁备用。
2. 麻油加葱爆香后，放入猪肝炒半熟，盛起备用。
3. 将米酒、药汁入锅煮开，再放入猪肝煮开，接着放入切好的菠菜煮开，适度调味即可。

功效
当归补血，黄芪补气，丹参活血通经，生地黄清热凉血，猪肝、菠菜补血。此汤有补益气血、益肝明目、利水消肿等功效。

枸杞韭菜炒虾仁

补肾壮阳，通乳滋阴 ▶

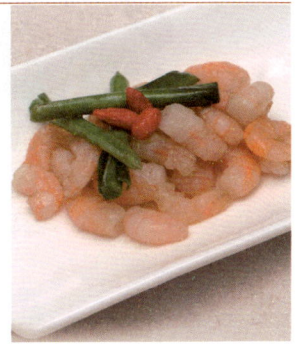

材料：
枸杞 ………… 10g
虾 …………… 200g
韭菜 ………… 250g
盐 …………… 5g
味精 ………… 3g
料酒、淀粉适量

做法：
1. 将虾去壳洗净，韭菜洗净切段，枸杞洗净泡发。
2. 将虾抽去泥肠，放淀粉、盐、料酒腌5分钟。
3. 锅置火上，油烧热，放入虾仁、韭菜、枸杞和调味料，炒至入味即可。

功效
此菜中虾仁有补肾壮阳、滋阴健胃的功效；韭菜具有提振食欲、补肾温肠的作用，两种食材搭配还有补气助阳的功效。

菠萝韭菜柚汁

改善便秘，降压祛湿 ▶

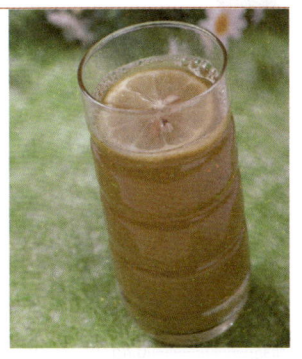

材料：
菠萝 ………… 100g
草莓 ………… 5个
韭菜 ………… 50g
葡萄柚 ……… 80g
柠檬 ………… 50g

做法：
1. 草莓洗净，去蒂；菠萝去皮，切块；葡萄柚去皮、去瓤与籽。
2. 韭菜洗净备用。
3. 草莓、菠萝、葡萄柚、柠檬放入榨汁机榨汁。
4. 韭菜折弯，放入榨汁机内榨汁。
5. 混合几种汁液，再加入少许冰块即可

功效
此饮可缓解高血压，帮助身体排出多余水分，进而防止水肿，并改善便秘症状。另外，对于晒伤也有一定的恢复作用。

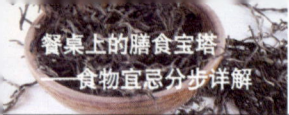

Sang shen . Jiu cai

❌ 桑葚+韭菜
✓

食用若超量，腹痛又腹泻

桑葚肉质油润、酸甜适口、甘甜多汁，含有丰富的天然抗氧化成分维生素C、β-胡萝卜素、花青素、铁质、钙质及多种氨基酸，具有补血滋阴、生津润燥之功效。韭菜含有丰富的维生素A、B族维生素、维生素E，主归心、五脏，除胃中烦热，具有健胃、提神、止汗固涩、补肾助阳、固精等功效。一次性吃过多的桑葚会造成肠胃不适。而韭菜富含膳食纤维，两者一起食用会使肠胃不适，易造成腹泻、拉肚子。

健康指标→

不合指数
★★☆☆☆

危害指数
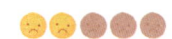

健康隐患
刺激肠胃，易引发胃痛、腹泻。

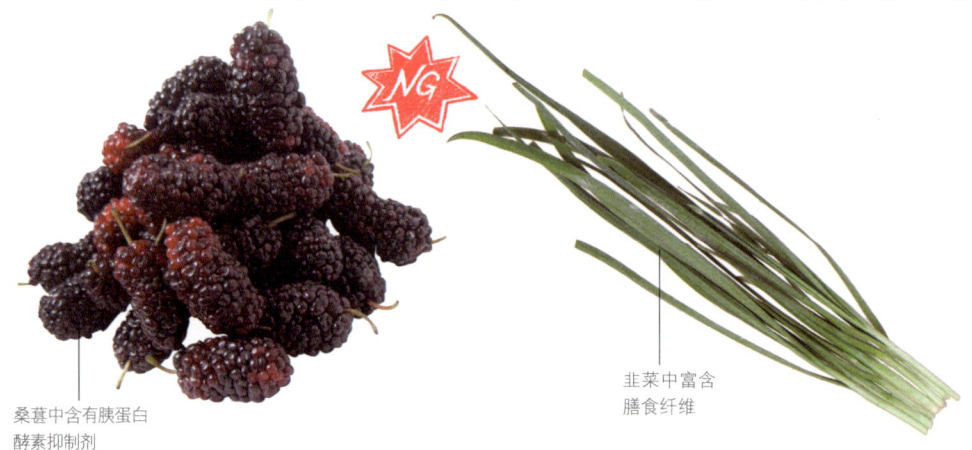

桑葚中含有胰蛋白酶抑制剂

韭菜中富含膳食纤维

🍲 **烹调中的食物禁忌**

桑葚中含有胰蛋白酶抑制剂，这种物质会阻碍人体对蛋白质的分解，所以，一次吃太多会影响消化，造成肠胃不适。

Data

55kcal
（以100g为例）

蛋白质	1.6g
脂肪	0.4g
碳水化合物	12.9g
钙	30mg
磷	33mg

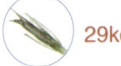
29kcal
（以100g为例）

蛋白质	2.4g
脂肪	0.4g
碳水化合物	4.6g
钙	42mg
钾	247mg

➕ 因为桑葚和韭菜都有刺激肠胃的作用，所以一次食用过量会影响消化，导致胃痛、腹痛、腹泻，所以二者最好不要一起吃。

胃痛——上腹胃脘部暴痛，痛势较剧，痛处拒按，饥时痛减，纳后痛增。

腹泻——呕吐、发热、腹痛、腹胀、黏液便、血便。

忌食不成熟的桑葚

未成熟的桑葚呈青色，含有氨酸，所以不可食用；成熟的桑葚呈紫红色，酸甜适中。韭菜和桑葚要分开食用，时间间隔最少为5小时。

超放心的饮食搭配

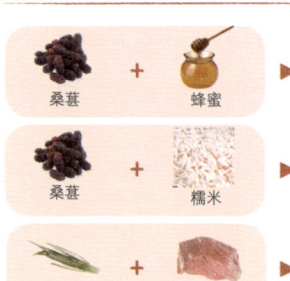

桑葚 + 蜂蜜 ▶ 滋阴补养，治疗阴血虚亏

桑葚 + 糯米 ▶ 补肾壮阳，治疗肝肾虚亏

韭菜 + 猪肉 ▶ 消除疲劳、美容养颜

海带+茶

Hai dai . Cha

阻碍人体对铁的吸收与利用

海带富含藻胶酸、谷氨酸、维生素B_1、B_2及胡萝卜素、碘、钾、钙等无机盐，具有消痰软坚、泄热利水、止咳平喘、祛脂降压、散结抗癌的功效，非常适合高血压、冠心病、咳喘患者食用。茶叶气味清香，沁人心脾，具有清热解毒、提神醒脑、调理消化之功能。很多人在吃完凉拌海带后习惯喝一些茶来除油腻，其实这是不利于身体健康的。因为海带含有丰富的铁质，茶叶中含有单宁酸，会抑制人体对铁质的吸收与利用。

健康指标

不合指数
★☆☆☆☆

危害指数
😟😟😟😟😟

健康隐患
抑制人体对铁质的吸收、利用。

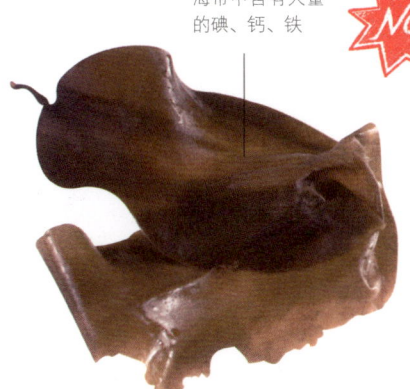
海带中含有大量的碘、钙、铁

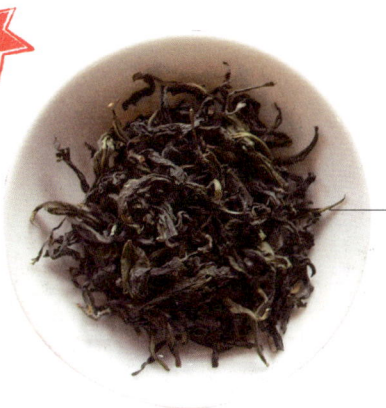
茶叶中含有单宁酸

🍲 烹调中的食物禁忌

众所周知，海带中含有大量的钾，孕期及哺乳期女性为了维持胎儿发育可以适量食用，但是，甲状腺功能亢进者不宜食用过量的海带。

➕ 海带中含有大量的碘，甲状腺功能亢进者不宜食用。海带中含有丰富的铁质，但茶叶中的单宁酸会抑制人体对铁质的吸收。

钾摄入过量——抑制心肌收缩，心律缓慢，不齐，四肢麻木，疲乏、肌肉酸疼。
铁吸收障碍——头晕耳鸣、注意力不集中、贫血、心慌乏力、食欲不振。

疾病速解

饮食卫生最重要

海带营养物质丰富，是一种非常不错的养生食材，对于癌症有很好的防治作用。但是，现今水污染严重，所以对于海带这种海菜类蔬菜要清洗干净。

Data

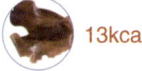 **13kcal**
（以100g为例）
蛋白质……………1.2g
脂肪………………0.1g
碳水化合物………2.1g
钾…………………246mg
钙…………………46mg

 334kcal
（以100g为例）
蛋白质……………22.8g
脂肪………………1.3g
碳水化合物………58.3g
钙…………………418mg
钾…………………1462mg

超放心的饮食搭配

海带 + 猪瘦肉	▶	有助于消除疲劳
海带 + 绿豆	▶	补心、利尿、软坚、消痰
茶 + 蜂蜜	▶	止渴养血、润肺益肾、美容养颜

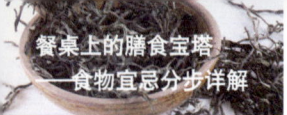

赤豆＋薏米

Chi dou · Yi mi

健康指标

不合指数 ★★☆☆☆

危害指数 😖😖●●●

健康隐患
易结合成不利于人体吸收的螯合物，易导致流产。

赤豆薏米汤，孕妇要慎食

赤豆的主要成分是糖类与蛋白质，此外，还富含维生素B、钾、磷和膳食纤维，赤豆具有消肿、解毒排脓、清热去湿、健脾止泻的功效。薏米含有丰富的蛋白质和B族维生素，具有健脾补肺、清热排脓、化湿抗癌之功效。可用于治疗水肿、脚气、小便不利、湿痹拘挛、脾虚泄泻。很多人都喜欢用赤豆和薏米煮汤，但赤豆和薏米同食会产生螯合物，不利于人体的吸收。此外，孕妇有引发流产的风险，也最好慎食。

薏米富含蛋白质

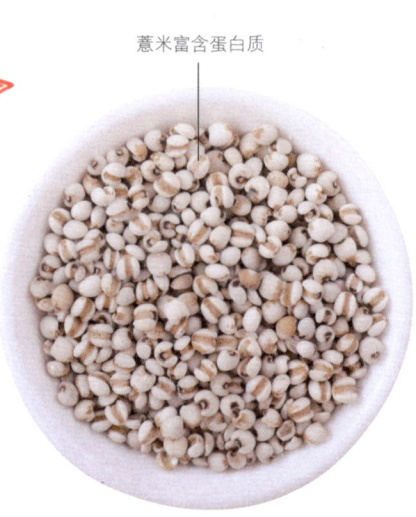

赤豆中含有植酸

Data

1324kcal
（以100g为例）

蛋白质	20.2g
脂肪	0.6g
碳水化合物	63.4g
钾	860mg
磷	305mg

1361kcal
（以100g为例）

蛋白质	11.3g
脂肪	2.4g
碳水化合物	73.5g
磷	134mg
钾	238mg

🍽 烹调中的食物禁忌

赤豆中含有植酸，薏米中含有丰富的蛋白质，当植酸与蛋白质相遇时，会结合成不利于人体吸收的螯合物。赤豆有破血的药性，薏米有兴奋子宫的作用，二者同食易引发流产，所以孕妇不宜在怀孕早期及后期食用。

分开食用更放心

含有植酸的食材和含有蛋白质的食材最好不要一起食用，否则会降低彼此的被吸收和利用率，所以饮食搭配要慎重。赤豆可以和燕麦搭配，而薏米则可以和桂圆一起食用。

超放心的饮食搭配

赤豆 ＋ 燕麦 ▶ 改善气色、美容养颜

赤豆 ＋ 冬瓜 ▶ 消烦解渴、消除水肿

薏米 ＋ 桂圆 ▶ 改善皮肤粗糙，养颜美容

➕ 赤豆薏米汤是一道深受大众喜爱的汤品,但是却不适宜孕妇食用,特别是怀孕早期以及后期,否则会有流产的风险。此外,赤豆和薏米同食还会生成螯合物,消减两者的营养价值,不利于被人体吸收、利用。

流产——阴道流血,阵发性下腹痛或腰背痛,子宫收缩,胎盘剥离。

美食 赤豆优酪乳

健胃生津,祛湿益气 ▶

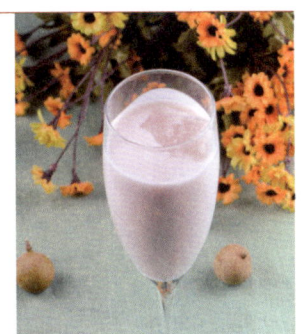

材料:
- 赤豆…………20g
- 香蕉…………10g
- 蜂蜜…………10g
- 酸奶…………200ml

做法:
1. 将赤豆洗净,入锅中煮熟、煮软备用。
2. 香蕉去皮,切成小段。
3. 再将所有材料放入果汁机内搅打成汁即可。

功效

赤豆含有大量糖类与蛋白质,此外,还富含维生素B₁、钾和膳食纤维,能促进心脏活化,可健胃生津、祛湿益气,还可补血、增强抵抗力、舒缓经痛。

冬瓜薏米鸭

利尿消肿,滋阴明目 ▶

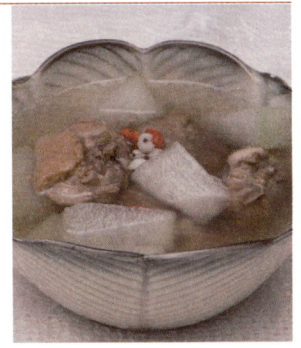

材料:
- 薏米…………20g
- 冬瓜…………100g
- 鸭肉…………500g
- 油、蒜、米酒、高汤各适量

做法:
1. 将鸭肉、冬瓜切块。
2. 在砂锅中放油、蒜等调味料,和鸭肉一起翻炒,再放入米酒和高汤。
3. 煮开后放入薏米,用大火煮1小时,再放入冬瓜,小火煮熟后食用。

功效

此汤中三味材料都有清热解暑的功效,其中冬瓜清热解暑,薏米美白养颜,鸭肉清润滋补,而且汤水清甜可口,因此是夏季消除暑热的首选。

芡实莲子薏米汤

固肾补脾,消除水肿 ▶

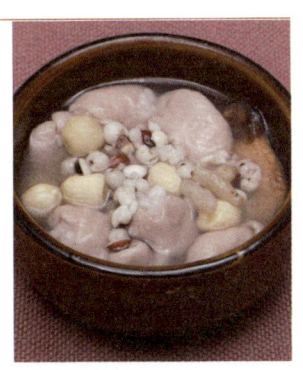

材料:
- 芡实…………100g
- 干品莲子………100g
- 薏米…………100g
- 猪小肠…………500g
- 米酒…………30g

做法:
1. 将猪小肠洗净,汆烫后,剪成小段。
2. 将所有材料洗净,与备好的小肠一起放入锅中。加水煮沸,再用小火炖煮约30分钟。快熟时加入盐调味,淋上米酒即可。

功效

本汤具有温中理气、固肾补脾、补气养阴的功效。对孕妇以及中年妇女具有很好的保健养颜作用,是调气养血的药膳佳品。

第三章 常见饮食错搭配——一日三餐才是健康的保证

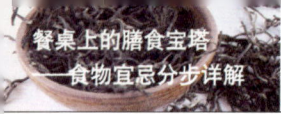

Hu luo bo . Jiu

胡萝卜+酒

极易形成促氧化物，影响肝脏功能

胡萝卜是一种质脆味美、营养丰富的家常蔬菜，素有"小人参"之称。它富含丰富的维生素A、维生素B_1、维生素B_2、钙、铁等营养成分，具有益肝明目、健胃助消、利膈宽肠的功效。而少量饮酒能促进血液循环、强心健脾，有助于心情的放松，有利于身体健康。但是胡萝卜和酒不能一起食用，因为类胡萝卜素会与自由基结合，产生攻击正常细胞的促氧化物，影响肝脏的代谢功能，严重危害人体的健康。

健康指标

不合指数
★★☆☆☆

危害指数

健康隐患
产生促氧化物，影响肝脏代谢功能。

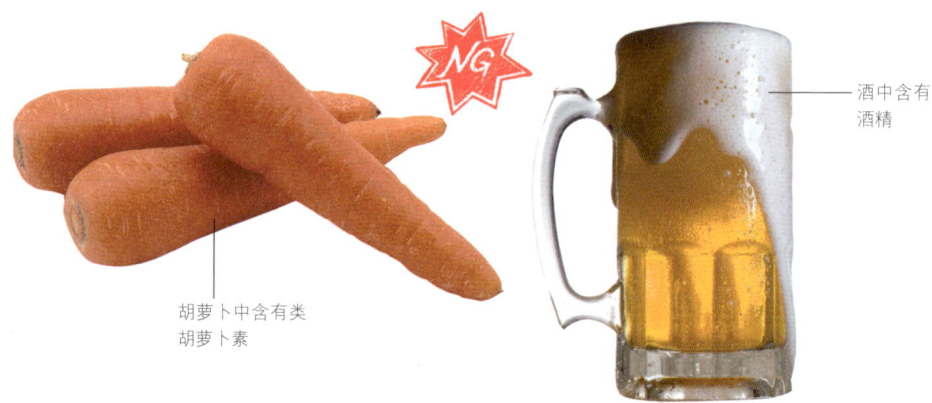

酒中含有酒精

胡萝卜中含有类胡萝卜素

🍲 烹调中的食物禁忌

同时食用胡萝卜与酒，原本用于抗氧化作用的类胡萝卜素会与自由基结合，产生促氧化物，从而影响肝脏的代谢功能。

Data

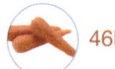 46kcal
（以100g为例）

蛋白质	1.4g
脂肪	0.2g
碳水化合物	10.2g
钾	193mg
钙	32mg

 32kcal
（以100g为例）

蛋白质	0.4g
脂肪	0.2g
碳水化合物	0.15g
钾	47mg
钙	13mg

炒食最健康

胡萝卜最好的烹调方式是炒，因为胡萝卜中的许多营养物质如维生素A等都为油溶性物质，所以油脂可以让胡萝卜的营养物质更容易被人体吸收与利用。

➕ 肝脏的主要功能是分泌胆汁、储藏动物淀粉，调节蛋白质、脂肪和碳水化合物的新陈代谢等。还有解毒、造血和凝血作用。

疾病速解

肝脏疾病——疲惫、胸闷、腹胀、呕吐、肚痛、黄疸、食欲不振。

超放心的饮食搭配

胡萝卜 + 苦瓜 ▶ 祛皱美容、延缓衰老

胡萝卜 + 鳝鱼 ▶ 有效防治夜盲症

胡萝卜 + 香菜 ▶ 富含蛋白质、胡萝卜素

Li zhi . Liu lian

荔枝+榴莲

孕妇及肾脏不佳者的大敌

荔枝营养丰富，果肉中含糖量高达20%，每一百毫升果汁中，维生素C的含量可达70毫克，还含有蛋白质、脂肪、柠檬酸、果酸、磷、钙、铁等营养成分，具有生津益血、消肿解毒、止血止痛的作用。榴莲的果肉含有多种维生素，营养丰富，香味独特，具有滋阴壮阳、疏风清热、利胆退黄、杀虫止痒的功效。但是，榴莲和荔枝都是升糖指数很高的水果，会使血糖急速升高后下降，不适于血糖不稳、肾脏功能不佳及孕妇食用。

健康指标

不合指数
★★☆☆☆

危害指数
😟😟😟☆☆

健康隐患
升糖指数过高，血糖不稳者及孕妇慎食。

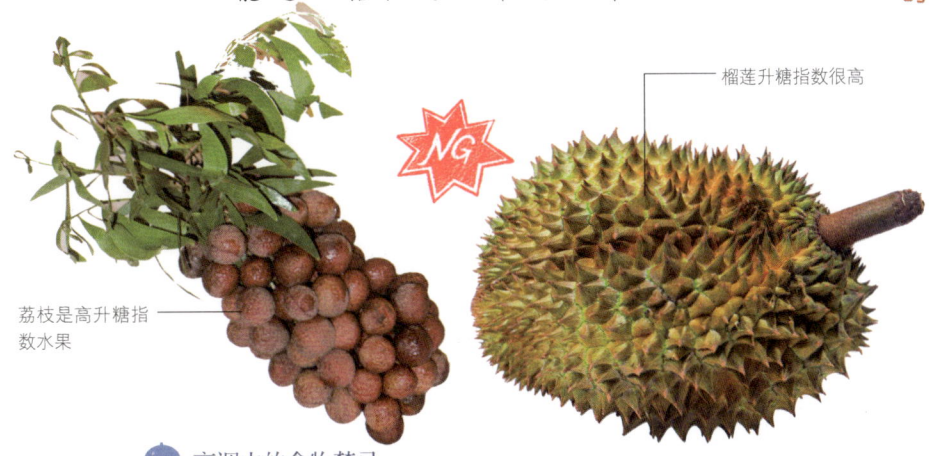

- 榴莲升糖指数很高
- 荔枝是高升糖指数水果

🍲 烹调中的食物禁忌

高升糖指数食品会使血糖急速上升，人体会分泌大量胰岛素来抑制，使血糖又急速下降。榴莲和荔枝都是高升糖指数水果，过食会使血糖指数不稳定。

Data

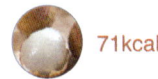

71kcal
（以100g为例）

蛋白质	0.9g
脂肪	0.2g
碳水化合物	16.6g
钾	151mg
磷	24mg

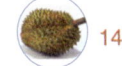

147kcal
（以100g为例）

蛋白质	2.6g
脂肪	3.3g
碳水化合物	38.3g
钾	261mg
钙	38mg

➕ 榴莲和荔枝都是升糖指数很高的水果，会使血糖急速升高后下降，所以，血糖不稳、肾脏功能不佳及孕妇应该慎重食用。

血糖不稳——头晕乏力、尿多、口渴、冒汗、心跳快速、木僵、昏迷。

肾功能不佳——水肿、高血压、尿少或尿频、血尿、尿中泡沫增多、腰酸痛。

分开食用更健康

荔枝和榴莲都是高糖分、高热量的水果，尽量分开食用，一次也不能吃得太多。荔枝同大枣、山药、鸭肉同食，都对身体有利。阴虚火旺者、糖尿病人慎食。

❤️ 超放心的饮食搭配

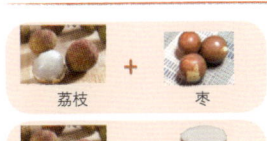

荔枝 + 枣 ▶ 安神益智、补脾养心

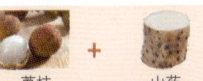
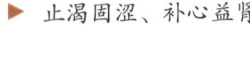

荔枝 + 山药 ▶ 止渴固涩、补心益肾

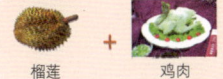

榴莲 + 鸡肉 ▶ 滋阴强壮、利胆退黄

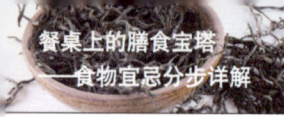

餐桌上的膳食宝塔
——食物宜忌分步详解

Bo cai · Dou fu

菠菜 + 豆腐

易产生草酸钙，患有结石症状者须少食

菠菜营养丰富，其中β-胡萝卜素的含量在所有蔬菜中排第二位，具有补血止血、止渴润肠、滋阴平肝、助消化的功效，适宜高血压、便秘、贫血、皮肤粗糙、过敏者食用。豆腐含有铁、钙等人体必需的多种微量元素，还含有丰富的优质蛋白，素有"植物肉"之美称，是养生摄生、益寿延年的美食佳品。很多人都喜欢用菠菜和豆腐一起炒或者煮汤，但是，需要注意的是，菠菜含有草酸，可能会与豆腐中的钙质结合成草酸钙，容易引起结石。

健康指标→

不合指数
★☆☆☆☆

危害指数
☹☹☹☹☹

健康隐患
易产生草酸钙，产生结石。

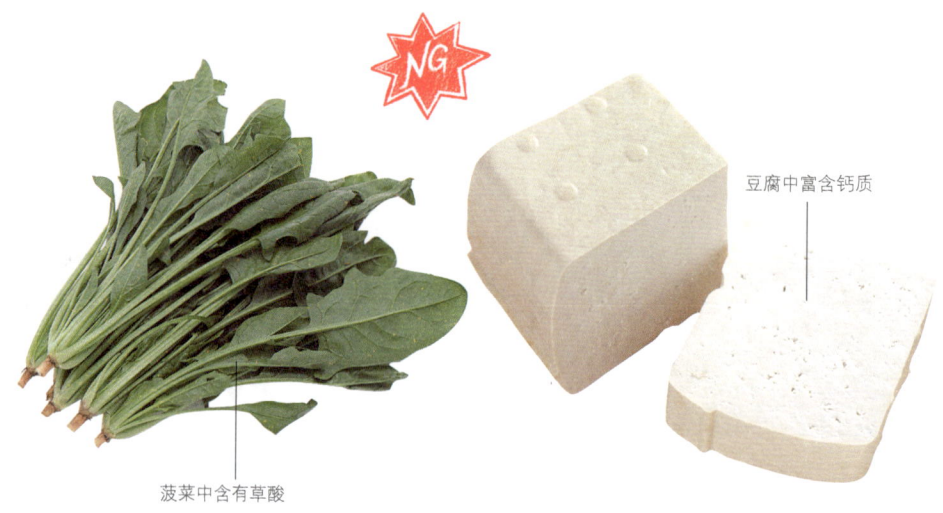

豆腐中富含钙质

菠菜中含有草酸

Data

 24kcal
（以100g为例）

蛋白质	2.6g
脂肪	4.5g
碳水化合物	0.3g
钾	311mg
钠	85.2mg

 99kcal
（以100g为例）

蛋白质	12.2g
脂肪	4.8g
碳水化合物	2.0g
磷	158mg
钙	138mg

🥣 烹调中的食物禁忌

菠菜中含有草酸，豆腐中富含钙质，当这两种食物一起食用时，草酸和钙会结合成不易被人体溶解的草酸钙，对于结石患者来说，会影响其对钙质的吸收。

开水烫后再烹调

烹调菠菜前可以先用开水迅速烫一下，可以有效减少人体对草酸的摄取量，此外，菠菜还可以和鸡肉一起炒，这样搭配可有效增加人体对动物性蛋白质的摄取量。

超放心的饮食搭配

菠菜 + 猪血 ▶ 养血、敛阴、润燥

菠菜 + 黑芝麻 ▶ 固发强身、活血明目

豆腐 + 白萝卜 ▶ 健脾养胃、下食除胀

草酸钙对于健康人来说没有太大的影响，但是对于家族性遗传体质容易结石者来说是不利的，会影响人体对钙、镁等矿物质的吸收，从而引起结石。

结石——主要见于胆囊及膀胱、肾盂中，也可见于胰导管、唾腺导管等的腔中，可造成管腔梗阻，影响受累器官液体的排出，产生疼痛、出血或感染等症状。

草莓蜜瓜菠菜汁

泻火下气，消除痘痘 ▶

材料：
草莓············50g
菠菜············50g
哈蜜瓜··········120g
蜜柑············50g

做法：
1. 将草莓洗净，去蒂；哈蜜瓜去皮，切成块。
2. 蜜柑剥皮后去除种子，菠菜洗净备用。
3. 将草莓、蜜柑、菠菜、哈蜜瓜放进榨汁机中压榨成汁即可。

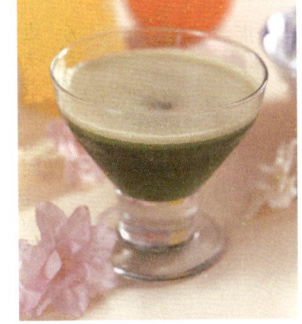

功效
菠菜能滋阴润燥、通利肠胃、补血止血、泻火下气，对肠胃失调、肠燥便秘以及痔疮、贫血、高血压等症均有疗效。

白果豆腐炒虾仁

润肺平喘，清热解毒 ▶

材料：
白果············100g
盒装豆腐········1/2盒
虾仁············300g
鲜干贝··········3颗
香菇············3朵
小黄瓜··········1根
酸笋············半支

做法：
1. 虾仁去壳，挑去泥肠，和鲜干贝用姜片、酒、盐和淀粉拌匀，热水烫至八分熟备用。
2. 其他材料剁成块备用。
3. 姜片和葱段爆香，再将剩下的材料放入，翻炒，加高汤，煮滚后勾薄芡即可。

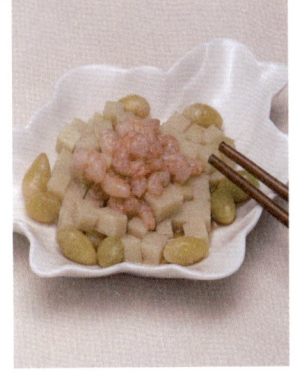

功效
虾肉有化淤解毒、益气滋阳、通络止痛、开胃化痰等功效。本药膳能治疗哮喘，通畅血管，改善大脑功能，延缓老年人大脑衰老。

胡桃豆腐汤

健胃补血，益智安神 ▶

材料：
胡桃············100g
豆腐············1块
高汤、酱油、麻油和香菜各适量

做法：
1. 锅置火上，以少许油热过之后，将胡桃放入，用小火慢炒，炒熟后压碎备用。
2. 嫩豆腐切丁，用温盐水浸泡些时间，可使豆腐滑嫩且不易碎烂，在高汤内炖煮20分钟，加酱油后，再煮5分钟。
3. 放入胡桃，稍勾芡后即可起锅，上桌前滴几滴麻油，撒上香菜即可。

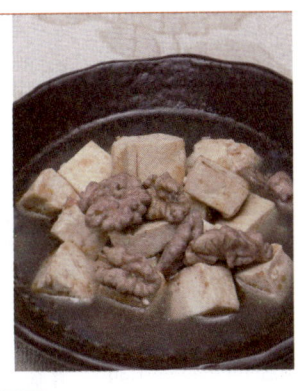

功效
胡桃中的磷脂，对脑神经有良好的保健作用。胡桃仁中含有锌、锰、铬等人体不可缺少的微量元素，有促进胆固醇代谢和保护心血管的功能。

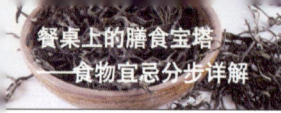

Zhu rou . Nong cha

猪肉＋浓茶

降低铁质和蛋白质的吸收利用率

猪肉性味甘咸平，含有丰富的蛋白质及脂肪、碳水化合物、钙、磷、铁等成分，具有补虚强身、滋阴润燥、丰肌泽肤的作用，是常见的营养滋补之品。很多人习惯一边吃猪肉，一边喝浓茶来去油解腻，其实这是不可取的。因为浓茶中含有较多的单宁酸，人体对猪肉中铁质、蛋白质的吸收和利用率，所以建议不要边吃肉边喝茶，也不要吃肉后立即喝浓茶，或者最少要间隔四个小时之后再食用。

健康指标→

不合指数
★☆☆☆☆

危害指数

健康隐患
单宁酸阻碍铁和蛋白质的吸收、利用。

猪肉中富含蛋白质和铁

NG

茶中含有大量单宁酸

🍲 烹调中的食物禁忌

众所周知，猪肉中富含蛋白质，如果猪肉和茶一起食用，茶叶中的单宁酸会和猪肉中的蛋白质、铁质结合，进而降低其吸收和利用率。

Data

 395kcal
（以100g为例）
蛋白质·············13.2g
脂肪···············13.2g
碳水化合物········37.0g
钾···············205mg
磷···············162mg

 334kcal
（以100g为例）
蛋白质············22.8g
脂肪··············1.3g
碳水化合物·······58.3g
钙··············418mg
钾·············1462mg

➕ 铁和蛋白质都是人体所必须的营养成分，单宁酸会使人体无法完整吸收和利用铁、蛋白质。神经衰弱易失眠者也不宜饮浓茶。

缺铁——头晕耳鸣、注意力不集中、贫血、心慌乏力、食欲不振。

缺乏蛋白质——消瘦体弱、皮肤干燥、烦躁不安、手足发凉、畏寒。

分开食用更健康

一次性吃太多肉类或是油脂较高的食物，本身就会给肠胃造成很大的负担，加之饮用浓茶更降低了营养物质的吸收，所以猪肉和浓茶最好分开食用。

疾病速解

超放心的饮食搭配

猪肉 ＋ 韭菜	▶	消除疲劳、美容养颜
猪肉 ＋ 海带	▶	消瘿软坚、泄热利水
茶 ＋ 蜂蜜	▶	止渴养血、润肺益肾、美容养颜

芋头+醋

影响肠胃对淀粉的消化和吸收

芋头中含有蛋白质、钙、磷、铁、钾、镁、钠、胡萝卜素、烟酸、维生素C、B族维生素、皂角苷等多种成分，营养价值丰富，有消瘀散结、补中益气的功效。醋具有散瘀、止血、解毒、杀虫的功效，常喝醋能够起到消除疲劳、软化血管、消食开胃、散瘀活血等作用。人们习惯在煮芋头时加醋去除芋头中的黏液，但是，这样做会延长芋头中的淀粉在胃里的分解时间，从而影响消化。所以，在煮芋头时尽量不要放醋。

健康指标

不合指数
★☆☆☆☆

危害指数
😟 ● ● ● ●

健康隐患
延长淀粉在胃里的分解时间，影响消化。

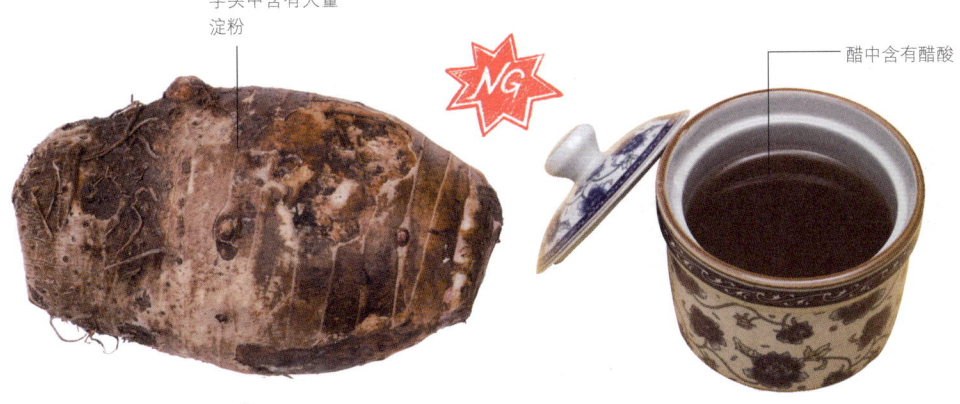

芋头中含有大量淀粉

醋中含有醋酸

🍲 烹调中的食物禁忌

在煮芋头时加醋，醋中的醋酸会在一定程度上影响芋头中的淀粉分解，从而延长淀粉在胃里的消化时间，影响消化。

Data

 81kcal

（以100g为例）

蛋白质	2.2g
脂肪	0.2g
碳水化合物	18.1g
钾	378mg
磷	55mg

 31kcal

（以100g为例）

蛋白质	2.1g
脂肪	0.3g
碳水化合物	4.9g
磷	96mg
钾	351mg

➕ 芋头中含有大量淀粉，食用过量很容易造成肠胃消化不良，加之醋中含有大量醋酸，更加延长了淀粉的分解时间，对于消化不良者来说无疑是雪上加霜。

不要除去芋头中的黏液

芋头含有一种黏液蛋白，能产生免疫球蛋白，提高身体的抵抗力，因此芋头可用来防治肿瘤，所以不用刻意除去黏液。

疾病速解

消化不良——上腹部不适或疼痛、饱胀、烧心反酸、嗳气、早饱、恶心或呕吐、食欲不佳等。

超放心的饮食搭配

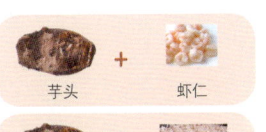
芋头 + 虾仁 ▶ 有助于强化脑血管功能

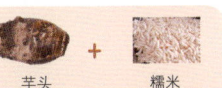
芋头 + 糯米 ▶ 补虚养颜、散瘀解毒

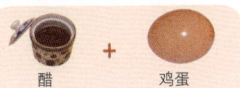
醋 + 鸡蛋 ▶ 治疗动脉粥样硬化，降低血脂

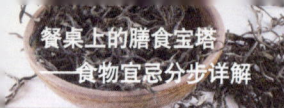

Ge li . Zhu rou

✕ 蛤蜊+猪肉

健康指标→

不合指数
★☆☆☆☆

危害指数
😟●●●●

健康隐患
阻碍人体对维生素B₁的吸收。

阻碍身体对维生素B₁的吸收与利用

蛤蜊富含蛋白质、脂肪、碳水化合物、铁、钙、磷、碘、维生素、氨基酸和牛磺酸等多种成分，是一种低热能、高蛋白，能防治中老年人慢性病的理想食品。猪肉具有补虚强身，滋阴润燥、丰肌泽肤的作用，有很强的滋补作用。在炎热的夏天，许多人喜欢到大排档来盘生腌蛤蜊，再喝点啤酒，十分惬意。但是生腌蛤蜊中含有硫胺酶，与肉类同食会阻碍人体对维生素B₁的吸收，间接导致维生素B₁摄取不足。

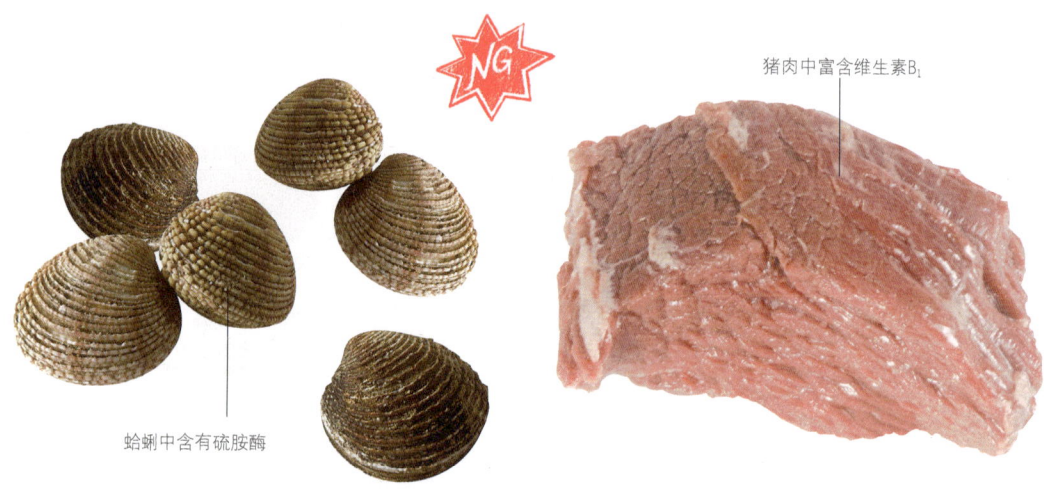

猪肉中富含维生素B₁

蛤蜊中含有硫胺酶

Data

  62kcal

（以100g为例）

蛋白质	10.1g
脂肪	1.1g
碳水化合物	2.8g
钾	140mg
钠	425.7mg

  395kcal

（以100g为例）

蛋白质	13.2g
脂肪	13.2g
碳水化合物	37.0g
钾	205mg
磷	162mg

🍲 烹调中的食物禁忌

猪肉与蛤蜊一起食用时，当猪肉中的维生素B₁遇到蛤蜊中的硫胺酶，硫胺酶会分解维生素B₁，从而间接导致人体对维生素B₁的摄取量不足。

蛤蜊原味，味更鲜

蛤蜊等贝类本身极富鲜味，烹制时千万不要再加味精，也不宜多放盐，以免鲜味反失。蛤蜊最好提前一天用水浸泡才能吐干净泥土，否则容易引起细菌感染。

超放心的饮食搭配

猪肉 + 海带	▶	消瘿软坚、泄热利水
猪肉 + 大葱	▶	促进人体对维生素B₁的吸收、利用
蛤蜊 + 小麦	▶	滋养敛汗、滋养肺肾、清退虚热

➕ 硫胺酶是一种能分解维生素B_1的酶，会阻碍人体对维生素B_1的吸收与利用。人体缺乏维生素B_1会出现许多不适，因此要特别注意食物搭配。

缺乏维生素B_1——疲倦嗜睡、虚弱乏力、食欲不振、便秘、头疼、烦躁、忧虑。

疾病速解

美食 山药土茯苓煲瘦肉

通络止痛，强筋健骨 ▶

材料：
- 山药……30g
- 土茯苓……20g
- 猪瘦肉……450g
- 盐……5g

做法：
1. 山药、土茯苓洗净，沥干水分，备用。
2. 先将猪瘦肉氽烫，除去血水，再切成小块，备用。
3. 将适量清水放入砂锅内，加入全部材料，待大火煮沸后，改用小火煲3小时，直到药材的药性全都浸入汤汁中，然后加盐调味起锅。

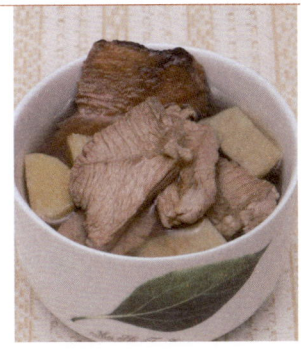

功效 本药膳具有清热解毒、除湿通络等功效。山药、土茯苓和肉块放入砂锅中煲时，一定要用冷水加热，这样原材料中的营养才会尽可能地释放到汤汁中。

山药白果瘦肉粥

益肺安神，强健身体 ▶

材料：
- 白果……10g
- 山药……20g
- 红枣……4颗
- 瘦肉……30g
- 葱、姜、香菜、盐、味精、白米各适量

做法：
1. 山药去皮，切片；红枣泡发，切碎；瘦肉剁碎；白果、米淘洗干净。
2. 姜切丝，葱切花，香菜切末备用。
3. 砂锅注水烧开，放入米，煮成粥；放入白果、山药煮5分钟后加入红枣、瘦肉、姜丝煮烂，放适量盐和鸡精拌匀即可。

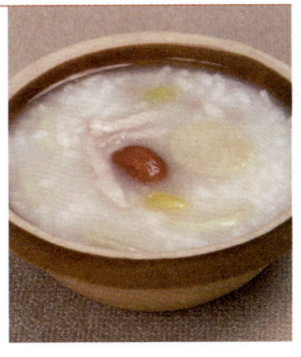

功效 本药膳具有健脾益胃、安神的功效，可用于肺部虚寒、气血不足等病症。另外，山药含有淀粉酶、多酚氧化酶等物质，有利于增强脾胃消化、吸收功能。

花椰菜炒蛤蜊

补肝降糖，利尿消渴 ▶

材料：
- 白茅根……75g
- 绿花椰菜……半朵
- 蛤蜊……500g
- 胡萝卜、白萝卜各1个，淀粉、葱丝各适量

做法：
1. 白茅根加水煮15分钟后，沥浮渣；蛤蜊蒸好挖出蛤肉备用；绿花椰菜烫熟备用。
2. 胡萝卜、白萝卜切块，氽烫，捞起备用。
3. 烧热油锅，加入胡萝卜、白萝卜、白茅根及水，以小火煨煮至熟软，再加入绿花椰菜，以淀粉勾芡，最后将蛤肉淋上即可。

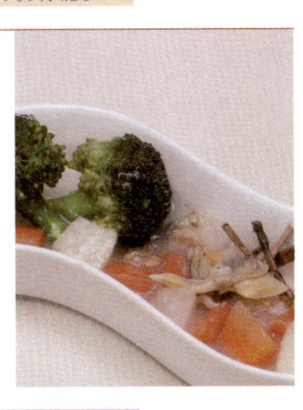

功效 本药膳具有很有效的降血糖功能。花椰菜能有效降低肠胃对葡萄糖的吸收率，进而能够降低血糖，有效控制糖尿病的病情，对高血压、心脏病也有防治功用。

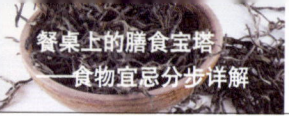

Lu sun · Gan bei

✕ 芦笋 + 干贝
✓

嘌呤含量过高，引发痛风的元凶

芦笋是世界十大名菜之一，在国际上享有"蔬菜之王"的美称，芦笋富含多种氨基酸、蛋白质和维生素，其含量均高于一般水果和蔬菜，特别是芦笋中的天冬酰胺和微量元素硒、钼、锰等，具有调节机体代谢，提高身体免疫力的功效。干贝富含蛋白质、碳水化合物、核黄素和钙、磷、铁等多种营养成分，味道十分鲜美。芦笋干贝是一道美味的家常菜，深受人们的喜爱，但是这道菜却会增加痛风的发病率，不宜一起食用。

健康指标

不合指数
★★☆☆☆

危害指数

健康隐患
高嘌呤食物，易引发痛风。

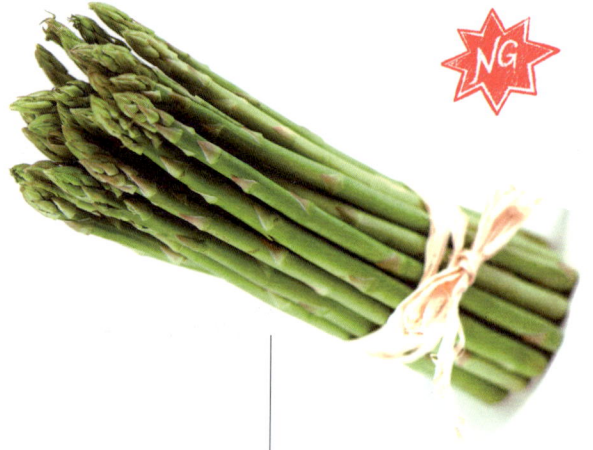

芦笋是高嘌呤食物

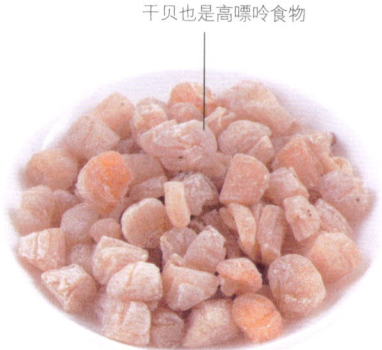

干贝也是高嘌呤食物

Data

 22kcal
（以100g为例）

蛋白质	1.4g
脂肪	0.1g
碳水化合物	4.9g
钾	213mg
磷	42mg

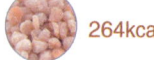 264kcal
（以100g为例）

蛋白质	55.6g
脂肪	2.4g
碳水化合物	5.1g
钾	969mg
磷	504mg

🍲 烹调中的食物禁忌

芦笋和干贝是两种高嘌呤食物，嘌呤是一种由富含核蛋白的食物、人体自行合成、体内组织分解而成的一种含氮物质。如果体内的嘌呤含量过高，会导致尿酸过高，而尿酸钠盐会沉积在骨骼内，就会引发痛风。

新鲜芦笋价值更高

芦笋营养丰富，尤其是嫩茎的顶尖部分，各种营养物质含量最为丰富，但芦笋不宜生吃，也不宜长时间存放，存放一周以上最好就不要食用了。

超放心的饮食搭配

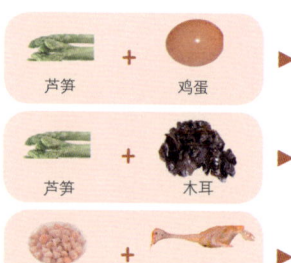

芦笋 + 鸡蛋 ▶ 改善贫血、消除疲劳

芦笋 + 木耳 ▶ 防治高血压、高血脂、心血管疾病

干贝 + 鸭肉 ▶ 清热生津、滋补养颜

➕ 痛风又称"高尿酸血症",嘌呤代谢障碍,属于关节炎的一种。痛风是人体内嘌呤新陈代谢发生紊乱引起的一种疾病。
痛风——软骨和骨质破坏,周围组织纤维化,导致慢性关节肿痛、僵直和畸形,甚至骨折。

美食 苹果西芹芦笋汁

利水消肿,护肝防癌 ▶

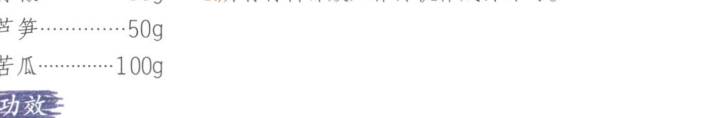

材料:
苹果··········80g
西芹··········50g
青椒··········30g
芦笋··········50g
苦瓜··········100g

做法:
1. 将苹果去皮、去籽,切块。
2. 西芹、青椒、苦瓜、芦笋洗净后切块。
3. 所有材料都放入榨汁机榨成汁即可。

功效
经常食用芦笋对心血管疾病、肾炎、胆结石和肥胖均有疗效。本饮品结合了多种蔬果的优点,能够有效排除体内毒素,达到健康减肥的目的。

干贝绿花椰菜

明目抗癌、润肤消肿 ▶

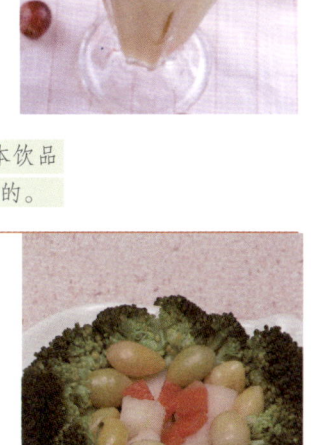

材料:
白果··········75g
绿花椰菜······300g
新鲜干贝······300g
葱、姜、蒜各少许,盐、鸡精、糖、胡椒粉、淀粉各适量

做法:
1. 将绿花椰菜、干贝及白果用水洗净(不需泡水)。
2. 先将绿花椰菜入水汆烫,再把葱、姜、蒜片下油锅爆香。
3. 加入新鲜干贝、白果一起炒,待熟后,以绿花椰菜为盘边缀饰,调味即可。

功效
本药膳对改善因疲劳而造成的肤质黯淡无光泽、视力下降等都有帮助。适合爱美的人食用,白领一族更适合食用这道菜。

海鲜山药饼

滋肾益精,补虚养气 ▶

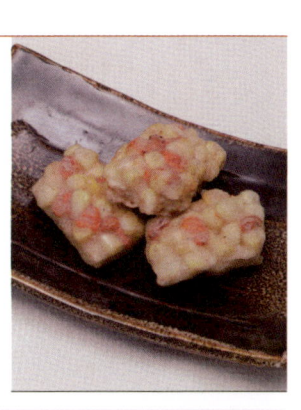

材料:
黄精··········15g
虾仁··········35g
鲜干贝········2颗
花椰菜········1朵
玉米粒········3大匙
玉米粉········1/3匙
奶粉··········1大匙
山药粉········2/3杯
盐适量、色拉油1大匙

做法:
1. 黄精洗净,用水煮滚,转小火熬出汤汁备用;虾仁洗净去泥肠;干贝、花椰菜分别洗净切小丁。
2. 药汤与备好的菜丁,以及奶粉、色拉油等材料一起搅匀,做成面糊,煎成金黄色即可。

功效
山药具有补脾益肾养肺、止泻敛汗之功效,是很好的进补"食物药"。海鲜更有滋补功效,与山药同食,可以更有效地发挥其补肾益阳的效果。

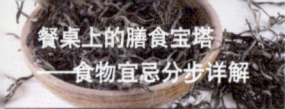

Niu nai . Mi hou tao

牛奶+猕猴桃

健康指标→

不合指数
★☆☆☆☆

危害指数
😟😟😟😟😟

健康隐患
蛋白质易凝结成块，还容易导致腹泻。

带来结石、腹泻的痛苦

牛奶的营养成分很高，除了我们所熟知的钙以外，磷、铁、锌、铜的含量都很多。最难得的是，牛奶是人体钙的最佳来源，而且钙磷比例非常适当，利于钙的吸收。

猕猴桃味酸、甘，性寒，无毒，有清热生津、健脾止泻、止渴利尿的功效，猕猴桃中含有大量的维生素C等，是一种营养和膳食纤维都丰富的低脂肪食品。很多人喜欢把猕猴桃和牛奶打成汁喝，美味又营养，但是对于结石患者、易腹泻的人来说并不适合，这样会恶化病情。

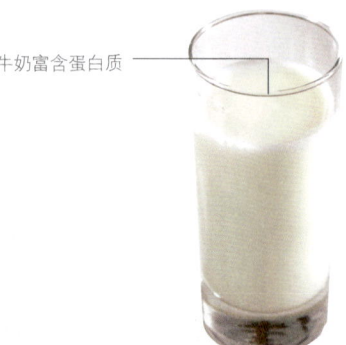

牛奶富含蛋白质

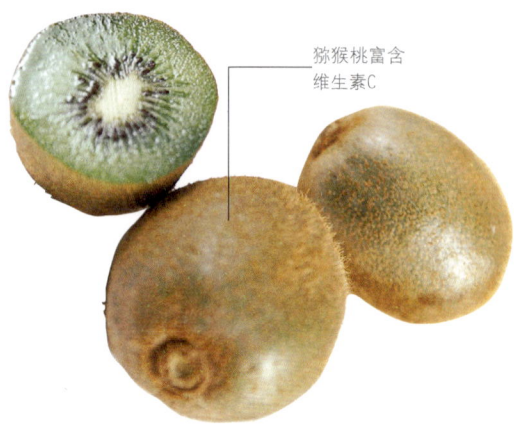

猕猴桃富含维生素C

🍽️ **烹调中的食物禁忌**

猕猴桃的pH值比较低，和牛奶一起打成汁会使蛋白质凝结成块。猕猴桃属寒性水果，牛奶有通便的功效，同食容易造成腹泻。

Data

 54kcal
（以100g为例）
蛋白质..............3.0g
脂肪..................3.2g
碳水化合物........3.4g
钾..................109mg
钙..................105mg

 17kcal
（以100g为例）
蛋白质..............0.8g
脂肪..................0.1g
碳水化合物........3.9g
钾..................154mg
磷....................50mg

➕ 猕猴桃富含膳食纤维，结石患者、肠胃不好容易腹泻的人不适合把猕猴桃和有通便作用的牛奶、蜂蜜等一起食用，否则会加重病症。

腹泻——呕吐、发热、腹痛、腹胀、黏液便、血便。

结石——管腔梗阻，影响受累器官液体的排出，产生疼痛、出血或感染等症状。

高钾水果要少吃

猕猴桃是高钾水果，所以，钾含量过高需要限制钾摄取量的人或肾脏病患者不宜多吃，糖尿病患者虽然可以食用，但是一天也不应超过两个。

疾病速解

超放心的饮食搭配

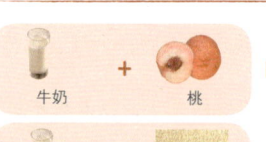
牛奶 + 桃 ▶ 清凉解渴、营养丰富

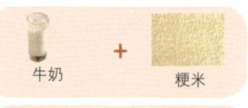
牛奶 + 粳米 ▶ 润脏补虚、养阴生津

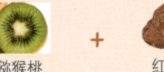
猕猴桃 + 红枣 ▶ 有助于防治急性肝炎

干贝+火腿

Gan bei · Huo tui

健康指标

不合指数
★★★☆☆

危害指数

健康隐患
易形成致癌物质——亚硝胺。

影响红血球功能，增加患癌概率

干贝富含蛋白质、碳水化合物、核黄素和钙、磷、铁等多种营养成分，味道鲜美，具有滋阴补肾、和胃调中的功能，能治疗咽干口渴、头晕目眩、虚痨咳血等症，常食有助于降血压、降胆固醇、补益健身。火腿色泽鲜艳，红白分明，瘦肉香咸带甜，肥肉香而不腻，美味可口，是一种深受人们喜爱的速食食品。干贝和火腿一起炖汤，虽然味道鲜美，但这样的组合并不健康。干贝中含有胺类物质，会与火腿中的亚硝酸盐结合产生致癌物质——亚硝胺。

火腿中含有亚硝酸盐

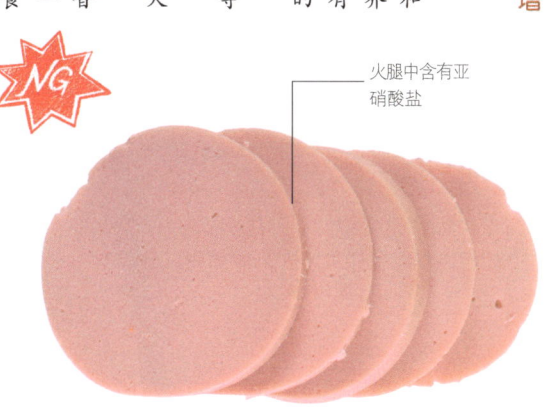

干贝是含胺类海鲜

烹调中的食物禁忌

干贝虽然营养丰富，但是也含有一定量的胺，当与火腿同时食用时，火腿中的亚硝酸盐和胺会结合成强致癌物质——亚硝胺。

➕ 长期食用含有亚硝胺成分的食物，会影响红血球的功能，增加口腔癌、食道癌、鼻咽癌、胃癌、肺癌等癌症的患病率。
肺癌——面、颈部水肿，声音嘶哑，头晕，胸闷，气急、气促。

疾病速解

鼻咽癌——回吸性涕血、耳鸣、听力减退、头痛、颈部淋巴结转移。
肠胃癌——恶心、呕吐、黑便、厌食、腹痛、腹泻。

干贝不要和含有亚硝酸盐的火腿、香肠等食物同食，而应该和一些含有维生素C、具有抗氧化作用的蔬菜同食，比如青椒、洋葱、花椰菜、菜花等，具有防癌、抗氧化的作用。

Data

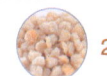

264kcal
（以100g为例）

蛋白质	55.6g
脂肪	2.4g
碳水化合物	5.1g
钾	969mg
磷	504mg

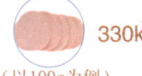

330kcal
（以100g为例）

蛋白质	16.0g
脂肪	27.4g
碳水化合物	4.9g
钾	220mg
钠	1086.7mg

超放心的饮食搭配

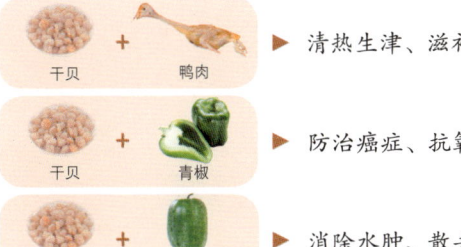

干贝 + 鸭肉 ▶ 清热生津、滋补养颜
干贝 + 青椒 ▶ 防治癌症、抗氧化
干贝 + 冬瓜 ▶ 消除水肿、散去热毒

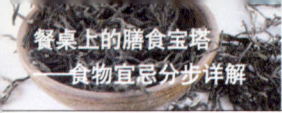

橘子+萝卜

Ju zi · Luo bo

加速甲状腺患者病情的恶化

橘子和萝卜是我们日常生活中最常见的水果和蔬菜，萝卜含有多种微量元素和维生素C，具有消积滞、化痰止咳、下气宽中、解毒等功效；橘子富含多种维生素和有机酸，具有生津止咳、和胃利尿、润肺化痰、抗癌和抗氧化的作用。虽然二者都对人体有益，但不宜一起食用，因为生化作用的原因，二者如果在一起大量食用会抑制人体对碘的吸收。这对一般人来说可能不会产生很大影响，但对于甲状腺功能低下的人来说，会加重其病情。

健康指标

不合指数

危害指数
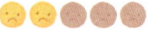

健康隐患
抑制人体对碘的吸收，影响甲状腺功能。

橘子中含有类黄酮代谢物

萝卜中含有萝卜硫素等含硫化合物

Data

 44kcal
（以100g为例）

蛋白质	0.8g
脂肪	0.1g
碳水化合物	10.2g
钾	128mg
钠	24mg

23kcal
（以100g为例）

蛋白质	0.9g
脂肪	0.1g
碳水化合物	5g
钾	173mg
钠	36mg

🍲 烹调中的食物禁忌

橘子中含有类黄酮代谢物，萝卜含有萝卜硫素、一硫氰酸盐等含硫化合物，进入体内后经过新陈代谢，会产生硫氰酸，当类黄酮代谢物与硫氰酸相遇并相互作用后，便会抑制人体对碘的吸收，甚至会诱发甲状腺肿大。

错开食用赢得健康

因为橘子和萝卜会对人体产生一定的影响，而且两者也很容易同时食用，所以此时只要注意错开食用时间、避免同食就可以了。

超放心的饮食搭配

橘子 + 柳丁 ▶ 增强免疫力，预防感冒

萝卜 + 姜 ▶ 清热、利咽、化痰，用于痰热咳嗽、失音

萝卜 + 蜂蜜 ▶ 清热、生津、止渴，预防胆结石

➕ 萝卜会产生一种抗甲状腺的物质硫氰酸，同橘子的类黄酮物质相互作用后，会抑制人体对碘的吸收。
碘缺乏——智力障碍、低下，甲状腺肿大。
甲状腺肿大——脸色时而发白、时而发黄，体温不定，呕吐，发冷汗，虚弱。

美食 胡萝卜橘子奶昔

营养丰富，安神镇静 ▶

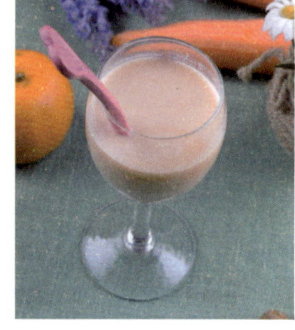

材料：
胡萝卜………80g
橘子…………80g
鲜奶…………250g
柠檬…………30g
冰糖…………15g

做法：
1. 将胡萝卜洗干净，去掉外皮，切成小块。
2. 将橘子去掉外皮、去内膜，切成小块；柠檬也切成小片。
3. 将所有材料倒入榨汁机内一起搅打2分钟即可。

功效
胡萝卜含有丰富的活力元素"维生素A"，除此之外还含有可以分解维生素C的酵素，能安定人体神经系统。

抗敏关东煮

降压降脂，抗敏护肤 ▶

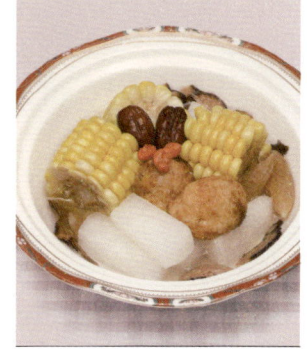

材料：
白术…………10g
红枣…………15g
玉米…………100g
白萝卜………100g
鱼豆腐………45g

做法：
1. 将各药材分别洗净，放入棉布袋中，和水煮滚转小火熬煮，最后取出药包，留下汤汁备用。
2. 将切好的材料放入备好的汤汁中，煮滚后转小火熬至萝卜熟烂，再将萝卜切小块，与其他材料连同汤汁一起盛盘即可。

功效
本药膳具有降低血压、抗过敏、滋阴明目的功效。鱼豆腐、鳕鱼丸能滋补肝肾，和药材搭配能补中益气，增强抵抗力。

白萝卜粥

止咳化痰，消食利膈 ▶

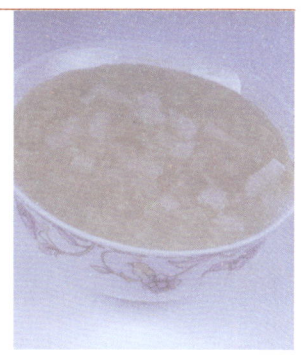

材料：
白萝卜………250g
粳米…………100g
清水…………适量

做法：
1. 白萝卜洗净、去皮、切成小块（或捣成白萝卜汁）。
2. 处理好的白萝卜放入锅中与粳米同放锅内加适量的清水煮粥。
3. 煮至白萝卜软烂，粥黏稠为最佳。

功效
本粥具有止咳化痰、消食利膈、止消渴、消膨胀的功效，可用于治疗老年人或体弱者患有的慢性气管炎和糖尿病。

第三章 常见饮食错搭配——一日三餐才是健康的保证

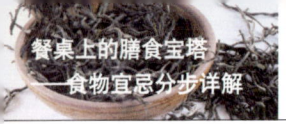

Huo tui . Ying nai lao

✗ ✓ 火腿+硬奶酪

人类的隐形杀手：亚硝胺

奶酪是牛奶经浓缩、发酵而成的奶制品，它基本上排除了牛奶中大量的水分，保留了其中营养价值极高的精华部分，具有补肺、润肠、养阴、止渴的功效，被誉为乳品中的"黄金"。硬奶酪即熟奶酪，质地坚硬，味道强烈；汉堡和三明治中的奶酪则是未熟的，质地易于融解，口感温和顺口。火腿和硬奶酪是西餐中的常见搭配，但是火腿中含有亚硝酸盐，硬奶酪中含有胺类物质，一起食用易形成致癌物质，大大增加了癌症的罹患率。

健康指标

不合指数
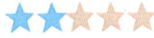

危害指数

健康隐患
产生致癌物质，增加癌症罹患率。

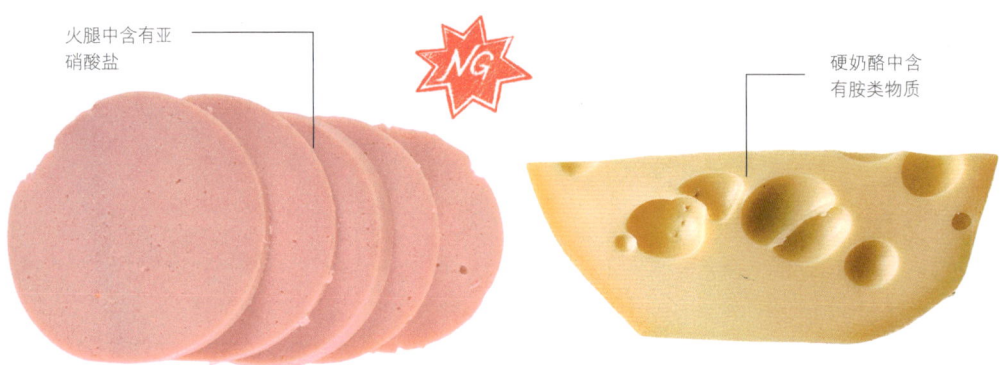

火腿中含有亚硝酸盐

硬奶酪中含有胺类物质

NG

🍽 **烹调中的食物禁忌**

硬奶酪含有多种胺类物质，火腿中含有亚硝酸盐，二者一起食用，在胃里会形成致癌物质——亚硝胺，增加患癌概率。

➕ 亚硝胺会提高罹患口腔癌、食道癌、鼻咽癌、肠胃癌、肺癌、肝癌等癌症的概率，所以，二者最好不要一起食用。

口腔癌——肿块，咀嚼、吞咽或说话困难，舌头麻木，水疱，溃疡。

绿色蔬菜更健康

火腿最好不要和含有胺类物质的食物一起食用，可以和一些具有抗氧化作用的蔬菜同食。此外，餐后喝一些绿茶，也能降低肉类加工品中亚硝酸盐的含量。

疾病速解

肺癌——面、颈部水肿，声音嘶哑，头晕，胸闷，气急、气促。

胃癌——恶心、呕吐、黑便、厌食、腹痛、腹泻。

Data

330kcal
（以100g为例）
蛋白质……………16.0g
脂肪………………27.4g
碳水化合物…………4.9g
钾………………220mg
钠……………1086.7mg

328kcal
（以100g为例）
蛋白质……………25.7g
脂肪………………23.5g
碳水化合物…………3.5g
磷………………326mg
钙………………799mg

超放心的饮食搭配

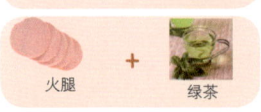

火腿 + 青椒 ▶ 降低亚硝酸盐转化成亚硝胺的概率

火腿 + 绿茶 ▶ 降低亚硝酸盐的含量

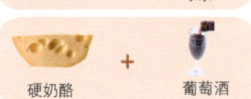

硬奶酪 + 葡萄酒 ▶ 补肺、润肠、养阴、止渴

紫米+茶

喝粥又喝茶，营养大扣分

紫米中含有丰富的蛋白质、脂肪、赖氨酸、核黄素、硫胺酸、叶酸等多种维生素，以及铁、锌、钙、磷等人体所需微量元素，具有补血益气、健肾润肝、收宫滋阴之功效，是煮食、加工副食品佳品。很多人在喝完紫米粥或者八宝粥之后再喝一些茶，感觉能帮助消化，但是从营养吸收的角度讲，这样反而有碍健康。紫米中富含铁质，茶叶中含有单宁酸，吃完紫米粥再喝茶，茶叶中的单宁酸会抑制人体对紫米中铁质的吸收，造成营养流失。

健康指标

不合指数

危害指数

健康隐患
阻碍人体对铁质的吸收和利用。

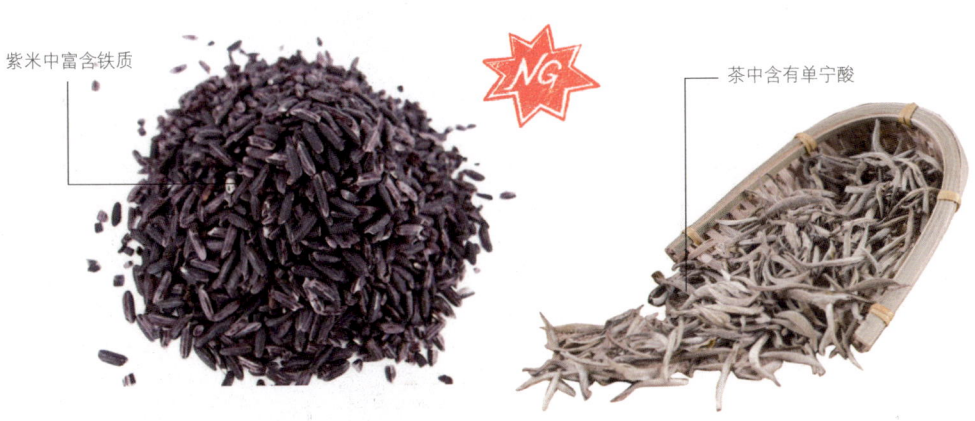

紫米中富含铁质

茶中含有单宁酸

🍳 烹调中的食物禁忌

紫米中富含铁质，吃完紫米粥后再喝茶，当铁质遇到茶叶中的单宁酸，人体对铁质的吸收会受到一定的抑制。

➕

铁帮助生成红血球中的血红蛋白，也叫血色素，负责体内氧气和二氧化碳的交换，是人体所必需的微量元素，单宁酸会使人体无法完整吸收和利用铁质。缺铁会引起贫血，缺铁性贫血是当今世界最普遍的营养性疾病。

缺铁性贫血——头晕、头痛、面色苍白、乏力、心悸、活动后气短、眼花及耳鸣等。

Data

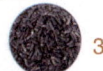
346kcal
（以100g为例）

蛋白质	8.3g
脂肪	1.7g
碳水化合物	75.1g
钾	219mg
磷	183mg

334kcal
（以100g为例）

蛋白质	22.8g
脂肪	1.3g
碳水化合物	58.3g
钙	418mg
钾	1462mg

紫米+核桃，美味又营养

紫米比白米的营养成分更丰富，非常适合与核果类食物一起食用。如果食用紫米后还想喝饮料，最理想的饮料就是富含维生素C的果汁。

超放心的饮食搭配

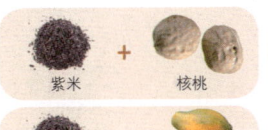
紫米 + 核桃 ▶ 有效防治贫血和高血压

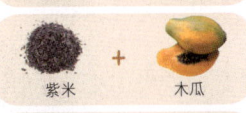
紫米 + 木瓜 ▶ 富含维生素C，促进铁质的吸收

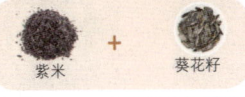
紫米 + 葵花籽 ▶ 预防贫血、促进生长

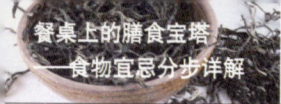

Re gou · Xiang jiao

热狗＋香蕉

贪图一时之便，却陷入癌症的深渊

很多人喜欢把热狗和香蕉一起吃，虽然香蕉营养丰富，鲜果肉质软滑、香甜可口，具有清热解毒、润肠通便、润肺止咳、降低血压和滋补等作用，有利于人体健康，但是和肉类加工食品，比如：香肠、火腿、热狗、腊肠等一起吃，反而会影响身体的健康。常见的食品添加剂硝酸盐被添加到肉类中，会被细菌分解成亚硝酸盐，亚硝酸盐与香蕉中的蛋白质分解成的二级胺结合会形成致癌物质——亚硝胺，无形之中大大增加了消化系统等癌症的患病率。

健康指标

不合指数
★★☆☆☆

危害指数

健康隐患
产生致癌物质，增加癌症罹患率。

香蕉中含有蛋白质分解物：二级胺

热狗等肉类食品中含有硝酸盐及亚硝酸盐

烹调中的食物禁忌

热狗中的硝酸盐、亚硝酸盐和香蕉中的蛋白质分解物二级胺结合，会形成亚硝胺。亚硝胺是强致癌物，是最重要的化学致癌物之一，长期食用有可能诱发食道癌等癌症。

Data

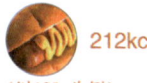

212kcal
（以100g为例）

蛋白质	14g
脂肪	10.4g
碳水化合物	15.6g
钾	221.7mg
钠	771.2mg

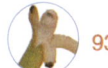

93kcal
（以100g为例）

蛋白质	1.4g
脂肪	0.2g
碳水化合物	22g
钾	256mg
钠	28mg

➕ 人群中流行病学调查表明，人类某些癌症，如胃癌、食道癌、肝癌、结肠癌和膀胱癌等可能与亚硝胺有关。

胃癌——恶心、呕吐、黑便、厌食。

亚硝胺的大敌——维生素C

维生素C是一种水溶性维生素，在氧化还原代谢反应中起调节作用，缺乏它可引起坏血病。维生素C有抑制亚硝酸胺合成的功能，与上皮细胞分化密切相关的维生素A亦有抑癌作用，因此每天多吃胡萝卜和西红柿是非常有益的。

疾病速解

食道癌——打嗝、吞咽困难、胸骨后和剑突下疼痛

肝癌——肝痛、乏力、纳差、消瘦、黄疸、腹水。

超放心的饮食搭配

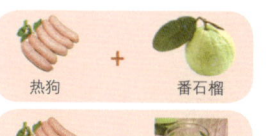
热狗 + 番石榴 ▶ 有饱足感，富含膳食纤维

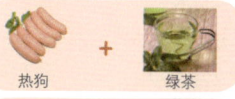
热狗 + 绿茶 ▶ 富含茶多酚，降低亚硝酸盐转成致癌物的机会

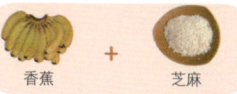
香蕉 + 芝麻 ▶ 安心养神，补益心脾

Nai lao · Ka fei

奶酪+咖啡

大大削弱人体对钙质的吸收

奶酪是通过发酵过程来制作的乳酸菌,可以保健的浓度比酸奶更高,营养价值也因此更加丰富,含有丰富的蛋白质、钙、脂肪、磷和维生素等营养成分,是纯天然的食品。咖啡味道香醇,具有抗氧化及护心、利腰膝、消脂消积、活血化淤、息风止痉等作用。咖啡和奶酪是最常见的西式搭配,但是最好还是不要一起食用。否则会消减人体对钙质的吸收和利用,还会加重结石患者的病情。

健康指标

不合指数

危害指数

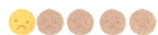

健康隐患

易形成草酸钙,加重结石病症。

奶酪中富含钙质

咖啡中含有草酸

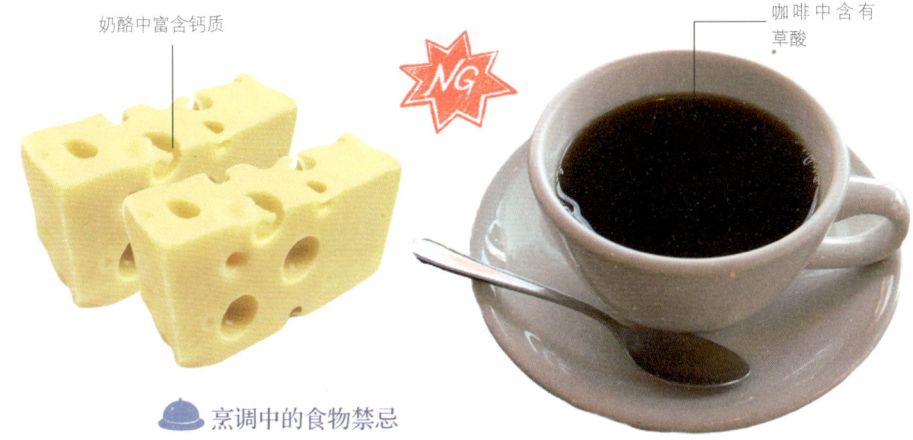

🍽 烹调中的食物禁忌

奶酪含有丰富的钙质,咖啡含有草酸,当钙质遇到草酸会形成不易被人体消化的草酸钙,从而抑制人体对铁质的吸收。

➕ 草酸钙会抑制人体对钙质的吸收和利用,草酸钙对于一般人影响不大,但是对于结石患者来说,则会加重病情。

缺钙——倦怠、乏力、抽筋、腰酸背疼、精力不集中、偏食厌食、易过敏、易感冒、发育不良等。

结石——管腔梗阻,影响受累器官液体的排出,产生疼痛、出血或感染等症状。

Data

  328kcal

（以100g为例）

蛋白质	25.7g
脂肪	23.5g
碳水化合物	3.5g
磷	326mg
钙	799mg

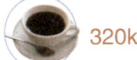 320kcal

（以100g为例）

蛋白质	20.9g
脂肪	8.4g
碳水化合物	40.2g
钾	360mg
钙	74mg

奶酪+维生素D,钙质吸收更完全

奶酪含有丰富的蛋白质、钙、磷、钠、维生素A、B族维生素等营养成分,想要更好的吸收奶酪中的钙质可以和含有维生素D的食物一起食用,下午茶时间还可搭配葡萄干食用。

超放心的饮食搭配

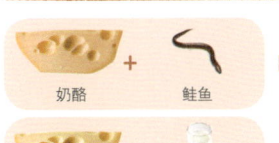

▶ 补虚健脾,促进钙质吸收

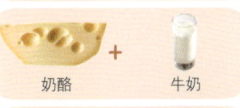

▶ 补钙强身,预防骨质疏松

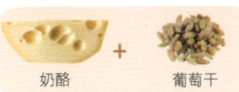

▶ 补血强智,健胃生津

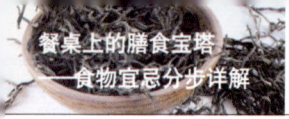

Kong xin cai · Ru zhi pin

✕ 空心菜 + 乳制品

草酸钙，结石患者的大敌

空心菜含有丰富的蛋白质、脂肪、糖类、无机盐、胡萝卜素、维生素 B_1、维生素 C 等。100 克空心菜含钙 147 毫克，居叶菜首位，维生素 A 比番茄类高出 4 倍，维生素 C 比番茄高出 17.5%，具有防暑解热、凉血排毒、利尿的作用。空心菜中含有草酸，如果吃空心菜后再喝牛奶、乳酪等乳制品，当草酸遇到乳制品中的钙质，容易形成不易被人体溶解吸收的草酸钙，对于一般人影响不大，但是会加重结石患者的病情。

健康指标

不合指数
★☆☆☆☆

危害指数

健康隐患
易形成草酸钙，阻碍钙质吸收并形成结石。

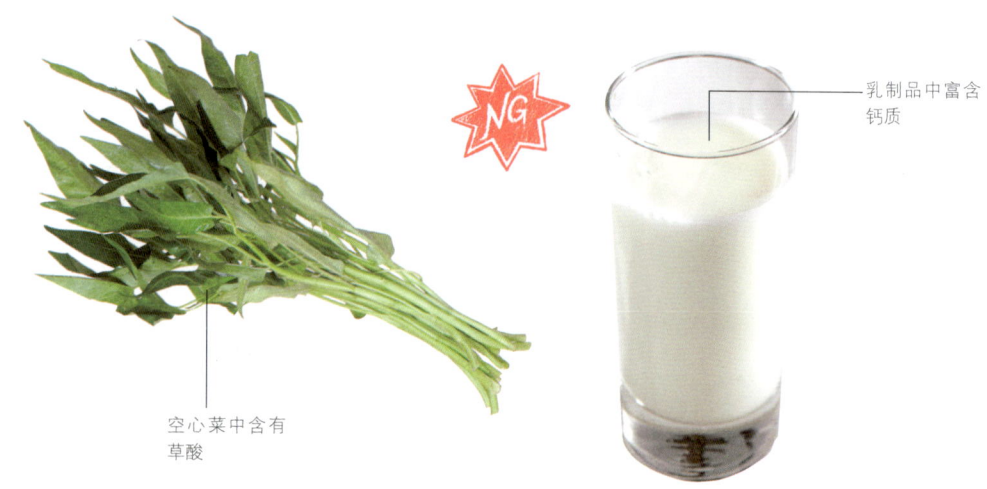

乳制品中富含钙质

空心菜中含有草酸

Data

  23kcal

（以100g为例）

蛋白质	1.4g
脂肪	0.2g
碳水化合物	3.6g
钾	243mg
钙	99mg

  54kcal

（以100g为例）

蛋白质	3.0g
脂肪	3.2g
碳水化合物	3.4g
钾	109mg
钙	105mg

🍳 烹调中的食物禁忌

空心菜中的草酸和乳制品中的钙质会结合成不易被人体溶解和吸收的草酸钙，草酸钙对一般人影响不大，但是对于体质容易结石者会有影响，会妨碍人体对钙、镁等矿物质的吸收，加重结石的症状。

高温可减少草酸含量

因为空心菜含有草酸，所以最好不要和含有钙质的食物一起食用，烹调空心菜前可以先用开水迅速烫一下，这样可以有效减少空心菜中草酸的含量。

超放心的饮食搭配

空心菜 + 白萝卜 ▶ 治肺热咳血、鼻出血

空心菜 + 葱白 ▶ 治疗维生素 B_2 缺乏症

牛奶 + 粳米 ▶ 润脏补虚、养阴生津

➕ 草酸和钙会结合成不易被人体溶解的草酸钙，对于正常人来说，大部分会由粪便排出体外，但对于结石患者来说，则会加重结石症状。

结石——管腔梗阻，影响受累器官液体的排出，产生疼痛、出血或感染等症状。

美食 凉拌空心菜

降低血糖，促进肠胃蠕动 ▶

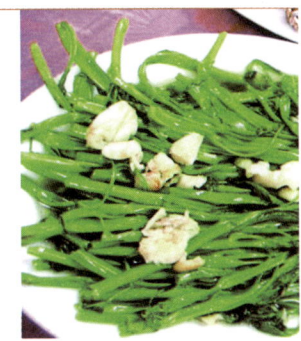

材料：
空心菜…………500g
红辣椒…………1个
盐少许，鸡精、酱油、醋、蒜等各适量

做法：
1. 空心菜择洗干净，切段，放入开水中焯一下，捞出后挤干水分。
2. 蒜捣碎成泥。
3. 将空心菜放入小盆中，加入盐、鸡精、酱油拌匀。
4. 将热油淋入空心菜上，倒入蒜泥，加醋调匀即可。

功效
空心菜有丰富的钙、胡萝卜素和粗纤维素，可促进肠胃蠕动、通便解毒、降脂减肥、缓解糖尿病之不适。

玉米香炒空心菜

通便解毒，降脂减肥 ▶

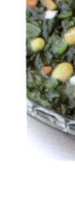

材料：
空心菜………500g
玉米、豆腐适量
盐、鸡精、淀粉、料酒、酱油、葱、姜等各适量

做法：
1. 油锅置上烧热，放入葱、姜爆香，加入清汤，放入盐、酱油、料酒、葱、姜、玉米大火烧沸，倒入豆腐、空心菜烧沸，转小火焖半个小时。
2. 倒入芡汁，收汁后装盘即可。

功效
这道菜含有丰富的蛋白质、无机盐、胡萝卜素、维生素B$_1$、维生素C等，具有防暑解热、凉血排毒、利尿的作用。

芒果茭白牛奶

利尿止渴，去热排毒 ▶

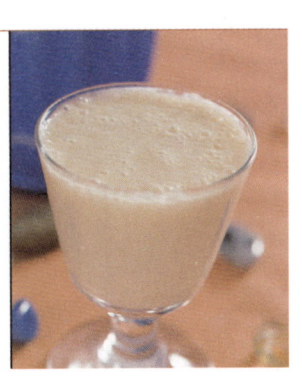

材料：
芒果…………150g
茭白…………100g
柠檬…………30g
鲜奶…………200ml
蜂蜜…………10g

做法：
1. 将芒果洗干净，去掉外皮、去籽，取果肉。
2. 茭白洗干净备用。
3. 柠檬去掉皮，切成小块。
4. 把芒果、茭白、鲜奶、柠檬、蜂蜜放入搅拌机内，打碎搅匀即可。

功效
此饮具有促进胃肠蠕动、利大小便的功效。茭白的营养价值高，与芒果一起榨汁饮用，营养丰富，口味独特。

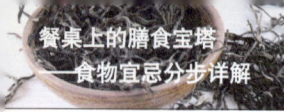

Hua sheng · Mu li

花生＋牡蛎

抑制人体对维生素B₁的吸收

花生具有很高的营养价值，内含丰富的脂肪和蛋白质，并含有维生素B₁、硫胺素、核黄素、尼克酸等多种维生素和丰富的不饱和脂肪酸。牡蛎味道鲜美，营养丰富，是唯一可以生食的贝类，具有平肝潜阳、镇惊安神、软坚散结、收敛固涩的功效。生牡蛎和花生都是餐桌上常见的食物，但是这两种食品最好不要一起食用，否则会抵消掉花生中的营养物质维生素B₁，影响人体对维生素B₁的吸收。

健康指标

不合指数
★☆☆☆☆

危害指数
😟🌰🌰🌰🌰

健康隐患
妨碍人体对维生素B₁的吸收、利用。

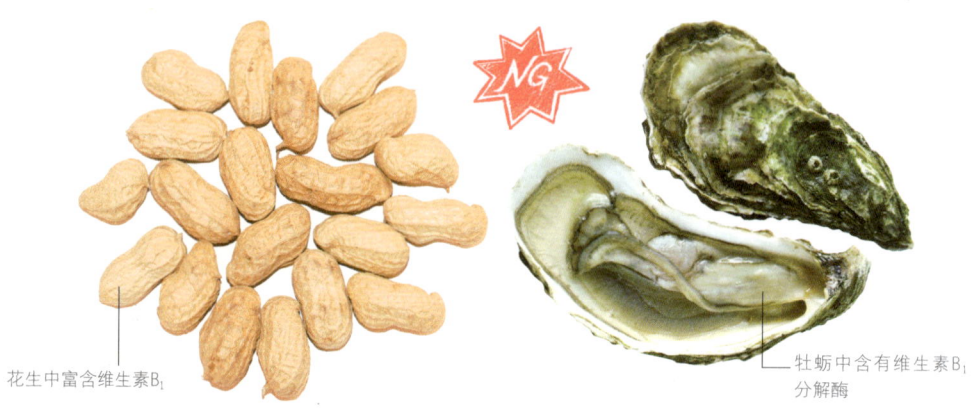

花生中富含维生素B₁　　　　牡蛎中含有维生素B₁分解酶

🍲 烹调中的食物禁忌

牡蛎中所含的维生素B₁分解酶会分解花生中的维生素B₁，抵消营养，从而降低人体对维生素B₁的吸收率和利用率。

Data

 313kcal

（以100g为例）

蛋白质	12.0g
脂肪	25.4g
碳水化合物	13.0g
磷	250mg
钾	390mg

 73kcal

（以100g为例）

蛋白质	5.3g
脂肪	2.1g
碳水化合物	8.2g
钾	200mg
钙	131mg

➕ 在体内，维生素B₁以辅酶形式参与糖的分解代谢，有保护神经系统的作用；还能促进肠胃蠕动，增加食欲；还与保持消化等系统和皮肤的正常功能有关。人体缺乏维生素B₁会出现许多不适，因此要特别注意食物搭配。

缺乏维生素B₁——疲倦嗜睡、虚弱乏力、食欲不振、便秘、头疼、烦躁、忧虑。

疾病速解

牡蛎熟食更健康

牡蛎中的维生素B₁分解酶遇热之后会受到破坏，所以牡蛎最好熟食，煮熟的牡蛎是可以和花生一起食用的。此外，乳酸菌可抑制维生素B₁分解酶，应多补充含乳酸菌的食物。

超放心的饮食搭配

花生 ＋ 红枣 ▶ 补脾益血，可有效止血

花生 ＋ 杏仁 ▶ 用于治疗脾胃虚弱、消化不良等症

牡蛎 ＋ 猪瘦肉 ▶ 滋阴补血、补益营养

Cao mei · Niu nai

草莓 + 牛奶

形成不能被人体吸收的草酸钙

草莓的外观呈心形，鲜美红嫩，果肉多汁，含有特殊的浓郁水果芳香。草莓营养价值高，富含维生素C，具有润肺生津、健脾、消暑、解热、利尿、止渴的功效。草莓的营养成分也很高，除了我们所熟知的钙以外，磷、铁、锌、铜的含量都很多。牛奶是人体钙的最佳来源，而且钙磷比例非常适当。草莓牛奶是一种深受大家喜爱的饮品，但是这道饮品会形成草酸钙，并不易于人体对钙质的吸收，在成长发育中的孩子应该尽量少食。

健康指标

不合指数
★☆☆☆☆

危害指数

健康隐患
形成草酸钙，阻碍人体对钙质的吸收。

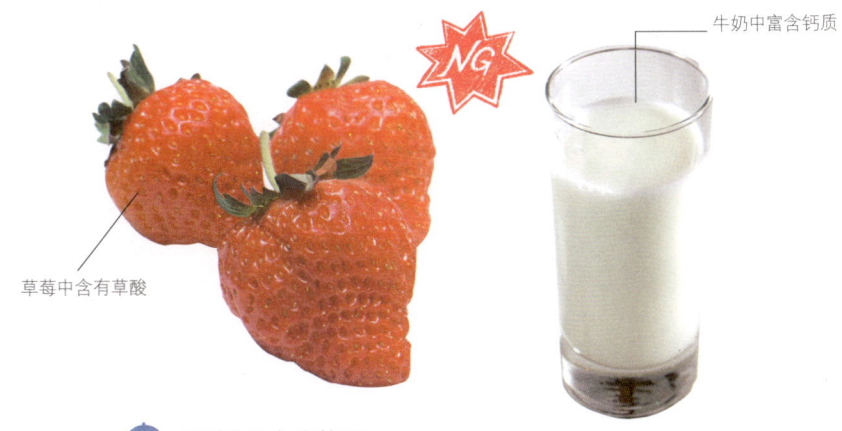

牛奶中富含钙质

草莓中含有草酸

🍽 烹调中的食物禁忌

草莓中含有草酸，遇到牛奶中的钙，便会结合成不易被溶解的草酸钙，会大大降低人体对钙、镁等矿物质的吸收和利用。

➕ 草酸钙会降低钙质的吸收率，所以发育中的孩子要少吃。此外，有遗传体质容易结石者也会受到影响，也要慎食含草酸钙的食物。

缺钙——倦怠、乏力、抽筋、腰酸背疼、精力不集中、偏食厌食、易过敏、易感冒、发育不良等。

结石——管腔梗阻，影响受累器官液体的排出，产生疼痛、出血或感染等症状。

Data

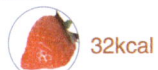 32kcal
（以100g为例）

蛋白质	1.0g
脂肪	0.2g
碳水化合物	7.1g
磷	27mg
钾	131mg

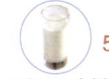 54kcal
（以100g为例）

蛋白质	3.0g
脂肪	3.2g
碳水化合物	3.4g
钾	109mg
钙	105mg

把好"清洗关"

草莓表面粗糙，不易洗净，由于草莓是低矮的草茎植物，很容易受到泥土和细菌的污染，所以一定要把好"清洗关"。用淡盐水或高锰酸钾水浸泡10分钟既能杀菌又易清洗。

超放心的饮食搭配

 ▶ 治疗干咳无痰，日久不愈
草莓 + 冰糖

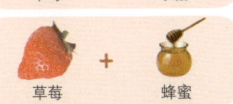 ▶ 补虚养血、润肺利肠
草莓 + 蜂蜜

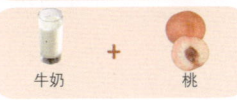 ▶ 清凉解渴、营养丰富
牛奶 + 桃

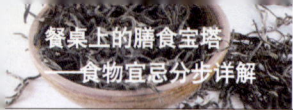

Cao mi · Lü dou

糙米+绿豆

削弱胃动力，易产生螯合物

糙米绿豆粥是餐桌上常见的一种早餐粥，糙米营养丰富，比白米更富含维生素、矿物质与膳食纤维，有提高人体免疫功能、促进血液循环、降低血糖、预防心血管疾病等功效。绿豆蛋白质含量丰富，还含有多种维生素、钙、磷、铁等无机盐，具有清暑益气、止渴利尿之功效。很多人认为绿豆粥营养价值很高，但这并不完全正确。因为糙米和绿豆一起食用会结合成不利于人体吸收的螯合物，不利于肠胃的吸收，从而大大削弱了胃动力。

—健康指标—

不合指数
★☆☆☆☆

危害指数
😟😐😐😐😐

健康隐患
易产生螯合物，不利于肠胃吸收。

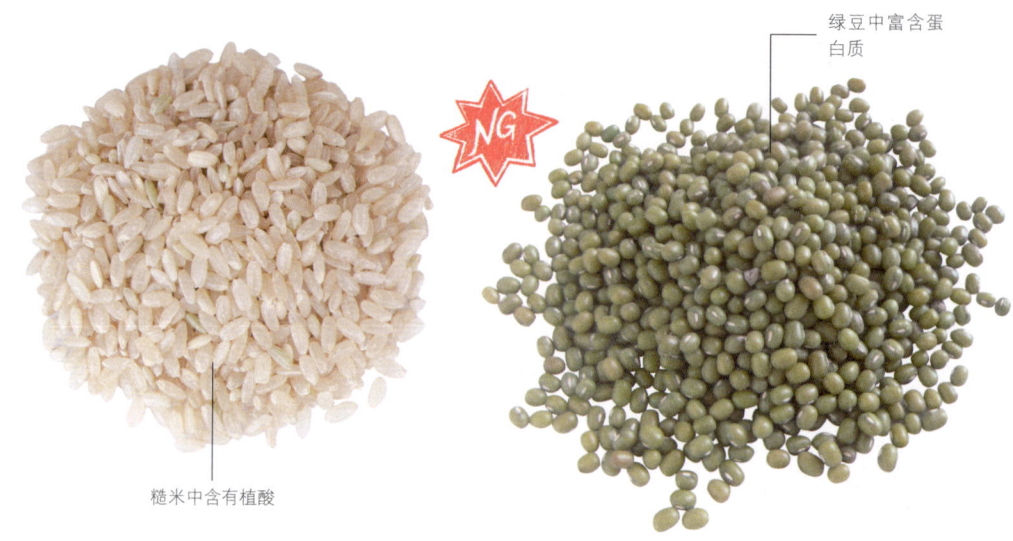

绿豆中富含蛋白质

糙米中含有植酸

Data

347kcal
（以100g为例）
蛋白质………………7.4g
脂肪…………………0.8g
碳水化合物………77.9g
磷……………………110mg
钾……………………103mg

329kcal
（以100g为例）
蛋白质………………21.6g
脂肪…………………0.8g
碳水化合物………62.0g
钾……………………787mg
钙……………………337mg

🍲 烹调中的食物禁忌

糙米中富含植酸，植酸是一种植物性物质，会和绿豆中的蛋白质结合成不利于人体吸收的螯合物，削减彼此的被利用率。此外，植酸还会和铁、钙、镁、铜等矿物质结合成植酸盐，降低人体对矿物质的吸收和利用率。

分开食用更健康

含有植酸的食材和含有蛋白质的食材最好不要一起食用，否则会降低彼此的被吸收和利用率。绿豆可以和牛奶搭配，而糙米则可以和南瓜一起食用。

超放心的饮食搭配

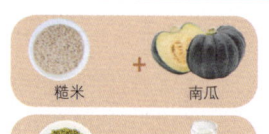
糙米 + 南瓜 ▶ 补中益气、增进营养

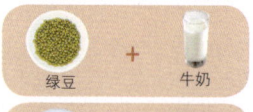
绿豆 + 牛奶 ▶ 美容养颜，促进肠胃蠕动、帮助消化

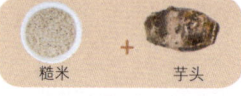
糙米 + 芋头 ▶ 治疗气虚厌食、中毒等症

糙米绿豆粥深受大众喜爱,但是,糙米和绿豆同食会生成螯合物,不利于人体对蛋白质和铁、钙、铜、锌、镁等矿物质的吸收和利用。

缺乏蛋白质——消瘦体弱、皮肤干燥、烦躁不安、手足发凉、畏寒。

美食 大黄绿豆汤

清凉止血,解毒降压 ▶

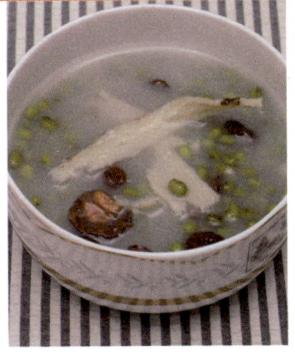

材料:
- 生大黄……5g
- 山楂……30g
- 绿豆……150g
- 红糖……适量
- 水……6碗

做法:
1. 将药材分别洗净,沥干水分,备用;绿豆泡发备用。
2. 山楂、生大黄加水煮开,再转慢火熬20分钟,滤取药汁,去渣,备用。
3. 在药汁中加入泡好的绿豆,放入电饭锅煮烂,最后加适量红糖即可。

功效
本药膳具有止血、保肝、降压、降低血液中胆固醇等作用,药膳中的绿豆还能起到排清体内毒素的作用。

南瓜绿豆汤

补中益气,清热解毒 ▶

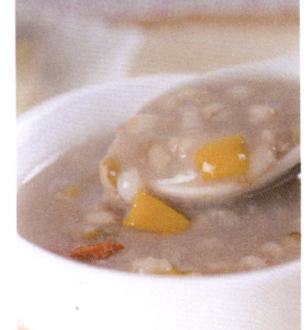

材料:
- 南瓜……200g
- 绿豆……100g
- 粳米……50g
- 盐……少许

做法:
1. 南瓜去皮去瓤、洗净、切厚块。
2. 粳米淘洗干净,绿豆淘洗干净。
3. 水锅置上,放入绿豆和适量清水烧开,加入粳米、南瓜同煮。
4. 煮至南瓜熟烂时,加入少许盐,搅匀即可熄火。

功效
本药膳具有利尿下气、清热解暑的功效,能润皮肤、降血压和降血脂,对热肿、消渴、痈疽、痘毒等也有一定的疗效。

大白菜糙米汁

通利肠胃,清热解毒 ▶

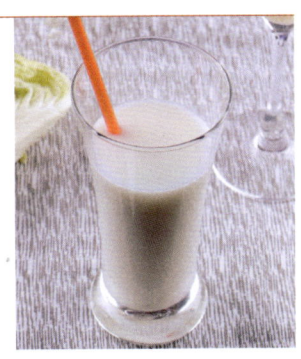

材料:
- 大白菜……50g
- 糙米饭……30g
- 姜……10g
- 砂糖……5g

做法:
1. 将大白菜清洗干净,切碎;姜清洗干净,备用。
2. 将大白菜、姜、糙米饭倒入果汁机中,加350mg冷开水搅打成汁。
3. 将汁倒入杯中,再加入砂糖即可。

功效
大白菜是营养很丰富的蔬菜,具有通利肠胃、清热解毒的功效,其中所含的丰富粗纤维可以预防很多疾病。

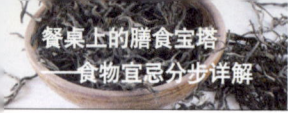

Qiu dao yu · Xiang chang

秋刀鱼 + 香肠

少食肉类加工制品，远离癌症

秋刀鱼体内含有丰富的蛋白质、脂肪酸，味道鲜美。据分析，秋刀鱼含有人体不可缺少的不饱和脂肪酸，有抑制高血压、心肌梗死、动脉硬化的作用。香肠是一种常见的速食肉制品，为了防止肉毒杆菌的滋生及食品变质，食品制造商会添加硝酸盐。秋刀鱼和香肠是餐桌上的常见组合，但是，秋刀鱼含有胺类物质，与含有亚硝酸盐的香肠一起食用，会在体内形成强致癌物质——亚硝胺，无形中增加了癌症的罹患率。

健康指标→

不合指数 ★★☆☆☆

危害指数 😟😟😐😐😐

健康隐患 产生致癌物质，大大增加癌症罹患率。

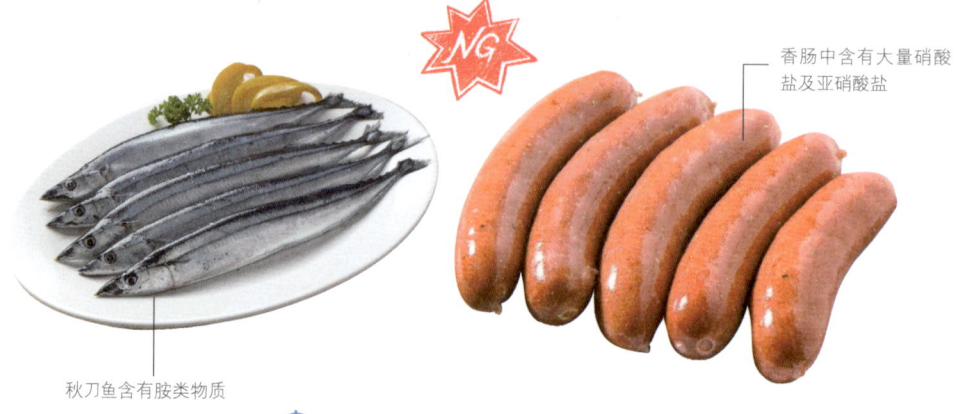

秋刀鱼含有胺类物质

香肠中含有大量硝酸盐及亚硝酸盐

🍲 烹调中的致癌物

秋刀鱼中的胺物质和香肠中的亚硝酸盐会在体内形成亚硝胺，人体中的亚硝胺含量过量，会导致呼吸、消化系统癌变。

Data

 127kcal（以100g为例）

蛋白质	17.7g
脂肪	4.9g
碳水化合物	3.1g
磷	191mg
钾	280mg

 508kcal（以100g为例）

蛋白质	24.1g
脂肪	40.7g
碳水化合物	11.2g
钾	453mg
磷	2309.2mg

➕ 亚硝胺过量，轻则影响红血球的携氧功能，使人体力下降；重则增加高呼吸道、消化系统、肝脏等癌症的罹患率。

口腔癌——肿块，咀嚼、吞咽或说话困难，舌头麻木，水疱，溃疡。

秋刀鱼+绿色蔬菜，防癌、抗氧化

食用秋刀鱼时最好不要和含有亚硝酸盐的食物一起食用，可以和新鲜肉类或者具有抗氧化作用的绿色蔬菜一起食用，既可避免致癌物质的形成，又可防癌、抗氧化。

疾病速解

胃癌——恶心、呕吐、黑便、厌食、腹痛、腹泻。

肺癌——面、颈部水肿，声音嘶哑，头晕，胸闷，气急、气促。

超放心的饮食搭配

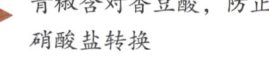

秋刀鱼 + 青椒 ▶ 青椒含对香豆酸，防止亚硝酸盐转换

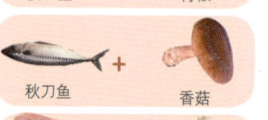

秋刀鱼 + 香菇 ▶ 补虚养血、健脾益气

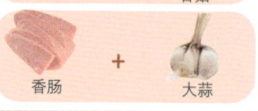

香肠 + 大蒜 ▶ 抑制硝酸盐还原，减少亚硝酸盐含量

Ping guo · Cha

苹果 + 茶

导致维生素流失，并影响铁质吸收

苹果可以说是最常见的水果之一，富含多种维生素、矿物质、糖类、脂肪等，这些是构成大脑所必须的营养成分，具有生津止渴、润肺除烦、健脾益胃、养心益气、润肠止泻、解暑醒酒等功效。很多人喜欢将苹果和茶煮成苹果茶饮，感觉既能提神，又能吃进苹果的营养成分。但是殊不知，苹果切块再加上热水煮，本身就流失掉一部分维生素，况且，茶叶中的单宁酸会降低人体对铁质的吸收与利用，因此，这种组合并不健康。

健康指标

不合指数

危害指数

健康隐患
导致维生素流失，影响铁质的吸收。

苹果中富含铁质

NG

茶叶中含有单宁酸

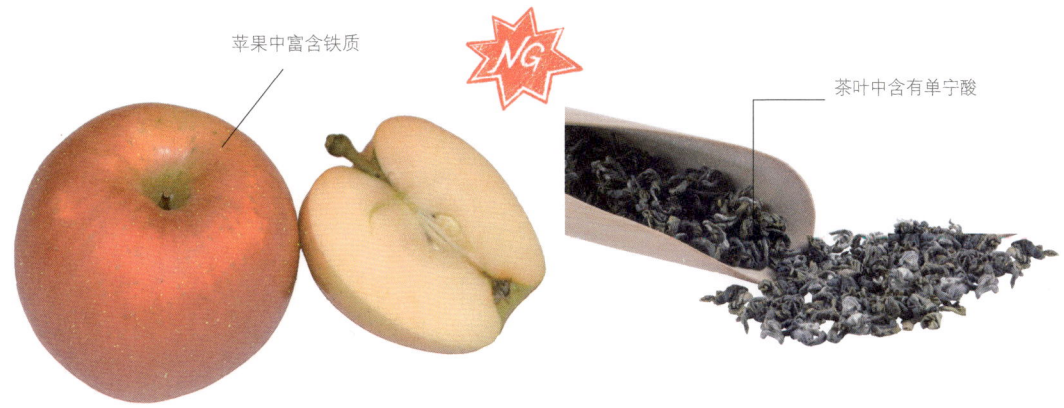

🍽 烹调中的食物禁忌

苹果和茶一起煮，一方面会造成维生素流失；另一方面，茶叶中的单宁酸会和苹果中的铁质产生沉淀，降低铁的利用率。

Data

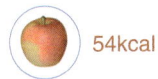
54kcal
（以100g为例）

蛋白质	0.2g
脂肪	0.2g
碳水化合物	13.5g
钾	119mg
铁	0.6mg

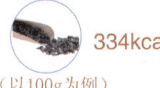
334kcal
（以100g为例）

蛋白质	22.8g
脂肪	1.3g
碳水化合物	58.3g
钙	418mg
钾	1462mg

➕ 铁是人体所必须的营养成分，单宁酸会和铁发生作用，产生沉淀，使人体无法完整吸收和利用铁质。缺铁是一个全球性的健康问题，而缺铁最容易导致贫血。

疾病速解

儿童缺铁——偏食、异食癖、反应迟钝、智力下降、易怒不安、易发生感染。

成年人缺铁——头晕耳鸣、注意力不集中、贫血、心慌乏力、食欲不振。

吃苹果，不削皮

新鲜苹果的果皮中含有许多植化素，有助于降低血糖，保护心血管，所以吃苹果时连皮吃比较营养。此外，和富含维生素B₁的猪肉一起吃，可有效消除疲劳。

超放心的饮食搭配

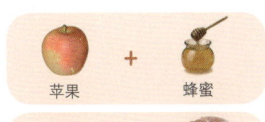
苹果 + 蜂蜜 ▶ 用于胃阴不足、咽干口渴

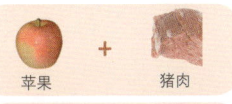
苹果 + 猪肉 ▶ 富含维生素B_1，有效消除疲劳

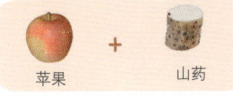
苹果 + 山药 ▶ 益脾胃、助消化、止腹泻

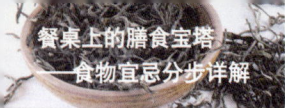

Yang rou · Cu

❌ 羊肉+醋

易造成消化不良、腹泻

羊肉肉质鲜嫩,含有丰富的蛋白质、脂肪、磷、铁、钙、维生素和烟酸等成分,营养价值高,有温补气血、开胃健力、通乳治带的功效,凡肾阳不足、腰膝酸软、腹中冷痛、虚劳不足者皆可用它做食疗品。许多人吃羊肉时为了祛掉羊肉的膻腥味,喜欢配醋作为调味品,使羊肉吃起来更加爽口,其实这是不合理的。因为羊肉中含蛋白质,遇到醋酸会降低人体对蛋白质的吸收、利用率,同时醋性温,也会降低羊肉的温补作用,易造成消化不良、腹泻等不适症状。

健康指标

不合指数
★☆☆☆☆

危害指数

健康隐患
降低蛋白质的吸收、利用率。

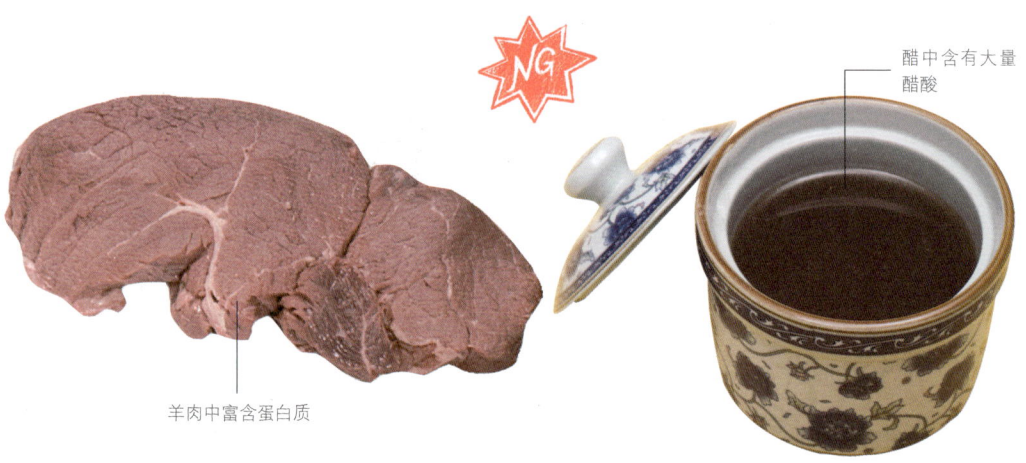

醋中含有大量醋酸

羊肉中富含蛋白质

Data

 203kcal

(以100g为例)

蛋白质	19.0g
脂肪	14.1g
碳水化合物	0g
磷	146mg
钾	232mg

 31kcal

(以100g为例)

蛋白质	2.1g
脂肪	0.3g
碳水化合物	4.9g
磷	96mg
钾	351mg

🍲 烹调中的食物禁忌

因为羊肉性热,功能是益气补虚;而醋中含蛋白质、维生素及多种有机酸,性温,宜与寒性食物搭配,与羊肉搭配会降低羊肉的温补作用。此外,羊肉中富含蛋白质,遇到醋酸,还会影响人体对蛋白质的吸收与利用。

生姜可有效去除膻味

因为羊肉有一股令人不快的膻味,而受到一部分人的冷落。建议您在烹调羊肉时,可以加入适量的料酒和生姜,这样不仅可以去膻气,还能保持羊肉原有的风味。

超放心的饮食搭配

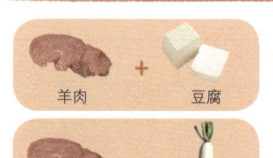
羊肉 + 豆腐 ▶ 清热泻火、除烦止渴

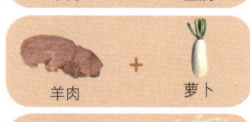
羊肉 + 萝卜 ▶ 消积滞、化痰热

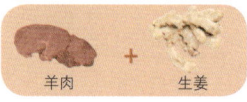
羊肉 + 生姜 ▶ 温中补血,调经祛风

➕ 羊肉和醋一起食用,不但会影响蛋白质的吸收,同时也会降低羊肉的温补作用,甚至出现消化不良、腹泻等症。

腹泻——呕吐、发热、腹痛、腹胀、黏液便、血便。
缺乏蛋白质——消瘦体弱、皮肤干燥、烦躁不安、手足发凉、畏寒。

美食 附子蒸羊肉

温肾壮阳,驱寒除湿 ▶

材料:
附子..............30g
鲜羊肉..........1000g
葱、姜、料酒、葱段、肉清汤、食盐、熟猪油、味精、胡椒粉各适量

做法:
1. 将羊肉洗净,放入锅中,加适量清水将其煮至七分熟,捞出。
2. 取一个大碗依次放入羊肉、附子、姜片、料酒、熟猪油、葱段、肉清汤、胡椒粉、食盐等调味料。
3. 再放入沸水锅中隔水蒸熟即可。

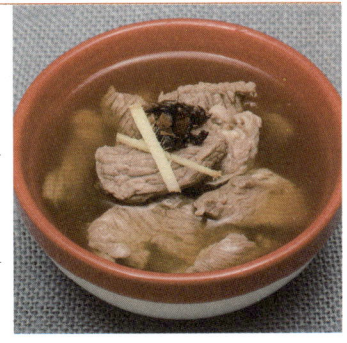

功效
附子具有回阳救逆、补火助阳、散寒祛湿的功效,与羊肉同食能温肾壮阳,适用于肾阳不足、阳虚尿少等症状。

当归苁蓉炖羊肉

改善肾亏,治疗阳痿 ▶

材料:
当归..............10g
肉苁蓉..........15g
淮山..............25g
黑枣..............6颗
核桃..............15g
羊肉..............250g
姜3片、米酒少许

做法:
1. 先将羊肉洗净,在沸水中氽烫一下,除去血水和羊骚味。
2. 将所有药材放入锅中,羊肉置于药材上方,再加入少量米酒及适量水(水量盖过材料即可)。
3. 用大火煮滚后,再转小火炖约40分钟即可。

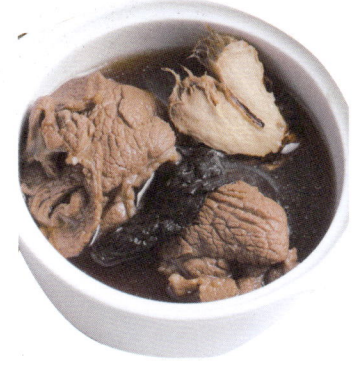

功效
当归和羊肉搭配,是产后的补益佳品,对产后身体虚弱、营养不良、贫血低热、汗多怕冷等症状有明显的疗效。

苁蓉羊肉粥

补肾助阳,润肠通便 ▶

材料:
肉苁蓉..........15g
羊肉..............60g
白米..............100g
葱白..............2根
姜..................3片
盐适量

做法:
1. 将肉苁蓉洗净,放入锅中,加入适量的水,煎煮成汤汁,去渣备用。
2. 羊肉洗净氽烫一下,除去血水,再洗净切丝,备用;白米淘洗干净,备用。
3. 在苁蓉汁中加入备好的羊肉、白米同煮,煮沸后再加入姜、盐调味。

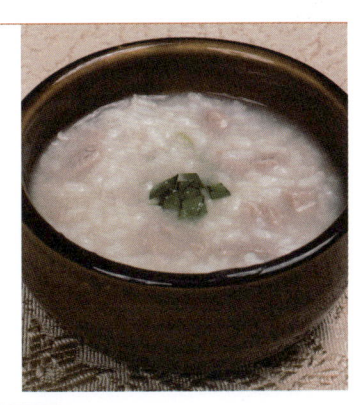

功效
这道粥品具有补肾助阳、健脾养胃、润肠通便的功效,适用于肾气虚衰所导致的阳痿、遗精、女子不孕、腰膝冷痛等各种病症。

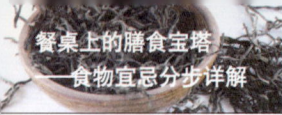

Mu er · Luo rou

木耳 + 螺肉

让你的肠胃无力运转

木耳色泽黑褐，质地柔软，味道鲜美，营养丰富，有益气、润肺、活血、止血、凉血、补脑、轻身、强志、养容等功效，能养血驻颜，令人肌肤红润、容光焕发，并可防治缺铁性贫血。螺肉丰腴细腻，味道鲜美，素有"盘中明珠"的美誉，是典型的高蛋白、低脂肪、高钙质的天然动物性保健食品。虽然二者营养丰富，但是却不能搭配食用。否则，螺肉中的活性物质会妨碍人体消化，此外，螺肉若不新鲜还会造成食物中毒。

健康指标

不合指数
★★☆☆☆

危害指数
😣😣○○○

健康隐患
妨碍人体消化，易引起食物中毒。

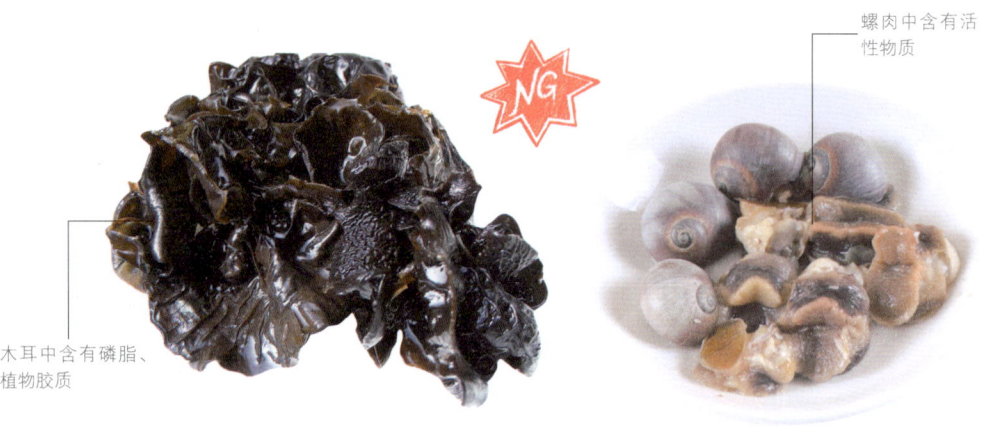

木耳中含有磷脂、植物胶质

螺肉中含有活性物质

NG

Data

265kcal
（以100g为例）

蛋白质	12.1g
脂肪	1.5g
碳水化合物	65.6g
磷	292mg
钾	757mg

100kcal
（以100g为例）

蛋白质	15.7g
脂肪	1.2g
碳水化合物	6.6g
钙	722mg
钾	167mg

🍲 烹调中的食物禁忌

木耳中含有磷脂、植物胶质，对人体肠胃有清洁作用，但是同螺肉一起食用时，会与螺肉中的活性物质反应，因此会妨碍人体的消化、吸收。此外，不新鲜的螺肉还会因为腐败而产生有毒物质，易导致食物中毒。

凉拌木耳最健康

如果烹饪方法不对，木耳的营养会大量流失，木耳多糖很容易受温度的影响，烹饪时间稍长就会被破坏。所以，木耳的最佳烹饪方法就是用沸水迅速焯一下再拌着吃。

♥ 超放心的饮食搭配

木耳 + 鸡蛋 ▶ 强健骨骼与牙齿

木耳 + 虾 ▶ 有益于毛发的生长

木耳 + 鱿鱼 ▶ 增益血色、嫩滑皮肤

➕ 螺肉中含有活性物质，与木耳同食会造成消化不良。此外，不新鲜的螺肉还容易造成食物中毒。
消化不良——饱胀、烧心反酸、嗳气、早饱、恶心或呕吐、食欲不佳等。
螺肉中毒——头痛、口渴、恶心、呕吐、腹泻、麻痹、流涎。

美食

无花果木耳猪肠汤
凉血止血，消积清肠 ▶

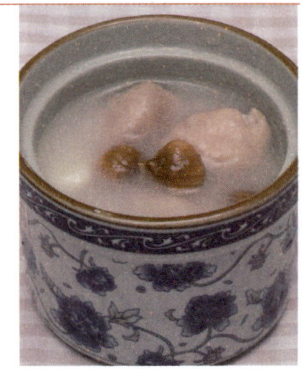

材料：
黑木耳……20g
红枣……3颗
无花果……50g
荸荠……100g
猪肠……400g

做法：
1. 无花果、黑木耳和荸荠洗净，前两者浸泡1小时，荸荠去皮；猪肠用花生油、淀粉反复搓揉，去腥味和黏液，冲洗干净，过水。
2. 取适量清水放入煲内，煮沸后加入以上材料，煮沸后改用小火煲3小时，最后加盐调味即可。

功效
黑木耳是常见食材，具有凉血、止血的功效；本药膳能健胃清肠，适用于高血压、大肠热燥所引起的便秘等症。

黑白木耳炒芹菜
滋阴养胃，补脑强心 ▶

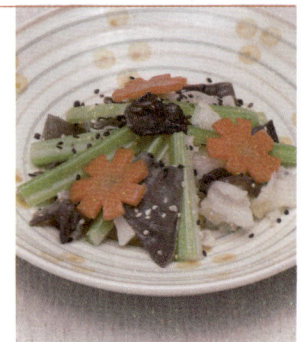

材料：
干黑木耳、白木耳各25g，芹菜茎、胡萝卜、黑芝麻、白芝麻、姜、砂糖、芝麻油各适量

做法：
1. 黑木耳、白木耳以温水泡开、洗净；芹菜切段；胡萝卜切丝。上述材料皆以开水汆烫，捞起备用。
2. 将黑、白芝麻以芝麻油爆香，拌入所有食材即可起锅，最后加入盐、糖腌渍30分钟即可。

功效
黑、白木耳具有滋阴养胃、益气活血、生津润肺、补脑强心的作用，可用于主治崩漏、痔疮、便秘出血、下痢便血等症状。

猴头菇螺头汤
保肝降脂，延缓衰老 ▶

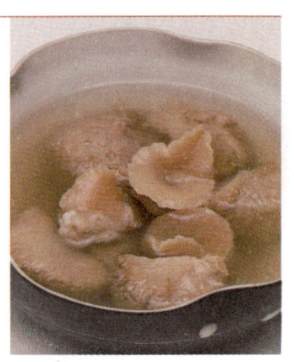

材料：
黄芪……5g
玉竹……5g
淮山……10g
百合……20g
猴头菇……5g
螺头……3个
桂圆……20g
瘦肉……100g
排骨……100g
盐……5g

做法：
1. 先将猴头菇用水浸泡20分钟，挤干水分；瘦肉洗净切片；排骨洗净剁段。
2. 螺头加淮山浸泡至软，剩下的药材浸泡一下，沥干水分，备用。
3. 将备好的材料与瘦肉、排骨一起放入煲内煮沸，转文火煲2小时，调味即可。

功效
猴头菇有很好的滋补作用，有健脾、养胃、祛湿的功效；本药膳具有降低血糖和血脂，提高机体免疫力的功效。

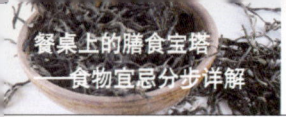

Niu nai · Jiu cai

牛奶 + 韭菜

妨碍身体对钙质和矿物质的吸收

韭菜含有丰富的维生素A、B族维生素、挥发油及硫化物、蛋白质、脂肪,具有增进食欲、健胃消食、散瘀活血、杀菌消炎、护肤明目、补气壮阳的功效。

因为韭菜中含有硫化物及挥发性精油,食用后口腔里会留有浓厚的味道,很多人会用牛奶去味,但这样做效果并不理想。因为韭菜中含有草酸,和牛奶中的钙质会结合成不易被吸收的草酸钙,结石患者会受其影响。此外,草酸钙还会影响人体对镁等矿物质的吸收与利用。

健康指标

不合指数
★☆☆☆☆

危害指数

健康隐患
形成草酸钙,妨碍钙质、矿物质的吸收。

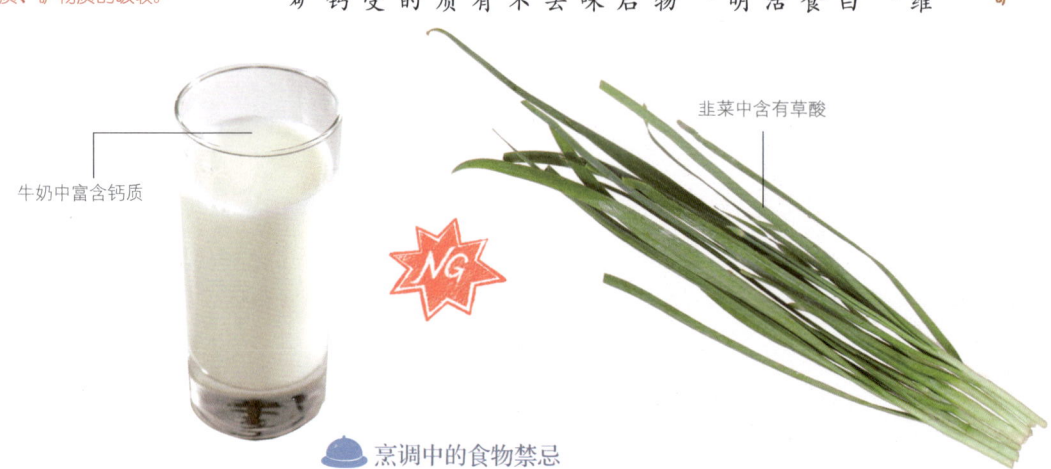

牛奶中富含钙质

韭菜中含有草酸

NG

烹调中的食物禁忌

牛奶中的钙和韭菜中的草酸易结合成不易被吸收的草酸钙,会阻碍人体对钙质和镁等矿物质的吸收与利用,结石患者慎食。

Data

54kcal
(以100g为例)

蛋白质	3.0g
脂肪	3.2g
碳水化合物	3.4g
钾	109mg
钙	105mg

29kcal
(以100g为例)

蛋白质	2.4g
脂肪	0.4g
碳水化合物	4.6g
钙	42mg
钾	247mg

➕ 草酸钙对于健康人来说没有太大的影响,但是对于家族性遗传体质容易结石者来说是不利的,会影响人体对钙、镁等矿物质的吸收,从而引起结石。

缺钙——倦怠、乏力、抽筋、精力不集中、偏食厌食、易过敏、易感冒、发育不良等。

结石——管腔梗阻,影响受累器官液体的排出,产生疼痛、出血或感染等症状。

疾病速解

韭菜猪肉,营养翻番

韭菜中的硫化物能帮助人体吸收维生素B_1及维生素A,因此韭菜与猪肉类食品互相搭配,是比较营养的吃法。不过,硫化物遇热易挥发,因此烹调时需要急火快炒。

超放心的饮食搭配

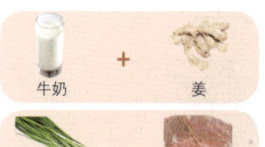

牛奶 + 姜 ▶ 降逆气,止呕吐

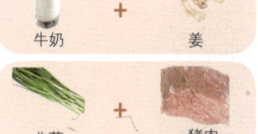

韭菜 + 猪肉 ▶ 促进人体对维生素B_1的吸收

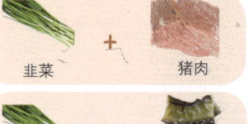

韭菜 + 海带 ▶ 有效祛除口腔中的异味

Lu hui · Lü cha

芦荟 + 绿茶

易导致流产，抑制铁质的吸收

炎热的夏季，喝上一杯芦荟绿茶，消暑又美颜。芦荟含有多种碳水化合物以及氨基酸、维生素、矿物质等成分，营养价值比较高，人体食用后不但能补充微量元素，还能起到清热消火、排毒养颜的作用。而绿茶又是很好的消暑饮品，很多人认为芦荟绿茶一定很健康，但并非如此。芦荟中含有芦荟大黄素，会造成骨盆出血、胎动不安，甚至引起流产。绿茶中含有单宁酸，会降低人体对铁质的吸收和利用。因此，怀孕期间的孕妇要慎重饮用。

健康指数

不合指数
★☆☆☆☆

危害指数
😠😠😠😠☹

健康隐患
易引起流产，抑制铁质的吸收。

芦荟中含有芦荟大黄素

绿茶中含有单宁酸

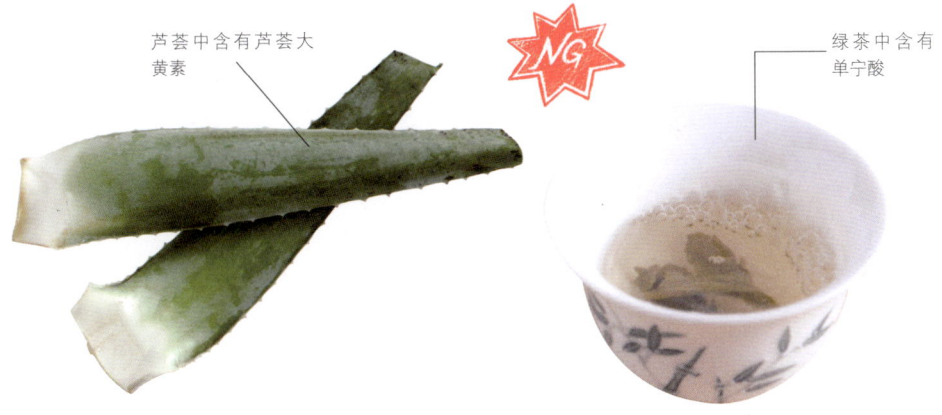

🍲 **烹调中的食物禁忌**

绿茶中含有单宁酸，会降低人体对铁质的吸收率和利用率。芦荟中含有芦荟大黄素，会造成骨盆出血、胎动不安，甚至引起流产。

➕ 铁是人体所必须的营养成分，单宁酸会和铁发生作用，产生沉淀，使人体无法完整吸收和利用铁质。芦荟中含有芦荟大黄素，会造成肠胃不适，甚至引发流产。

疾病速解

缺铁——头晕耳鸣、注意力不集中、贫血、心慌乏力、食欲不振。

肠胃不适——腹痛、恶心、呕吐、泛酸、厌食、消化不良、腹泻、便秘。

汆烫之后再食用

有的人吃过芦荟之后会出现恶心、呕吐、腹痛、腹泻、胃出血等中毒反应，所以，吃芦荟之前，一定要先用热水汆烫一下，除掉芦荟大黄素以后才能放心食用。

Data

【性味】味苦、性寒。
【归经】肝、大肠经。
【功效】泻下、清肝、杀虫。
【主产地】福建、台湾、广东、广西、四川。

328kcal
（以100g为例）

蛋白质……………34.2g
脂肪………………2.3g
碳水化合物………50.3g
钙…………………325mg
钾…………………1661mg

超放心的饮食搭配

芦荟 + 花生 ▶ 清热解毒、健脾和胃

绿茶 + 蜂蜜 ▶ 止渴养血、润肺益肾、美容养颜

芦荟 + 萝卜 ▶ 化痰止咳、下气宽中

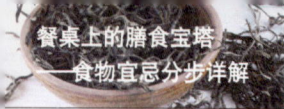

莲子 + 花生

Lian zi · Hua sheng

健康指标

不合指数
★★☆☆☆

危害指数
😣😣😐😐😐

健康隐患
钾含量过高，肾脏不佳患者慎食。

钾含量过高，肾脏功能不佳者慎食

莲子是水生植物莲的种子，具有清心醒脾、补脾止泻、养心安神、补中养神、健脾补胃、止泻固精、益肾涩精、滋补元气的功效。花生具有很高的营养价值，内含丰富的脂肪和蛋白质，并含有维生素B_1、硫胺素、核黄素、尼克酸等多种维生素和丰富的不饱和脂肪酸，具有健脾和胃、利肾去水、理气通乳的作用。花生莲子粥是一道常见的粥品，深受人们的喜爱，但是，这道粥品却不适宜肾脏功能不好的人食用，会加重患者的肾脏负担。

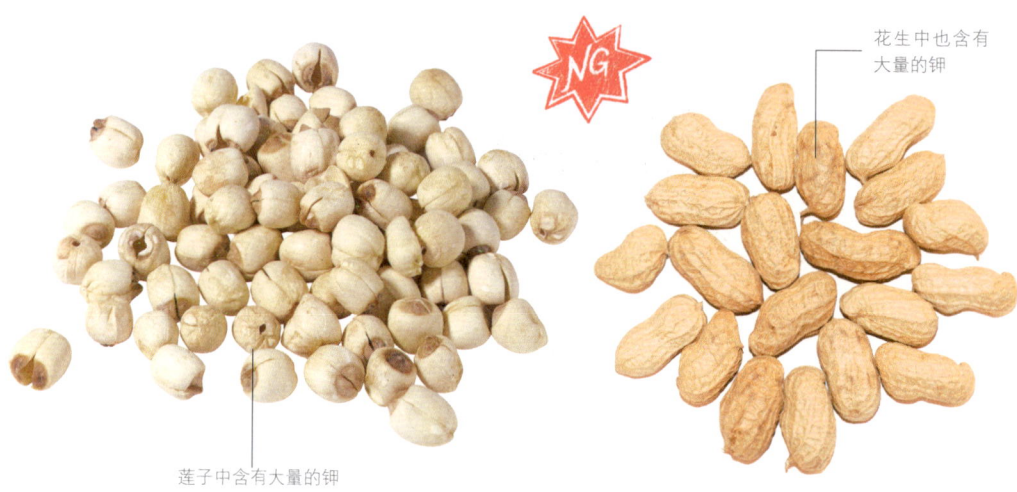

莲子中含有大量的钾

花生中也含有大量的钾

Data

350kcal（以100g为例）

蛋白质	17.2g
脂肪	2.0g
碳水化合物	67.2g
钾	846mg
磷	550mg

313kcal（以100g为例）

蛋白质	12.0g
脂肪	25.4g
碳水化合物	13.0g
磷	250mg
钾	390mg

🍳 烹调中的食物禁忌

莲子、花生虽然能镇定神经、养心安神，但是，莲子和花生都是钾含量很高的食材，如果二者经常一起食用，会大大提高体内的血钾浓度，对于一般人来说可能妨碍不大，但是会加重肾脏患者的肾脏负担，使其感到不适。

莲子+银耳，养颜又美容

莲子和银耳都富含磷和钙，一起食用的话可以结合成磷酸钙，很适宜正在长身体的青少年食用。此外，还有美白养颜的作用，是爱美女性的美颜佳品。

超放心的饮食搭配

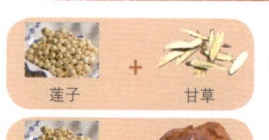
莲子 + 甘草 ▶ 可有效治疗口舌生疮

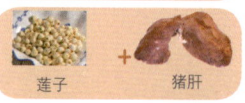
莲子 + 猪肝 ▶ 强生健体、益血补虚

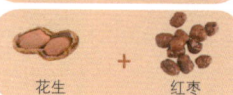
花生 + 红枣 ▶ 补脾益血，可有效止血

➕ 莲子和花生中都含有大量的钾，常期一起食用会提高体内的血钾浓度，加重肾脏病患者的病情，产生肌肉无力、心律不整等不适。

肾脏病——水肿、高血压、尿少或尿频、血尿、尿中泡沫增多、腰酸痛。

美食 莲子茯神猪心汤

养心安神，改善记忆 ▶

材料：
莲子……200g
茯神……25g
猪心……1个
葱……2棵
盐……2匙

做法：
1. 猪心氽烫除去血水，捞起，再放入清水中处理干净。
2. 莲子（去心）、茯神冲净，入锅，然后加4碗水熬汤，以大火煮开后，转小火煮20分钟。
3. 猪心切片，放入熬好的汤中，煮滚后加葱段、盐即可起锅。

功效
猪心能维护神经系统、消化功能，加上莲子和茯神都具有宁心安神、稳定情绪的作用，故此汤是养心安神的佳品。

莲子红枣糯米粥

补脾止泻，益肾固精 ▶

材料：
红枣……10颗
莲子……150g
糯米……1杯
冰糖……适量

做法：
1. 莲子洗净、去莲心。糯米淘净，加6杯水以大火煮开，转小火慢煮20分钟。
2. 红枣洗净、泡软，与莲子一同加入已煮开的糯米中续煮20分钟。
3. 等莲子熟软米粒呈糜状，加冰糖调味，搅拌均匀即可。

功效
此粥能健脾补气养血，适合体质较弱者食用。红枣有助于治疗贫血；莲子可补中养神、止渴去热、强筋骨、补虚损、除寒湿。

猪脚煮花生

理气通乳，壮腰补膝 ▶

材料：
猪脚……300g
花生仁……200g
红枣……8颗
酱油……2匙
盐……1匙

做法：
1. 猪脚泡软、氽烫捞出；花生洗净，氽烫去涩。
2. 花生先入锅，加红枣、酱油、盐，并加水直至盖满材料，再以大火煮开，转小火慢煮30分钟。
3. 加猪脚续煮30分钟。

功效
本药膳把花生与猪蹄共煮，可养血生精、通络增乳，特别适用于产后血虚体弱、妇女产后少乳，或体虚、贫血者食用。

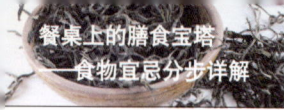

牛奶+巧克力

Niu nai · Qiao ke li

食物错搭配，钙质吸收成问题

牛奶的营养成分很高，除了我们所熟知的钙以外，磷、铁、锌、铜的含量都很多。最难得的是，牛奶是人体钙的最佳来源，而且钙磷比例非常适当，利于钙的吸收。巧克力能缓解情绪，对于集中注意力、加强记忆力和提高智力都有作用，有防治心血管疾病的作用。另外能增强免疫力，预防癌症，对延缓衰老有一定功效。牛奶和巧克力是常见的甜点组合，深受儿童甚至大人们的喜爱，但是二者一起食用会影响钙质吸收，不适合儿童食用。

健康指标

不合指数
★☆☆☆☆

危害指数

健康隐患
易形成草酸钙，阻碍钙质的吸收。

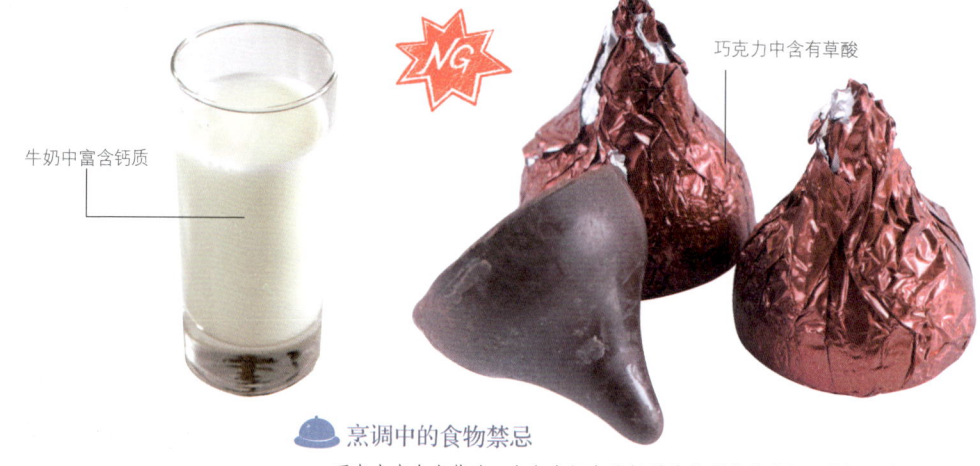

牛奶中富含钙质
巧克力中含有草酸

🍴 烹调中的食物禁忌

巧克力中含有草酸，会和牛奶中的钙质结合形成草酸钙，降低人体对钙、镁等矿物质的吸收率和利用率，成长中的儿童不宜食用。

Data

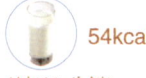 **54kcal**
（以100g为例）
蛋白质	3.0g
脂肪	3.2g
碳水化合物	3.4g
钾	109mg
钙	105mg

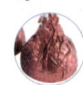 **589kcal**
（以100g为例）
蛋白质	4.4g
脂肪	40.1g
碳水化合物	53.4g
磷	114mg
钾	254mg

➕ 草酸和钙会结合成不易被人体溶解的草酸钙，对于正常人来说，大部分会由粪便排出体外，但对于结石患者来说，则会加重结石症状。

分开食用最放心

为了避免影响钙质吸收、加重结石症状，含有钙质的牛奶不要和草酸含量高的巧克力一起食用。牛奶可以和麦片、蜂蜜一起食用，可以有效减少草酸钙的含量。

疾病速解

缺钙——倦怠、乏力、抽筋、精力不集中、偏食厌食、易感冒、发育不良等。

结石——管腔梗阻，影响受累器官液体的排出，产生疼痛、出血或感染等症状。

超放心的饮食搭配

牛奶 + 蜂蜜 ▶ 改善贫血、增强免疫力

牛奶 + 麦片 ▶ 富含B族维生素，有效补充体力

牛奶 + 粳米 ▶ 润脏补虚、养阴生津

优酪乳+火腿

You lao ru · Huo tui

错搭配大隐患,提高癌症发病率

优酪乳,富含钙、磷、钾,还是维生素A、B族维生素及烟酸的理想来源,其最主要的功能就是有助于消化及防止便秘,帮助有益菌抑制坏菌生长,从而改善肠胃内的菌群比例,促进肠胃的正常蠕动。鸡蛋火腿三明治搭配优酪乳是常见的西式早餐组合,现今,人们的生活越来越西化,越来越多的中国人喜欢上了这种早餐组合,感觉既美味又营养。其实不然,这种组合很容易形成致癌物质亚硝胺,会大大增加癌症的罹患率。

健康指标

不合指数

危害指数

健康隐患

易产生致癌物,增加癌症发病率。

优酪乳中含有大量乳酸

火腿中含有亚硝酸盐

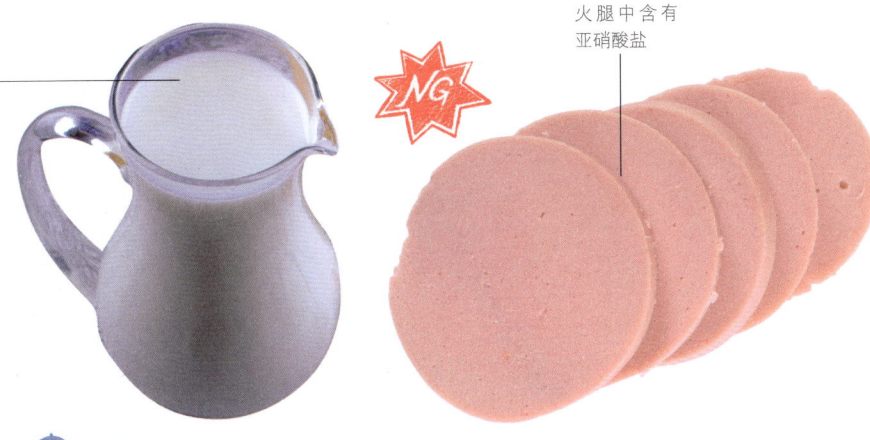

🍳 烹调中的食物禁忌

优酪乳里含有乳酸,和含有亚硝酸盐的火腿一起食用,会在胃里结合成致癌物质亚硝胺,会大大增加呼吸、消化系统癌症的罹患率。

Data

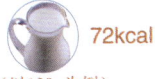 **72kcal**

（以100g为例）

蛋白质	2.5g
脂肪	2.7g
碳水化合物	9.3g
磷	150mg
钙	118mg

 330kcal

（以100g为例）

蛋白质	16.0g
脂肪	27.4g
碳水化合物	4.9g
钾	220mg
钠	1086.7mg

➕ 亚硝胺会增加罹患口腔癌、食道癌、鼻咽癌、肠胃癌、肝癌等癌症的概率,所以,含乳酸和含亚硝酸盐的食物最好不要一起食用。

鼻咽癌——回吸性涕血、耳鸣、听力减退、头痛、颈部淋巴结转移。

分开食用,赢得健康

虽说优酪乳和火腿形成的亚硝胺会随着新陈代谢排出体外,并不会食用几次就立即致癌,但是还是分开食用比较放心。优酪乳可以和鸡蛋、鱿鱼三明治一起食用。

疾病速解

肠胃癌——恶心、呕吐、黑便、厌食、腹痛、腹泻。

肺癌——面、颈部水肿,声音嘶哑,头晕,胸闷,气急、气促。

超放心的饮食搭配

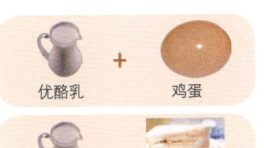

优酪乳 ＋ 鸡蛋 ▶ 帮助消化,防治便秘

优酪乳 ＋ 鱿鱼三明治 ▶ 健脾益气、美容减肥

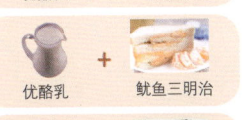
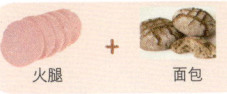

火腿 ＋ 面包 ▶ 味道鲜美,快速补充体力

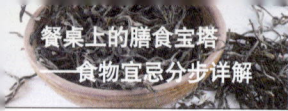

Ji dan · Cha ye

❌ 鸡蛋+茶叶

抑制蛋白质、铁的吸收，刺激肠胃

鸡蛋中含有大量的维生素和矿物质及有高生物价值的蛋白质，鸡蛋的蛋白质品质最佳，仅次于母乳，鸡蛋可补肺养血、滋阴润燥，用于气血不足、热病烦渴、胎动不安等，是扶助正气的常用食品。茶叶蛋是中国人早餐桌上必备的食物之一，很多人认为鸡蛋营养丰富，早上吃两个鸡蛋可以补充一天所需的蛋白质，茶叶蛋更是美味又营养。但并非如此，长期食用茶叶蛋会抑制人体对蛋白质和铁质的吸收和利用，进而刺激肠胃，影响肠胃健康。

健康指标

不合指数

危害指数

健康隐患
降低人体对蛋白质和铁质的吸收、利用率。

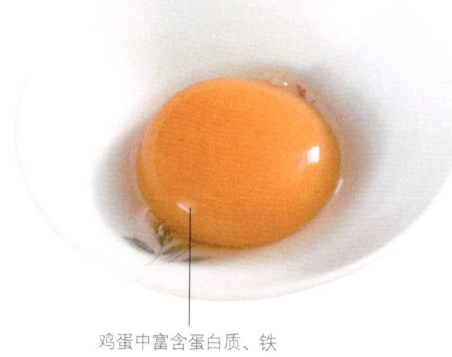

鸡蛋中富含蛋白质、铁

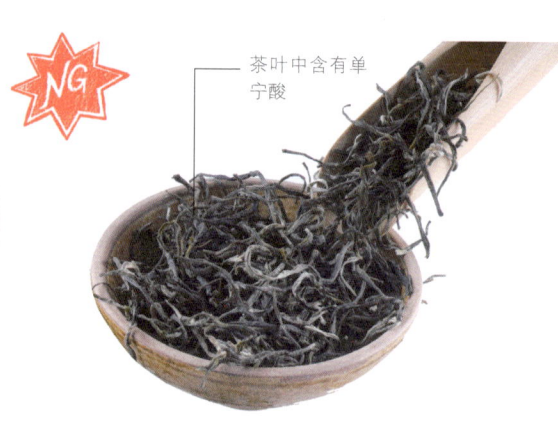

茶叶中含有单宁酸

Data

 144kcal（以100g为例）

蛋白质	13.3g
脂肪	8.8g
碳水化合物	2.8g
钾	154mg
钠	131.5mg

 334kcal（以100g为例）

蛋白质	22.8g
脂肪	1.3g
碳水化合物	58.3g
钙	418mg
钾	1462mg

🍲 烹调中的食物禁忌

把鸡蛋和茶叶一起久煮，鸡蛋中的蛋白质分子会变大而难以消化。此外，茶叶中的生物碱、单宁酸会和鸡蛋中的蛋白质和铁质结合，抑制人体对蛋白质和铁质的吸收和利用，进而刺激肠胃，造成消化不良，影响肠胃健康。

煮、蒸鸡蛋最健康

鸡蛋的吃法有煮、蒸、炸、炒等。就营养吸收和消化率来讲，煮、蒸为100%，嫩炸为98%，炒为97%，荷包蛋为92.5%，生吃为30%~50%。因此，煮、蒸鸡蛋为最佳吃法。

❤ 超放心的饮食搭配

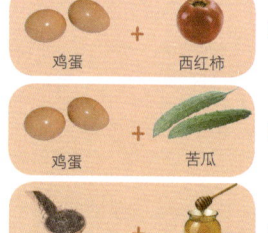

鸡蛋 + 西红柿 ▶ 补肺养血、滋阴润燥

鸡蛋 + 苦瓜 ▶ 有利于骨骼、牙齿及血管的健康

茶 + 蜂蜜 ▶ 止渴养血、润肺益肾、美容养颜

铁和蛋白质都是人体所必须的营养成分，茶叶中的单宁酸会使人体无法完整吸收和利用铁、蛋白质。

缺铁——头晕耳鸣、注意力不集中、贫血、心慌乏力、食欲不振。

缺乏蛋白质——消瘦体弱、皮肤干燥、烦躁不安、手足发凉、畏寒。

美食 酒酿红枣蛋

补气养血，健胃美容 ▶

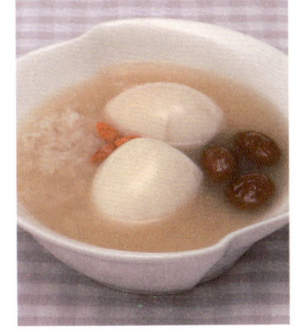

材料：
- 鸡蛋……55g
- 甜酒酿……10g
- 砂糖……10g
- 枸杞……5g
- 红枣……4g

做法：
1. 鸡蛋放入滚水煮熟，剥去外壳；红枣、枸杞洗净，泡发，备用。
2. 红枣、枸杞放入锅，加入2碗水，煮至还剩1碗水。
3. 起锅前，加入甜酒酿、砂糖，搅拌均匀后，即可熄火起锅。

功效

此酿具有养血安神、补气养血、健脾益胃和增强人体免疫力的功效，常服用此汤可以丰胸并使肌肤红润，是一道美容、美肤的好食品。

白果蒸蛋

润肺益气，定喘利尿 ▶

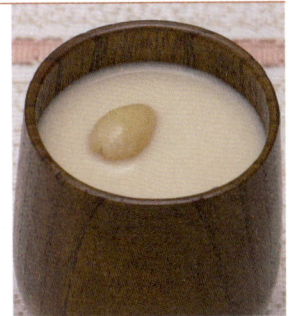

材料：
- 鸡蛋……2个
- 白果……5颗
- 盐……1匙

做法：
1. 白果剥掉皮及薄膜，鸡蛋加盐打匀，加温水调匀成蛋汁，放入碗中加入白果。
2. 锅中加水，待水滚后转中小火隔水蒸蛋，每隔3分钟左右即掀一次锅盖，约蒸15分钟即可。

功效

此药膳中含有卵磷脂、甘油三脂、胆固醇和卵黄素，对神经系统和身体发育有很大的作用，可增强记忆力、延缓智力衰退。

西红柿鸡蛋汤

清热降火，去黑美白 ▶

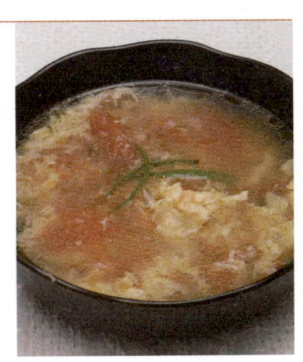

材料：
- 西红柿……2个
- 鸡蛋……1个
- 香菜……2根
- 淀粉、葱丝、姜丝、盐、味精、香油少许

做法：
1. 将西红柿洗净、切片，鸡蛋搅匀，香菜切末，加入盐、味精等调料备用。
2. 砂锅上火，放入姜、葱丝煸香，放入西红柿翻炒。
3. 倒入清水，水开后加入淀粉，倒入鸡蛋，搅拌均匀，放入香菜末即可。

功效

此汤可以清热降火，去除体内油脂、调理肠胃，并防止皮肤的深色素堆积，让皮肤更加光滑白嫩。

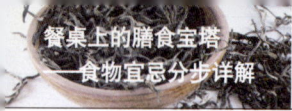

可乐+豆腐

易形成草酸钙，结石患者慎食

可乐是全球销量排名第一的碳酸饮料，可乐有一种独特的口味，饮用后会让人觉得清爽、刺激、快乐，是一种大人、小孩都十分喜欢的饮料。豆腐含有铁、钙等人体必需的多种微量元素，还含有丰富的优质蛋白、高蛋白、低脂肪的功效，有养生摄生、益寿延年的美食佳品。有人在吃完臭豆腐等重口味的菜肴后会喝杯可乐，但这种搭配很容易产生草酸钙，抑制人体对钙质的吸收与利用，结石患者要慎食。

健康指标→

不合指数
★☆☆☆☆

危害指数
😣😐😐😐😐

健康隐患
易形成草酸钙，降低钙质的吸收、利用率。

可乐中含有磷、草酸

豆腐中富含钙质

🍲 烹调中的食物禁忌

可乐中含有磷和草酸，磷会妨碍人体对钙质的吸收，草酸容易和钙结合成草酸钙，影响人体对钙、镁等矿物质的吸收。

Data

 28kcal（以100g为例）

蛋白质	0.2g
脂肪	0.1g
碳水化合物	6.5g
钙	43mg
钠	22.7mg

 99kcal（以100g为例）

蛋白质	12.2g
脂肪	4.8g
碳水化合物	2.0g
磷	158mg
钙	138mg

➕ 草酸钙会降低钙质的吸收率，对一般人来说没什么影响，但有遗传体质容易结石者会受到影响，要慎食。

缺钙——倦怠、乏力、抽筋、腰酸背疼、精力不集中、偏食厌食、易过敏、易感冒、发育不良等。

结石——管腔梗阻，影响受累器官液体的排出，产生疼痛、出血或感染等症状。

维生素D促进钙质吸收

因为豆腐富含蛋白质，基本上不适合和富含草酸的食物，如茶、菠菜、巧克力等一起食用，应该和含有维生素D的食物一起食用，这样更有助于钙质的吸收。

疾病速解

超放心的饮食搭配

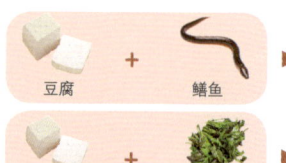

豆腐 + 鳝鱼 ▶ 促进钙质吸收、均衡营养

豆腐 + 香椿 ▶ 润肤明目、益气和中

豆腐 + 白萝卜 ▶ 健脾养胃、下食除胀

赤豆+牛奶

Chi dou . Niu nai

赤豆的主要成分是糖类与蛋白质，此外还富含维生素B₁、钾和膳食纤维，具有解毒排脓、清热祛湿、健脾止泻的功效，治血肿、脚气、黄疸、泻痢、便血、痈肿。牛奶的营养成分很高，除了我们所熟知的钙以外，磷、铁、锌、铜的含量都很多。此外，牛奶是人体钙的最佳来源，而且钙磷比例非常适当，利于钙的吸收。在炎热的夏季，吃上一杯牛奶赤豆冰，觉得清凉又营养。但是，赤豆加牛奶会降低人体对铁质的吸收利用率，使二者的营养扣分。

产生拮抗作用，降低铁质的吸收利用率

健康指标

不合指数
★☆☆☆☆

危害指数

健康隐患
降低人体对铁质的吸收率和利用率。

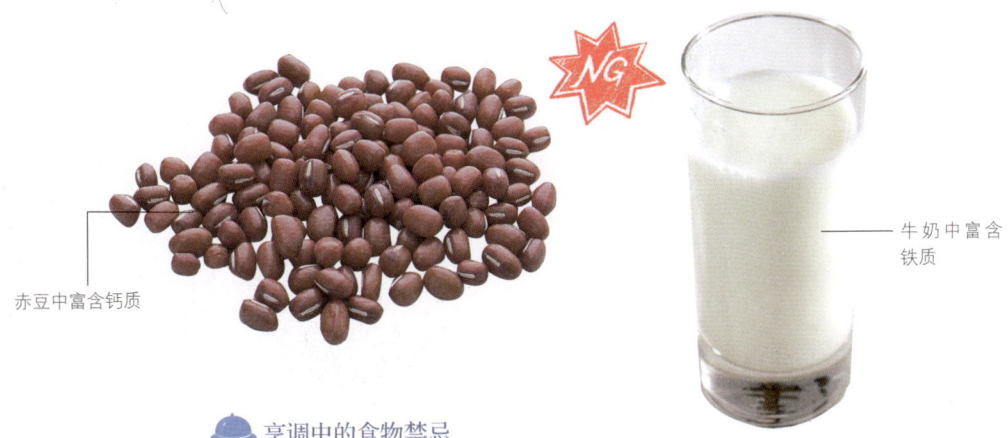

赤豆中富含钙质

牛奶中富含铁质

🍽 烹调中的食物禁忌

赤豆中富含钙质，牛奶中富含铁质，一起食用时，钙和铁会产生拮抗作用，钙会抑制非血铁质的吸收，降低人体对铁质的吸收率。

➕ 铁质是人体所必须的营养成分，铁和钙会产生拮抗作用，钙会抑制非血铁质的吸收，使人体无法完整吸收和利用铁质，易造成缺铁性贫血等症状。

维生素E有利于钙的吸收

含铁和含钙的食物最好分开食用，如果想吃赤豆，可以和富含维生素E及叶酸的食物一起食用，可有效提高钙质的吸收率。此外，赤豆紫米粥也是补充钙质的不错食品。

Data

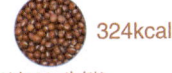

324kcal
（以100g为例）

蛋白质	20.2g
脂肪	0.6g
碳水化合物	63.4g
钾	860mg
磷	305mg

54kcal
（以100g为例）

蛋白质	3.0g
脂肪	3.2g
碳水化合物	3.4g
钾	109mg
钙	105mg

疾病速解

缺铁——头晕耳鸣、注意力不集中、贫血、心慌乏力、食欲不振。

贫血——头晕、头痛、面色苍白、乏力、心悸、活动后气短、眼花及耳鸣。

超放心的饮食搭配

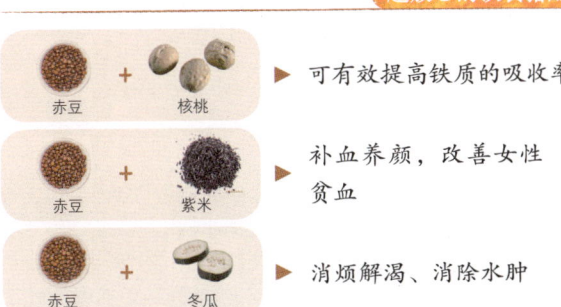

赤豆 + 核桃 ▶ 可有效提高铁质的吸收率

赤豆 + 紫米 ▶ 补血养颜，改善女性贫血

赤豆 + 冬瓜 ▶ 消烦解渴、消除水肿

第三章 常见饮食错搭配——一日三餐才是健康的保证

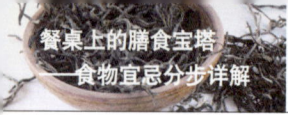

糙米+紫甘蓝

Cao mi · Zi gan lan

令维生素B_1失去活性

糙米营养丰富，比白米更富含维生素、矿物质与膳食纤维，保留了相当完整的糙米营养，有提高人体免疫功能、促进血液循环、降低血糖、预防心血管疾病等功效。紫甘蓝营养丰富，尤其含有丰富的维生素C和较多的维生素E，结球紧实，色泽艳丽，是很受欢迎的一种蔬菜。单独来看都是非常优质的食材，但是这两种蔬菜不能同时食用，紫甘蓝中的单宁酸会使糙米中的维生素B_1失去活性，降低人体对维生素B_1的吸收率和利用率。

健康指标

不合指数
★☆☆☆☆

危害指数
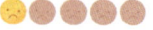

健康隐患
阻碍人体对维生素B_1的吸收、利用。

糙米中含有维生素B_1

紫甘蓝中含有单宁酸

Data

347kcal
（以100g为例）

蛋白质	7.4g
脂肪	0.8g
碳水化合物	77.9g
磷	110mg
钾	103mg

24kcal
（以100g为例）

蛋白质	1.5g
脂肪	0.2g
碳水化合物	4.6g
钾	124mg
钙	49mg

🍴 烹调中的食物禁忌

紫甘蓝虽富含维生素C、钾，以及多种微量元素，但是也含有一定的单宁酸，单宁酸会使维生素B_1失去活性，使糙米中的维生素B_1无法被人体完全吸收，从而降低人体对维生素B_1的吸收率。

洋葱可促进维生素B_1吸收

含有维生素B_1的食材最好不要和紫甘蓝、蓝莓、茶、咖啡等食物一起食用，如果想更好地吸收糙米中的维生素B_1，可以和洋葱或者葱一起食用，有助于人体对营养素的吸收。

超放心的饮食搭配

糙米 + 南瓜	▶	补中益气、增进营养
糙米 + 洋葱	▶	硫化丙烯可促进维生素B_1的吸收
紫甘蓝 + 虾仁	▶	清热解毒、滋阴清肺

> 在体内，维生素B₁以辅酶形式参与糖的分解代谢，有保护神经系统的作用；还能促进肠胃蠕动，增加食欲；还能保持消化系统和皮肤的正常功能。
>
> 缺乏维生素B₁——疲倦嗜睡、虚弱乏力、食欲不振、便秘、头疼、烦躁、忧虑。

美食

马铃薯糙米汁

通气利尿，减肥塑身 ▶

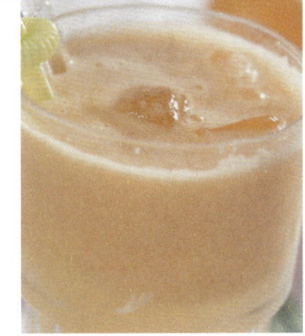

材料：
- 马铃薯……40g
- 糙米饭……30g
- 胡萝卜……10g
- 砂糖……10g

做法：
1. 马铃薯去皮，切丝，用滚水汆烫后捞起，以冰水浸泡片刻，沥干。
2. 胡萝卜洗净，切成块。
3. 将马铃薯、胡萝卜、糙米饭与砂糖倒入榨汁机中，加350ml冷开水榨成汁即可。

功效
糙米有促进血液循环、降低血糖、预防心血管疾病等功效，马铃薯与糙米、胡萝卜一起榨汁能通气利尿，对减肥有一定功效。

糙米薏米粥

健脾补肺，降低血糖 ▶

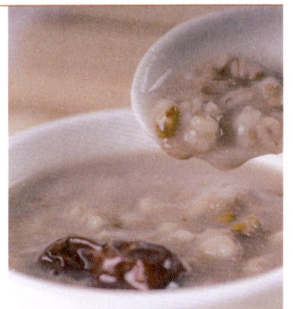

材料：
- 薏米……100g
- 糙米……50g
- 肉末、盐、鸡精、香油等各适量

做法：
1. 肉末洗净，切碎。
2. 糙米淘洗干净。
3. 将肉末、糙米、薏米一同放入锅中煮成粥，熄火时加入少许盐、鸡精、香油，搅匀即可。

功效
薏米含有丰富的蛋白质和B族维生素，糙米含有比白米更富有维生素、矿物质与膳食纤维。本粥可减轻脾胃负担，促进消化。

凉拌时令蔬

色泽艳丽，营养丰富 ▶

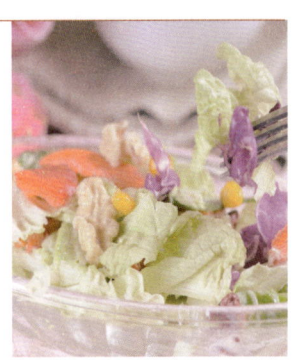

材料：
- 黄瓜……1根
- 红椒……1个
- 青椒……1个
- 紫甘蓝少许、盐、味精、香油、蒜末各适量

做法：
1. 将黄瓜洗净，拍扁切块；红椒、青椒洗净去籽，切块；紫甘蓝洗净，切成小块。
2. 将红椒、青椒、紫甘蓝分别在沸水中焯一下，捞出沥干水分，放在盆内。
3. 将黄瓜放入，加适量盐、味精、蒜末、醋，搅拌均匀。最后淋上香油即可。

功效
黄瓜、青椒、红椒、紫甘蓝都是夏季营养丰富的时令蔬菜，用沸水焯过后既除掉了有害物质，又锁住了营养素，美味又营养。

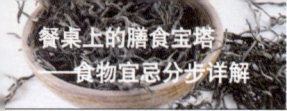

小鱼干 + 酒

Xiao yu gan · Jiu

痛风患者的禁忌：高嘌呤食物

鱼干是指将新鲜海鱼经充分晒干而成，鱼干的鱼香味浓郁，口感酥脆，蛋白质含量高，易分解，易消化。少量饮酒能促进血液循环，放松心情，有利于身体健康，因此，很多人都喜欢在喝酒的时候搭着小鱼干吃，但是这样的吃法确实不利于身体健康。酒精利尿会减少体内的水分，再吃含钠过高的小鱼干会加重肾脏的负担，对慢性病人非常不利，还可能加剧水肿、眼袋和经前期不适。此外，二者都是高嘌呤食物，会加重痛风。

健康指标

不合指数
★★★☆☆

危害指数
😟😟😟🙂🙂

健康隐患
嘌呤含量过高，痛风患者慎食。

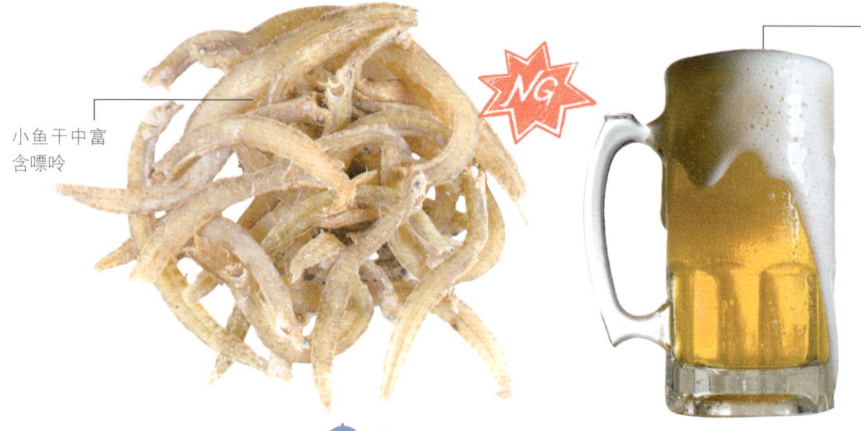

小鱼干中富含嘌呤　　NG　　酒中富含嘌呤

🍳 烹调中的食物禁忌

酒精和小鱼干等钠含量过高的食物同食会使血压升高，加重肾脏负担。二者都是高嘌呤食物，还会加重痛风患者的症状。

Data

 203kcal（以100g为例）

蛋白质	46.1g
脂肪	3.4g
碳水化合物	22.0g
磷	308mg
钠	2320.6mg

 32kcal（以100g为例）

蛋白质	0.4g
脂肪	0.2g
碳水化合物	0.15g
钾	47mg
钙	13mg

分开食用更放心

酒、咸鱼、熏肉、香肠等都是含亚硝胺的食物，所以要尽量少吃。小鱼干可以和豆腐、酱汤等一起煮汤食用，可促进身体对钙质的吸收。而配酒最好是低脂、维生素含量高的食物。

➕ 疾病速解

痛风是人体内嘌呤新陈代谢发生紊乱引起的一种疾病，是嘌呤代谢障碍造成的。此外，肾脏负担过重也会引发许多相关疾病。

痛风——软骨和骨质破坏，周围组织纤维化，导致慢性关节肿痛、僵直和畸形，甚至骨折。

肾脏病——水肿、高血压、尿少或尿频、血尿、尿中泡沫增多、腰酸痛。

超放心的饮食搭配

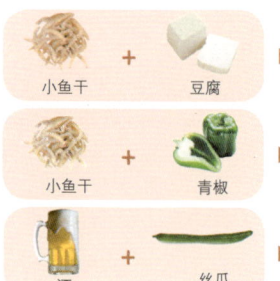

小鱼干 ＋ 豆腐 ▶ 促进钙质的吸收与利用

小鱼干 ＋ 青椒 ▶ 有效降低亚硝胺的含量

酒 ＋ 丝瓜 ▶ 促进肠胃蠕动、通便利尿

杨桃+柚子

Yang tao · You zi

性寒凉，肠胃、肾脏不佳者忌食

杨桃中糖类、维生素C及有机酸含量丰富，能减少机体对脂肪胆固醇的吸收，有降低血脂、动脉硬化等心血管疾病有预防作用。柚子富含胡萝卜素、B族维生素、维生素C、矿物质、糖类及挥发油等，营养丰富，是人们喜食的名贵水果之一。在炎热的夏季将杨桃和柚子打成汁饮用，十分爽口。但是，这两种水果的膳食纤维含量都很多，肠胃不佳者食用易导致腹泻。此外杨桃钾含量很高，肾脏患者要少吃。

健康指标

不合指数
★★☆☆☆

危害指数

健康隐患
性寒、钾含量高，肠胃、肾脏不佳者慎食。

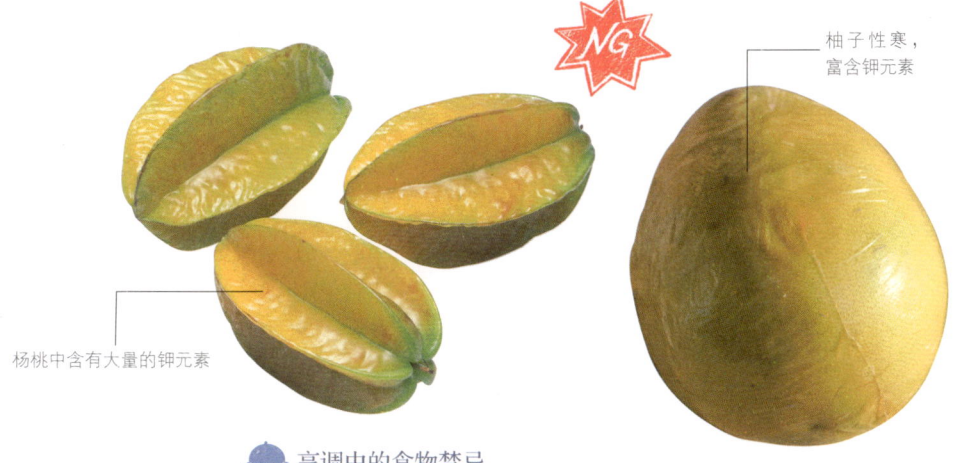

柚子性寒，富含钾元素

杨桃中含有大量的钾元素

烹调中的食物禁忌

杨桃钾含量很高，肾脏病患者慎食。杨桃和柚子都是性寒凉的水果，并且富含膳食纤维，体质偏寒、肠胃不佳者不适宜食用。

➕ 杨桃、柚子性寒且富含膳食纤维，体质偏寒、肠胃不好的人食用会导致腹泻。杨桃钾含量很高，会加重肾脏病者的肾脏负担。

腹泻——呕吐、发热、腹痛、腹胀、黏液便、血便。

肾脏负担过重——呕吐、眩晕、心里过速、水肿、高血压、尿少或尿频、血尿、尿中泡沫增多、腰酸痛。

疾病速解

选对搭配再打汁

杨桃富含维生素C、有机酸及矿物质，能有效防治亚硝酸胺在体内的形成，可以和苹果或者蜂蜜打汁饮用，还可以和梨一起打汁，可润肺清喉，调理咽喉不适。

Data

31kcal
（以100g为例）

蛋白质⋯⋯⋯⋯0.2g
脂肪⋯⋯⋯⋯⋯0.2g
碳水化合物⋯⋯7.4g
磷⋯⋯⋯⋯⋯⋯18mg
钾⋯⋯⋯⋯⋯128mg

42kcal
（以100g为例）

蛋白质⋯⋯⋯⋯0.8g
脂肪⋯⋯⋯⋯⋯0.2g
碳水化合物⋯⋯9.5g
钾⋯⋯⋯⋯⋯119mg
磷⋯⋯⋯⋯⋯24mg

超放心的饮食搭配

杨桃 + 苹果	▶	有效防治体内亚硝酸胺的形成
杨桃 + 梨	▶	润肺清喉，调理咽喉不适
柚子 + 蜂蜜	▶	健胃补血、润肺清肠

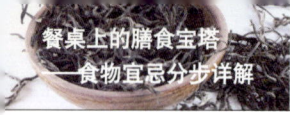

餐桌上的膳食宝塔
——食物宜忌分步详解

Bai luo bo · Hu luo bo

❌✓ 白萝卜+胡萝卜

两两抵消，营养互减

白萝卜是一种常见的蔬菜，生食熟食均可，其味略带辛辣，具有清热生津、凉血止血、下气宽中、消食化滞、开胃健脾、顺气化痰的功效。胡萝卜是一种品质脆味美、营养丰富的家常蔬菜，素有"小人参"之称，它富含丰富的胡萝卜素、维生素A、B族维生素、钙、铁等营养成分，具有益肝明目、健胃助消、利膈宽肠的功效。这两种蔬菜单独食用都有很好的营养价值，但是却不适宜一起食用，否则胡萝卜中的维生素C分解酶会抵消白萝卜中的维生素C。

健康指标

不合指数
★☆☆☆☆

危害指数
😟😟😟☹☹

健康隐患
<u>二者的营养价值相互抵消。</u>

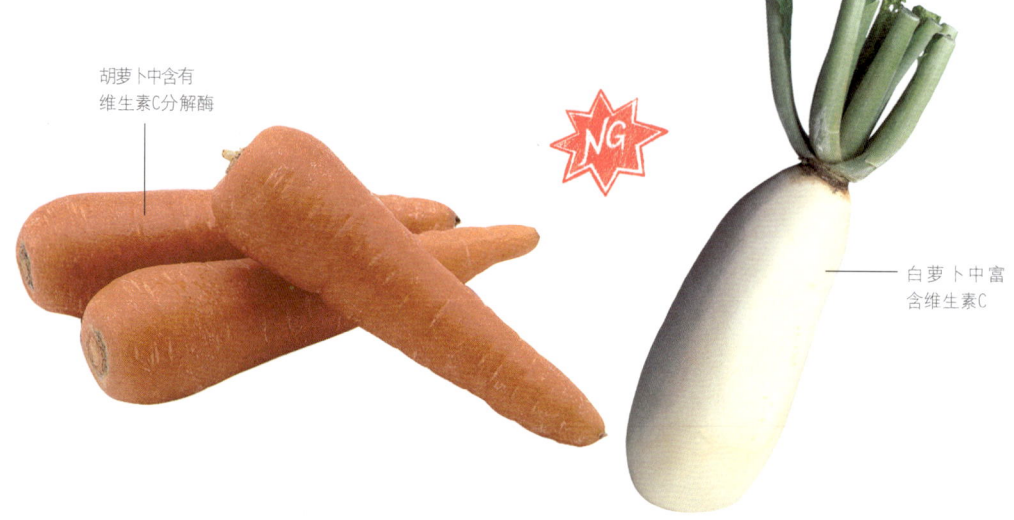

胡萝卜中含有维生素C分解酶

NG

白萝卜中富含维生素C

Data

 46kcal
（以100g为例）

蛋白质	1.4g
脂肪	0.2g
碳水化合物	10.2g
钾	193mg
钙	32mg

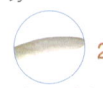 **23kcal**
（以100g为例）

蛋白质	0.9g
脂肪	0.1g
碳水化合物	5.0g
钾	173mg
钙	36mg

🎩 **烹调中的食物禁忌**

胡萝卜中含有维生素C分解酶，会抵消白萝卜中的维生素C。另外，白萝卜中的维生素及矿物质在高温下会被破坏，适宜生食；而胡萝卜中的胡萝卜素在生吃时不会被完全吸收，适宜熟吃，一起食用会顾此失彼。

醋有利于营养吸收

萝卜主泻、胡萝卜为补，所以二者最好不要同食；若要一起吃应加些醋来调和，以利于营养吸收。白萝卜宜生食，但要注意吃后半小时内不能进食，以防其有效成分被稀释。

超放心的饮食搭配

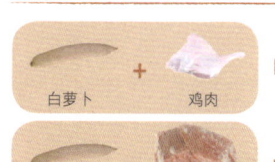
白萝卜 + 鸡肉 ▶ 温中益气、补精填髓

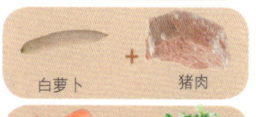
白萝卜 + 猪肉 ▶ 补充人体蛋白质和维生素B_6

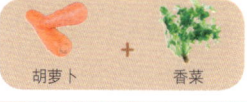
胡萝卜 + 香菜 ▶ 营养全面，价值极高

➕ 维生素C是胶原蛋白形成所必需的物质，它有助于保持间质物质的完整，如结缔组织、骨样组织以及牙本质。严重缺乏可引起坏血病。

儿童缺乏维生素C——骨发育障碍，皮下出血，肢体肿痛，假性瘫痪。

成人缺乏维生素C——齿龈肿胀、出血，毛囊角化，皮下淤点，关节及肌肉疼痛。

美食 胡萝卜鸡肉饭

健脑强身，镇静安眠 ▶

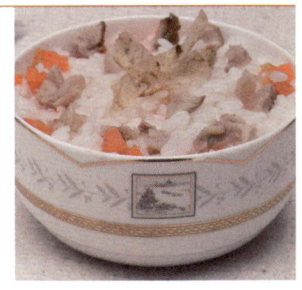

材料：
- 蓬莱米………100g
- 鸡肉…………25g
- 竹笋…………50g
- 胡萝卜………50g
- 天麻…………5g

做法：
1. 将鸡肉、竹笋、胡萝卜切成粒。
2. 将蓬莱米、天麻、鸡肉、竹笋、胡萝卜洗净放入有水的砂锅内。
3. 以小火煨煮，煮成稠饭即可。

功效

胡萝卜具有益肝明目、健胃助消的功效，本药膳有健脑强身、镇静安眠的功效，可治疗顽固性失眠、头晕、眼花等病症。

大骨高汤

健脾益气，补钙壮骨 ▶

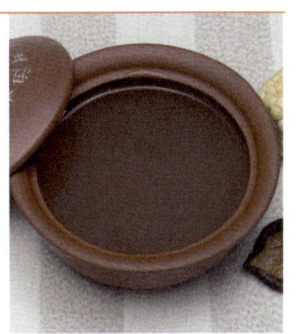

材料：
- 大骨…………1000g
- 香菇…………30g
- 高丽菜、胡萝卜、白萝卜、玉米各200g，黄豆芽100g

做法：
1. 大骨洗净、汆烫，泡水30分钟。
2. 将香菇、高丽菜、胡萝卜、白萝卜、黄豆芽、玉米等材料分别洗净、沥水备用。
3. 取5升水倒入锅中，开中火煮滚，加入所有材料。
4. 转小火续煮3小时，再将材料过滤即成。

功效

用猪骨所熬出来的高汤，口味香醇浓郁，很适合搭配肉类入粥。另外，牛骨和鸡架大骨也可用来做大骨高汤。

五色蔬菜汁

排尽毒素，消除黯沉 ▶

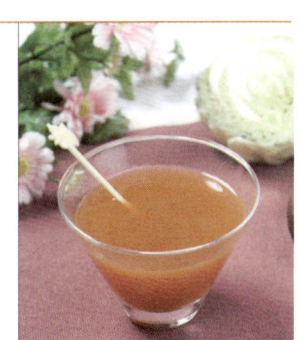

材料：
- 芹菜…………500g
- 卷心菜………500g
- 胡萝卜………30g
- 土豆…………30g
- 香菇…………1个
- 蜂蜜…………15g

做法：
1. 芹菜洗净，切段；卷心菜洗净，切片；香菇洗净，切块；胡萝卜、土豆洗净，去皮，切块。
2. 土豆、胡萝卜、香菇用水焯熟后捞起沥干。
3. 将全部材料倒入果汁机内，加适量水，搅打成汁。

功效

本饮品选用了丰富的蔬菜品种，具有很强的排毒功效，早晚各饮一杯，能够有效排出体内毒素，改善皮肤黯沉。

第四章
中药材错搭配——养生也要看药性

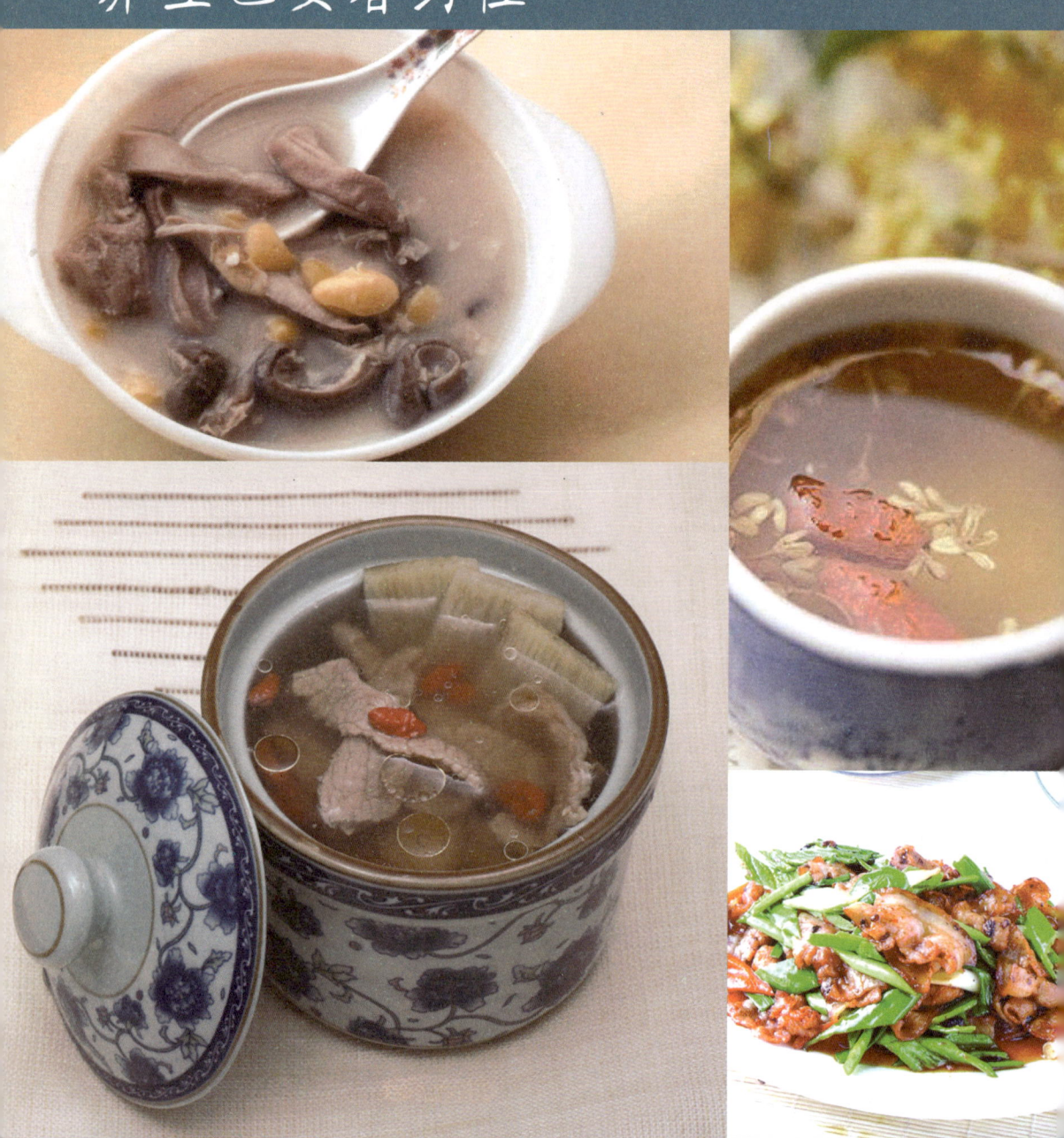

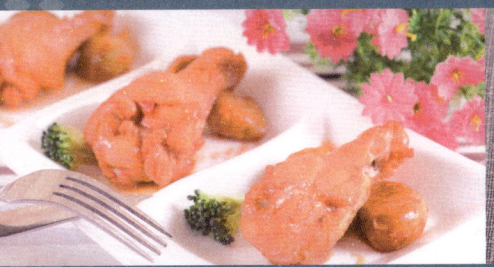
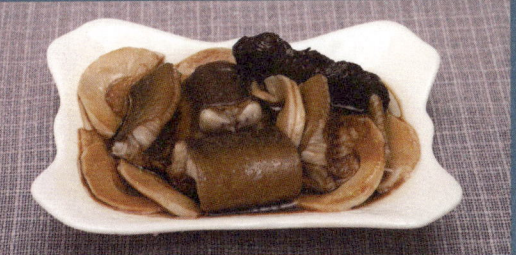

中国自古以来就有"药食同源"的说法,中药有寒、热、温、凉四性,又有辛、甘、苦、酸、咸五味;食物也存在四性五味,只不过没有中药强烈,但是也不容忽视,尤其是对疾病的辅助治疗和对中药药效的影响方面。

中药和食物的性味相补,会促进药物在人体内的吸收,从而增进药效;性味相忌,不仅起不到该药物的疗效,严重的还会对人体健康带来不利影响。因此,药物和食物的搭配是十分重要的,我们必须合理用药,使身体更健康。

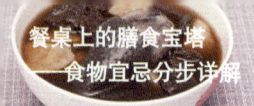

Dan shen . Li lu

丹参 + 藜芦

> 藜芦有毒性，药效大打折

丹参为鼠尾草属植物丹参的干燥根及根茎，苦，微寒，归心、肝经，具有活血调经、祛淤止痛、凉血消痈、清心除烦、养血安神的功效，主治月经不调、闭经痛经、胸腹刺痛、热痹疼痛、疮疡肿痛等症。藜芦能催吐、祛痰、杀虫，主治中风痰壅、癫痫、喉痹等；外用治疥癣、恶疮、杀虫蛆。但是，藜芦有毒性，与很多中药都不宜一起食用，比如丹参，若藜芦与丹参一起食用，对于二者的药性会有很大的影响。

健康指标

不合指数
★★☆☆☆

危害指数
😟😟⚫⚫⚫

健康隐患
藜芦有毒性，与丹参同食影响彼此的药性。

丹参的功效内服后才会实现

藜芦毒性强烈，内服入口即吐

📕 中医专家的话
藜芦与丹参合用，大补元气的丹参不能进入口腔以下发挥作用就会被涌吐出来，还会增强藜芦毒性而大伤元气。

Data
丹参的产地
陕西、河东州郡及随州。

成熟期 5月采根。

 6 7 8 9 10

【释名】又名：赤参、山参、郄蝉草、木羊乳、逐马、奔马草。
【性味】味苦，性微寒，无毒。
【归经】心、肝经。
【功效】活血，通心包络，治疝气痛。
【主治】心腹疼痛，肠鸣，寒热积聚，能破症除瘕、止烦满、益气。

丹参桃红乌鸡汤

活血通脉 补心安神 【药膳】

材料：
丹参……15g   乌骨鸡腿…1只
红枣……10颗 盐………2匙
红花……25g   棉布袋……1个
桃仁……5g

做法：
1. 将红花、桃仁装在棉布袋内，扎紧；鸡腿洗净剁块，汆烫、捞起；红枣、丹参冲净。
2. 将所有材料盛入煮锅，加6碗水煮沸后转小火炖约20分钟，待鸡肉熟烂加盐调味即成。

功效：
本药膳具有活血通脉、补心安神的作用，丹参活血调经、祛淤止痛，红枣具有补益气血、益肝明目的作用。

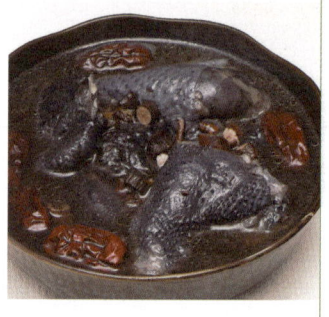

Cong . Di huang

❌✓ 葱＋地黄

葱的发散作用影响地黄的药性

地黄依照炮制方法在药材上分为鲜地黄、干地黄与熟地黄，同时其药性和功效也有较大的差异：鲜地黄为植物的新鲜块根，具有清热凉血、生津润燥的作用；干地黄为植物的干燥块根，具有滋阴清热、凉血补血的作用；熟地黄为植物的块根经加工蒸晒而成，具有补血滋润、益精填髓的作用。葱具有发汗解表、散寒通阳、解毒散凝的作用。但是，葱与地黄不能一起食用，因为葱具有发散作用，一起食用会影响地黄本身的药性。

健康指标→

不合指数
★☆☆☆☆

危害指数
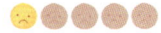

健康隐患
葱的发散作用会影响地黄的药性。

葱具有发散作用 ——— 地黄可滋阴补养

NG

📘 中医专家的话
葱治伤寒、骨肉疼痛、喉痹不通，能安胎、益眼、除肝中邪气、调中焦、利五脏、解各种药物的药毒。根可治伤寒头痛。

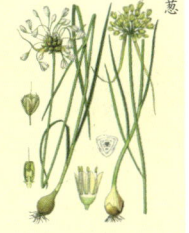

Data
葱

葱的产地
全国各地普遍栽培。

成熟期
全年可采。

【释名】又名：芤、菜伯、和事草、鹿胎。

【功效】发汗解表，散寒通阳，解毒散凝。

【性味】葱白：味辛，性平，无毒。葱叶：性温，无毒。

【归经】归肺胃二经。

【主治】葱白：煮汤，治伤寒寒热，中风，面目浮肿，能发汗。葱叶：将叶加盐研，用来敷在被毒蛇、毒虫咬伤的部位，能解毒。

🟢葱 红枣枸杞鸡汤 〔药膳〕

明目保肝 补气养血

材料：
鸡……300g 枸杞……30g
党参……3根 红枣……30g
生姜……1块 葱……2根

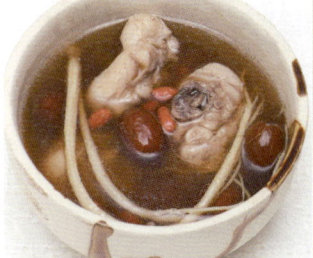

做法：
1. 将鸡洗净后剁成块状，红枣、枸杞、党参洗净，姜切片、葱切段备用。
2. 将剁好的鸡块及所有材料入水炖煮，加盐、酱油、胡椒粉、料酒煮10分钟。
3. 转小火炖至鸡肉熟烂，撒入调味料，淋上香油即可。

功效：
本药膳汤水清淡，味道香浓，能保肝明目、健脾益胃、益肾安神，尤其适合身体虚弱或皮肤干燥的人食用。

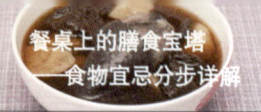

地黄＋羊肉

Di huang · Yang rou

药性相克,影响药物吸收

羊肉肉质鲜嫩,含有丰富的蛋白质、脂肪、磷、铁、钙、维生素和烟酸等成分,有温补气血、开胃健力、通乳治带的功效,凡肾阳不足、腰膝酸软、腹中冷痛、虚劳不足者皆可用它做食疗品。地黄有补血、益精、强肾的功效,用于血虚萎黄、心悸失眠、头晕目眩、月经不调、少经闭经等症状。但是,地黄这种中药不适宜与羊肉等一起食用,因为二者药性相克,同食会影响彼此药性的吸收。

健康指标

不合指数
★☆☆☆☆

危害指数
😟😐😐😐😐

健康隐患
药性相克,影响彼此的药性吸收。

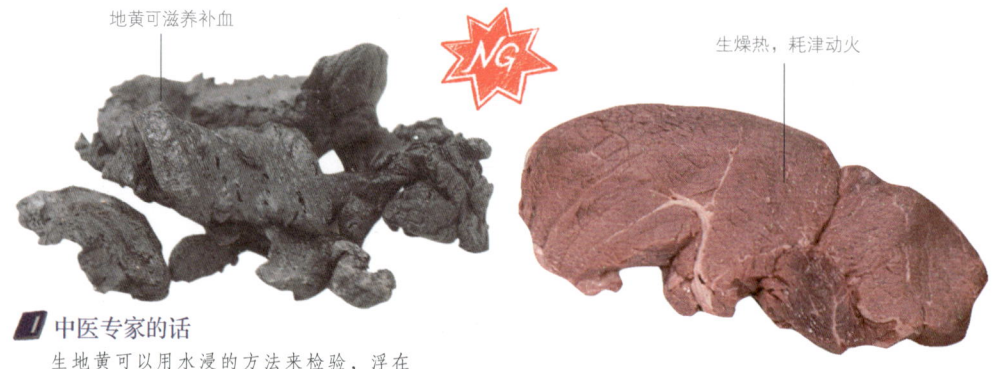

地黄可滋养补血 / 生燥热,耗津动火

📖 中医专家的话

生地黄可以用水浸的方法来检验,浮在水面的名天黄,半浮半沉的名人黄,沉的名地黄。入药用以沉的为佳,半沉的次之,浮的不堪用。

Data

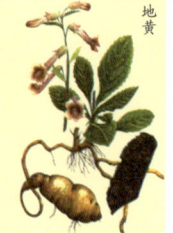

地黄的产地
北京、天津、山东、河北。

果期
7、8月。

5 6 ❼ ❽ 9 10

【释名】又名:苄(音户)、芑(音起)、地髓。
【性味】味甘,性微温。
【功效】清热生津,凉后止血,益精强肾。
【主治】干地黄主元气受伤,驱逐血痹,填骨髓,长肌肉。煎汤能除寒热积聚及风湿麻木。

地黄鲜虾汤 【药膳】

清热润燥 凉血生津

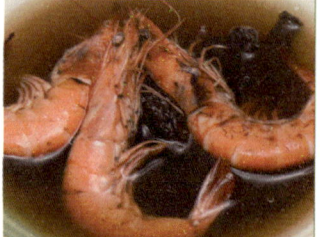

材料:
生地黄……30g　精盐……适量
虾……3只

做法:
1. 生地黄洗净后,放在盘中备用。将虾洗净后,放入沸水中烫去腥、杀菌,然后捞起放入盘中备用。
2. 锅中加水,将水烧开后,把事先准备好的虾和生地黄放入锅中,炖大约30分钟。
3. 加入盐调味,将地黄鲜虾汤盛入碗中即可食用。

功效:
　　本药膳有清热、生津、润燥、凉血、止血的作用,用于治疗热病热邪、阴虚火旺、糖尿病及类风湿性关节炎。

石菖蒲+麦芽

Shi chang pu . Mai ya

彼此属性相忌，同食疗效大减

石菖蒲具有化湿开胃、开窍豁痰、醒神益智的功效，治惊痫、癫狂、风寒湿痹、噤口毒痢、痰厥昏迷、外敷痈疽疥癣，用于癫痫、痰热惊厥、胸腹胀闷、慢性支气管炎等症。麦芽具有行气消食、退乳消胀、健脾开胃，用于食积不消、脘腹胀痛、脾虚食少、乳汗郁积、乳房胀痛等症。但是，石菖蒲与麦芽不能一起食用，因为二者的药性相忌，同时服用会影响彼此的药效，所以服用时要多加注意。

健康指标

不合指数

危害指数

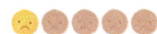

健康隐患

药性相克，同食会影响彼此的药效。

石菖蒲可化湿开胃

麦芽可乳消胀

中医专家的话

将菖蒲根末炒后，趁热外敷，能除风下气，疗男子肾病、女子血海冷败，治健忘，除烦闷，止心腹痛，霍乱及耳痛。

Data

石菖蒲的产地
我国南北各地。

果期
8~10月。

5 6 7 **8 9 10**

【释名】又名：昌阳、尧韭、水剑草。
【性味】味辛，性温，无毒。
【功效】能除风寒湿痹，咳逆上气，开心窍，补五脏，通九窍，明耳目。
【主治】能除风寒湿痹，咳逆上气，开窍明目。主耳聋、痈疮，能温肠胃，治尿频。

石菖蒲陈皮炖猪心

药膳

化痰开窍 补心安神

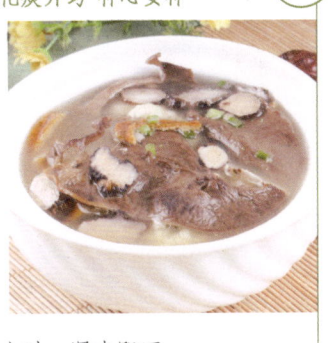

材料：
猪心————350g
石菖蒲————10g
陈皮————5g
盐————5g

做法：
1.将石菖蒲、陈皮洗净、猪心洗净切开；
2.把全部材料一齐放入炖盅内，加适量开水，文火隔开水炖2小时，调味即可。

功效
本药膳适宜神经衰弱属痰浊内扰者，症状为失眠心悸、头晕头重、胸脘满闷，或呕吐痰沫，甚则突然昏倒，喉有痰声；神经衰弱属热痰或火扰心神者不宜食用本药膳。

第四章 中药材错搭配——养生也要看药性

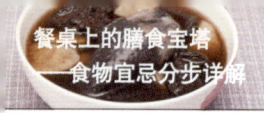

丹参 + 醋

Dan shen . Cu

别让醋"锁住"丹参的药性

丹参味苦，微寒，归心、肝经，具有活血调经、祛淤止痛、凉血消痈、养血安神的功效，主治月经不调、经闭痛经、症瘕积聚、胸腹刺痛、热痹疼痛等症。丹参素有"东方维生素E"之称，因为它具有能够迅速分解成小分子结构的抗氧化合物的功能，所以是很有效的强心药。但是丹参忌醋，醋虽具有散淤、止血、解毒、杀虫的功效，常喝能够起到消除疲劳、软化血管等作用，但是醋的酸性有收敛作用，会将丹参的药效锁住。

健康指标

不合指数

危害指数
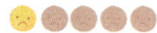

健康隐患
醋的收敛作用会将丹参的药效锁住。

丹参具有活血化淤的作用

醋的酸性有收敛作用

中医专家的话
丹参可引起过敏反应，表现为全身皮肤瘙痒，伴有呼吸困难，甚则恶寒、头晕、呕吐，随即肢冷汗出、血压下降，乃至昏厥休克等。

Data

白醋
31kcal
蛋白质..........2.1g
脂肪............0.3g
碳水化合物....4.9g
磷..............96mg
钾.............351mg

【性味】性味酸、甘、性平。
【功效】消食开胃，收敛止泻，散淤血，解毒。
【主治】用于油腻食积，消化不良，喜食酸物，或腹泻；衄血、吐血、便血；咽喉肿痛。
【用法】可入汤剂，稀释后饮用；可入菜肴。
【注意】脾虚湿盛不宜，多食会损齿伤胃。

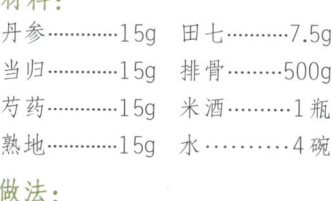 丹参当归炖排骨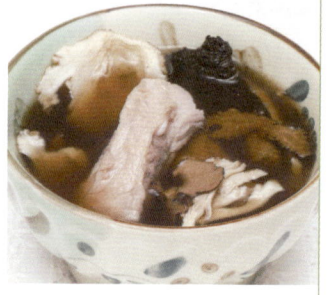

补血活血 润肠调经

材料：
丹参……15g　田七……7.5g
当归……15g　排骨……500g
芍药……15g　米酒……1瓶
熟地……15g　水………4碗

做法：
1.将排骨洗净，余烫去腥，再用冷开水冲洗干净，沥水，备用。
2.将药材入水煮沸，放入排骨，加米酒，待水煮开，转小火，续煮30分钟。
3.最后加入磨成粉的田七拌匀，适度调味即可。

功效：
丹参既能补血，又能活血，常用于脸色萎黄、头晕眼花、心慌心悸、舌质淡、少血色等血虚症，是女性的调养佳品。

乌梅 + 猪肉

药性相忌，易腹泻

乌梅是梅子经烟火熏制而成的，梅子中含多种有机酸，有改善肝脏功能的作用，故肝病患者宜食用；梅子中的儿茶酸能促进肠蠕动，因此便秘之人宜食用；梅子中的梅酸可软化血管，推迟血管硬化，具有防老抗衰的作用。乌梅敛肺、涩肠、生津、安蛔，可用于肺应用广泛，可用于肺虚久咳、虚热烦渴、久疟、痢疾、便血等症，但是在服用乌梅期间不能食用猪肉，因为乌梅健胃，但猪肉太过油腻，一起食用会导致腹泻。

健康指标→

不合指数
★★☆☆☆

危害指数
😣😣😐😐😐

健康隐患
药性相忌，同食易导致腹泻。

乌梅能生津健胃

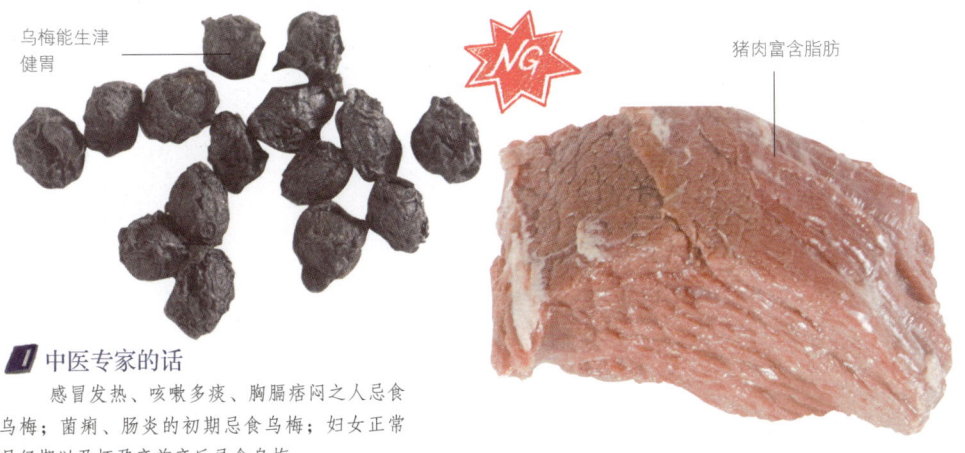

猪肉富含脂肪

🏥 中医专家的话

感冒发热、咳嗽多痰、胸膈痞闷之人忌食乌梅；菌痢、肠炎的初期忌食乌梅；妇女正常月经期以及怀孕产前产后忌食乌梅。

Data

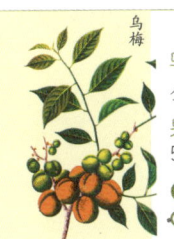

乌梅的产地
全国各地都有栽培。

果期
5~6月。

❺❻ 7 8 9 10

【释名】又名：梅实、熏梅、桔梅肉、春梅。
【性味】味酸涩，性温、平，无毒。
【功效】能止渴调中，祛痰，治疟瘴，止吐逆霍乱，除冷热下痢。
【主治】主下气，除热烦满，安心，止肢体疼痛，偏枯不仁，死肌，去青黑痣，蚀恶肉。

黑枣参芪梅子茶 〔药膳〕

活血祛淤 安神止痛

材料：
黑枣……5颗　乌梅……5颗
丹参……75g　冰糖……2匙
黄芪……75g

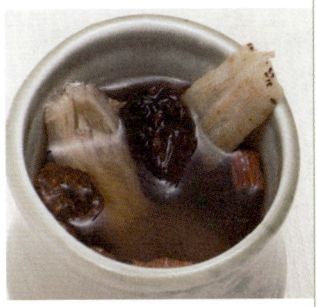

做法：
1. 将黑枣、丹参、黄芪与乌梅放入杯中，冲入热开水，盖上杯盖约10分钟。
2. 加入冰糖搅拌至溶化即可。

功效：
本药膳能活血祛淤、宁心安神、止痛、促进血液循环。黑枣有加强补血的效果，多用于补血和作为调理药物，对贫血、肝炎、失眠、乏力有一定疗效。

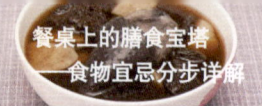

Shan yao . Ji yu

山药+鲫鱼

阻碍人体对山药营养素的吸收

中药山药表面黄白色或淡黄色,有纵沟、纵皱纹及须根痕,味淡、微酸,嚼之发黏,具有健脾补肺、益胃补肾、固肾益精、聪耳明目的功效。作为主粮和蔬菜,因其营养丰富,自古以来就被视为物美价廉的补虚佳品。鲫鱼肉质细嫩,肉味甜美,营养价值也极高,此外,鲫鱼药用价值也很高,具有和中补虚、除湿利水、温胃进食、补中生气之功效。但是山药不能和鲫鱼一起食用,因为鲫鱼会影响人体对山药营养素的吸收。

健康指标

不合指数
★☆☆☆☆

危害指数

健康隐患
鲫鱼会影响人体对山药营养素的吸收。

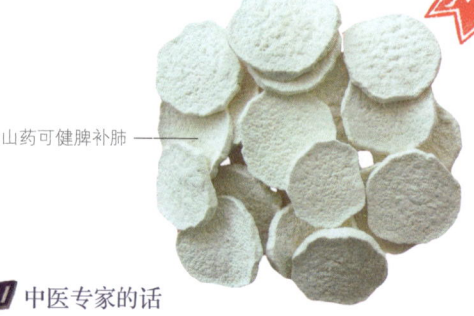

山药可健脾补肺 ——

鲫鱼可除湿利水 ——

🔷 中医专家的话

　　山药养阴助湿,所以湿盛中满,或有积滞、有实邪者不宜。食用山药因其有收敛作用,所以患感冒、大便燥结及肠胃积滞者忌用。

Data

山药的产地
河南、山东、河北、山西、湖北、江西。

果期 8~10月。

5 6 7 **8 9 10**

【释名】又叫薯蓣、土薯、山薯、山芋、玉延。
【性味】味甘,性温、平,无毒。
【归经】归脾、肺、肾经。
【功效】益肾气,健脾胃,止泄痢,化痰涎,润肤养发。
【主治】脾胃虚弱,倦怠无力,食欲不振,久泄久痢,肾气亏耗,消渴尿频,遗精早泄。

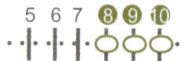 山药枸杞炖牛肉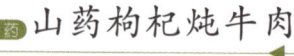

补脾强筋　分解脂肪

材料:
枸杞……10g　牛膝肉……500g
山药……600g　盐……2匙

做法:
1.牛肉切块、洗净余烫捞起再冲净,山药削皮洗净切块。
2.将牛肉盛入煮锅,加7碗水以大火煮开,再转小火慢炖1小时。
3.加入山药、枸杞,续煮10分钟,加盐调味即可。

功效:
　　牛肉既能补气又能补血,搭配补气功效显著的山药和滋阴补血的枸杞,能缓解气血亏虚引起的疲倦乏力、抵抗力下降等症状。

Cong . Feng mi

葱 + 蜂蜜

一起食用，腹痛又腹胀

葱营养丰富，富含蛋白质、糖类、维生素A、膳食纤维以及磷、铁、镁等矿物质等，具有发汗解表、散寒通阳、解毒散凝的功效，主治风寒感冒轻症、痈肿疮毒、痢疾脉微、寒凝腹痛、小便不利等病症。蜂蜜能补中缓急、润肺止咳、润肠燥、解毒，常吃可以提高人的免疫力，防止贫血、心脏病、肠胃病、神经官能症、肝病等。但是，不要把葱和蜂蜜一起食用，因为蜂蜜甜，易发胀，葱具有发散的性质，一起食用会引起腹胀。

健康指标→

不合指数
★★☆☆☆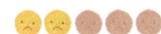

危害指数
😟😟😟😐😐

健康隐患
蜂蜜和葱都易发胀，同食会引起腹胀。

葱具有发散的作用

NG

蜂蜜能补中缓急

中医专家的话
不可以用开水冲或高温蒸煮蜂蜜，因为高温会使蜂蜜中的营养物质严重破坏：使蜂蜜中的酶失活，颜色变深，香味挥发，滋味变酸。

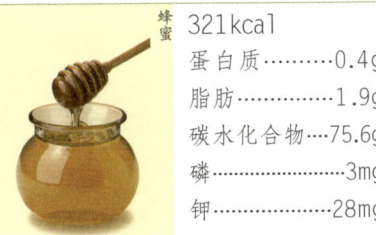

Data

蜂蜜 321kcal
蛋白质..........0.4g
脂肪..............1.9g
碳水化合物...75.6g
磷..................3mg
钾..................28mg

【产地分布】我国大部分地区均有养殖蜜蜂。
【释名】石蜜、石饴、食蜜、蜜、蜜糖、沙蜜。
【性味】味甘，性平，碱性食物。
【功效】能补中缓急，润肺止咳，润肠燥，解毒。
【主治】用于肺燥咳嗽，干咳或痰少；脘腹疼痛，体倦少食；大便秘结；疮疡热毒。

菠萝苹果蜂蜜汁

瘦身美白 修复晒伤

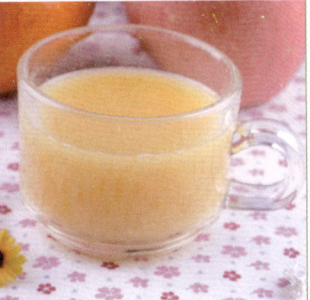

材料：
菠萝..........200g
苹果..........150g
葡萄柚........80g
柠檬............30g
蜂蜜............10g
冰块............10g

做法：
1. 将葡萄柚、柠檬洗净，切块，榨汁。
2. 菠萝、苹果洗净后切块，用果汁机搅打成泥，滤出果汁。
3. 两种果汁倒入杯中，加蜂蜜、冰块即可。

功效：
本饮品有消烦解渴和增进食欲的功效。中医认为菠萝有解暑止渴、助消化、止泻之功效，为医食兼优的时令水果。

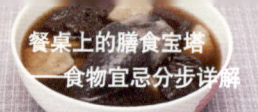

He shou wu . Luo bo

何首乌 + 萝卜

萝卜的散气作用会散去何首乌的药性

何首乌,根细长,末端成肥大的块根,外表红褐色至暗褐色。中药何首乌有生首乌与制首乌之分:生首乌能解毒、润肠通便、消痈;制首乌能补益精血、乌须发、强筋骨、补肝肾。白萝卜是一种常见的蔬菜,生食熟食均可,其味略带辛辣味,具有清热生津、凉血止血、下气宽中、消食化滞、开胃健脾、顺气化痰的功效。但是,白萝卜有行气散气的作用,会散去何首乌散气的药性,所以二者不宜同食。

健康指标

不合指数

危害指数
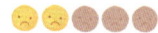

健康隐患
萝卜的散气作用会散去何首乌的药性。

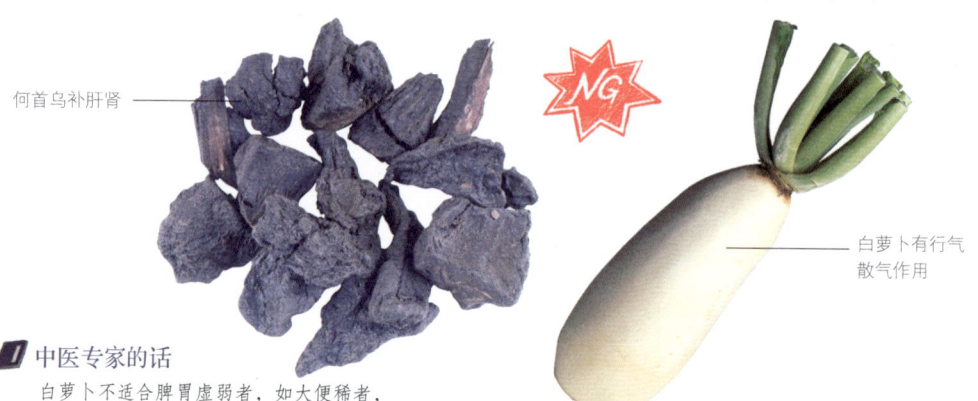

何首乌补肝肾

NG

白萝卜有行气散气作用

📖 中医专家的话

白萝卜不适合脾胃虚弱者,如大便稀者,应减少食用,还需注意的是在服用参类滋补药时忌食本品,以免影响疗效。

Data

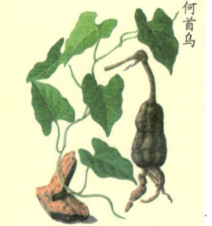

何首乌

何首乌的产地
河南、湖北、安徽、四川一带。

果期 10~11月。

6 7 8 9 10 11

【释名】又名:交藤、夜合、地精、陈知白、马肝石。
【性味】味苦、涩,性微温,无毒。
【归经】归肝、肾经。
【功效】解毒消痈,润肠通便。
【主治】主瘰疬,消痈肿,治五痔,止心痛,益血气,黑须发,悦颜色。

何首乌黑豆煲鸡脚 〔药膳〕

补肾益阴 利湿除热

材料:
何首乌..........10g
黑豆............20g
红枣............5颗
鸡脚............8只
猪瘦肉..........100g

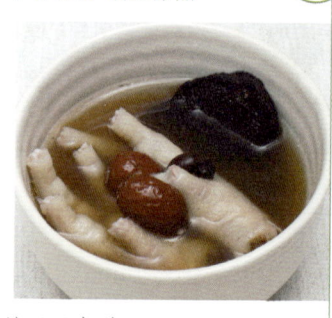

做法:
1. 鸡脚剁去趾甲洗净备用,红枣、何首乌洗净备用。
2. 猪瘦肉洗净,黑豆洗净放锅中炒至豆壳裂开。
3. 全部用料放入煲内,加适量清水煲3小时,加盐调味即可。

功效:
这道菜具有补肾益阴、健脾利湿、除热解毒等功效,可以治疗肾虚阴亏、消渴多饮、尿频、头晕目眩等症。

苍耳子 + 猪肉

严重妨碍苍耳子药性的发挥

苍耳子，呈纺锤形或卵圆形，表面黄棕色或黄绿色，全体有钩刺。苍耳子具有散风寒、通鼻窍、祛风湿、止痒的功效，对于鼻渊、风寒头痛、风湿痹痛、风疹、湿疹、疥癣有很好的疗效。苍耳子不能与猪肉同食，虽然猪肉性味甘平，具有补虚强身、滋阴润燥、丰肌泽肤的作用，是常见的营养滋补之品，但是猪肉本身太过油腻，会动风助湿、影响身体循环，如果和苍耳子搭配食用，会影响苍耳子的药性。

健康指标

不合指数

危害指数

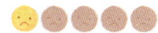

健康隐患

猪肉动风助湿，会影响苍耳子药性的发挥。

苍耳子祛风除湿　　　　　　　猪肉动风助湿

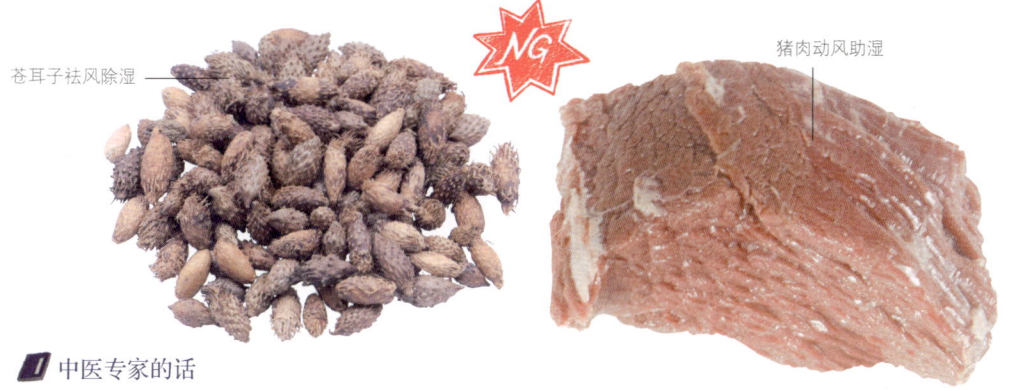

中医专家的话

苍耳草虽然可药用，但苍耳为有毒植物，茎叶果中皆有对神经及肌肉有毒的物质，以果实为最毒，使用须严格遵照医嘱。

Data

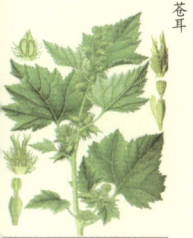

苍耳

苍耳的产地
全国各地均有分布。

果期 6~8月。

5 6 7 8 9 10

【释名】又名：胡枲、常思、卷耳、爵耳、猪耳、耳珰、地葵、葹、羊负来。
【性味】味甘，性温，有小毒。
【功效】清热解毒，祛风杀虫。
【主治】风寒头痛，风湿麻痹，四肢拘挛痛，恶肉死肌以及膝痛；久服益气。

苍耳子辛夷花芥菜汤　药膳

利尿消暑　祛风通窍

材料：
芥菜……640g　蜜枣……20g
苍耳子……20g　姜………3g
辛夷………20g　盐………3g

做法：
1. 苍耳子、辛夷花用清水洗净，盛于干净的纱布袋内。
2. 芥菜用水洗净，去根须。
3. 将苍耳子、辛夷花、芥菜、生姜、蜜枣放入已经烧滚的水中，继续煲45分钟，以细盐调味，即可饮用。

功效：
芥菜可利气豁痰、清热利尿，蜜枣能化痰平喘、止咳润肺，此汤适合热天饮用，可利尿消暑，实为不可多得的食疗汤品。

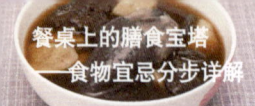

醋 + 茯苓

Cu．Fu ling

健康指标

不合指数 ★☆☆☆☆

危害指数 ◕○○○○

健康隐患
醋的收敛作用会抵消茯苓的药性。

醋的收敛作用会抵消茯苓药性

醋具有散瘀、止血、解毒、杀虫的功效，常喝能够起到消除疲劳、软化血管等作用。茯苓，形状像甘薯，外皮黑褐色，里面白色或粉红色，具有健脾和胃、渗湿利水、宁心安神的功效，可治淋浊、惊悸、健忘、小便不利、痰饮咳逆、水肿胀满、泄泻、遗精等症。但是，茯苓忌醋，因为醋属于酸性，具有收敛作用，如果把茯苓和醋一起食用，醋会抵消茯苓的药效，影响其药效的发挥，所以应慎用。

标注：醋具有收敛作用 ／ 茯苓渗湿利水 ／ NG

🩺 中医专家的话

茯苓适宜小便不利、脾虚食少、大便泄泻、水肿涨满、癌症、肝病、糖尿病患者。但阴虚而无湿热、虚寒精滑、气虚下陷者慎服。

Data

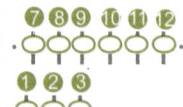

茯苓的产地
云南、安徽、湖北、河南、四川。

成熟期
7月～次年3月。

7 8 9 10 11 12
1 2 3

【释名】亦称伏灵、伏菟、松腴、不死面。
【性味】甘，平，无毒。
【功效】健脾和胃、渗湿利水、宁心安神。
【主治】治胸胁逆气、忧恐惊邪、心下结痛、寒热烦满咳逆、口焦舌干、利小便。

茯苓鳝鱼汤 — 药膳

解毒补虚 祛风止泻

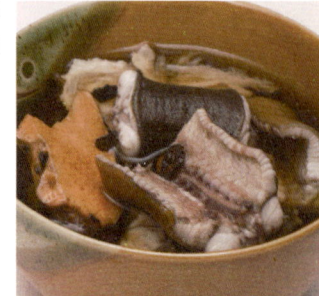

材料：

鳝鱼	100g	盐	2匙
蘑菇	100g	米酒	1/2匙
茯苓	10g		
当归	8g		
清水	800ml		

做法：

1. 鳝鱼洗净，切小段，撒细盐腌渍10分钟，再用清水洗净。
2. 全部材料、药材与清水共置锅中，以大火煮沸，再转小火续煮20分钟。
3. 加入盐、米酒搅拌均匀即可。

功效：
本药膳具有利湿解毒、驱风湿、强筋骨的功效，患有脾虚血亏、腹冷肠鸣、脱肛、内痔出血等病症的人可适当食用。

地黄+青蒜

Di huang . Qing suan

健康指标

不合指数
★☆☆☆☆

危害指数

健康隐患
蒜的发散作用会抵消地黄的药性。

二者同食,药性互抵

青蒜含有丰富的维生素C以及蛋白质、胡萝卜素等营养成分,吃青蒜能有效预防流感、肠炎等因环境污染引起的疾病,此外,青蒜对心脑血管有一定的保护作用,可预防血栓的形成,同时还能保护肝脏。地黄有补血、益精、强肾的功效,用于血虚萎黄、心悸、失眠、头晕目眩、月经不调、少经闭经、阳虚畏寒等症状。地黄是六味地黄丸的主药,需要注意的是,此药忌与葱、蒜一起食用,因为蒜的发散作用会抵消地黄的药性。

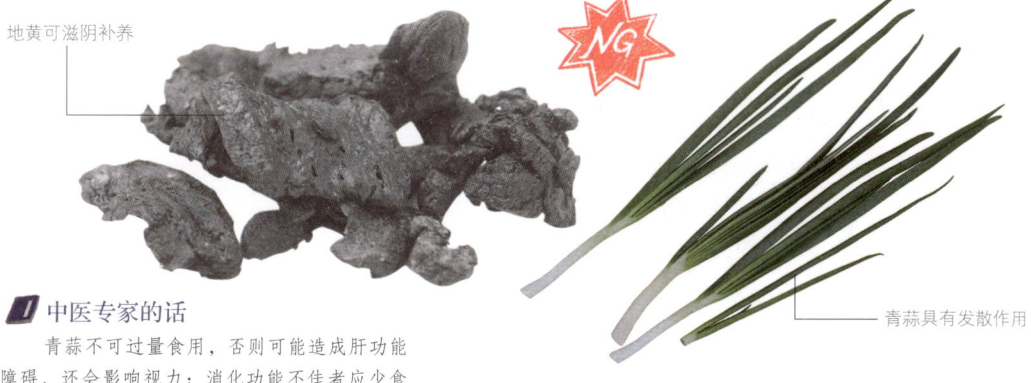

地黄可滋阴补养

青蒜具有发散作用

中医专家的话
青蒜不可过量食用,否则可能造成肝功能障碍,还会影响视力;消化功能不佳者应少食或不食;肝细胞受损和癌症患者可以多食。

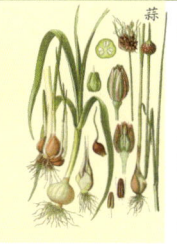

Data

蒜的产地
河北、河南、上海、江苏、江西、广东。
成熟期 5月。

❺ 6 7 8 9 10
☿ ┼ ┼ ┼ ┼ ┼

【释名】又名:小蒜、茆蒜、荤菜。
【性味】味辛,性温,有毒。
【归经】归脾、胃、肺经。
【功效】解毒杀虫,消肿止痢。
【主治】止霍乱吐泻,腹腹中不安,消谷,理胃温中,除邪痹毒气。

青蒜 青蒜炒肉
解毒杀虫 延缓衰老 美食

材料:
青蒜·······200g 鸡精·······1匙
肉·········300g 酱油·······1匙
盐·········2匙

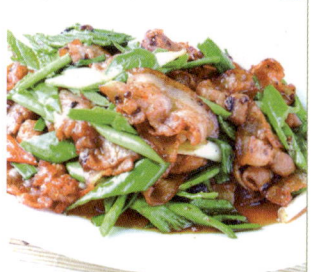

做法:
1. 青蒜洗净,放开水中焯一下,捞出切段。
2. 肉片用花椒水煮5分钟,捞出沥干,用酱油、盐、鸡精等腌至入味,裹上湿淀粉。
3. 放入肉炒几分钟,放入盐、胡椒粉等炒至入味,放入青蒜炒熟后倒入芡汁,收汁即可。

功效:
本道菜具有暖补脾胃,滋阴润燥的功效,适用于体虚乏力、食欲不振、脘腹痞满等病症。

乌头+白芨

Wu tou · Bai ji

药性相克，药效不加反减

乌头为镇痉剂，治风痹、风湿神经痛，具有祛风除湿、温经止痛的功效，主治心腹冷痛、寒病作痛、关节疼痛等，炮制后方可内服；生乌头外用能刺激皮肤，用作止痛剂。白芨可止血，抗杆菌、真菌，治疗咳嗽，对肺热咳嗽、阴虚咳嗽、肺结核咳嗽、百日咳以及其他难治性咳嗽都有良好的止咳作用，还可治疗鼻窦炎。但是，乌头具有一定的毒性，且乌头与白芨药性相克，同时服用会影响彼此的药性。

健康指标

不合指数
★★☆☆☆

危害指数

健康隐患
药性相克，影响彼此的药效。

乌头具有一定毒性

白芨可止血抗菌

1 中医专家的话

乌头毒性大，必须经过炮制才可内服，内服处方上也应写明制乌头或制川乌、制草乌。未经炮制服用，即使少量也可引起中毒。

Data

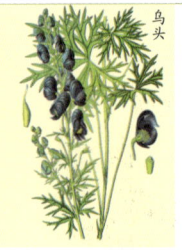

乌头

乌头的产地
四川、陕西、湖北、湖南、云南。

果期 7~8月。

5 6 **7** 8 9 10

【释名】又名：乌喙、两头尖、草乌头、土附子、奚毒。
【性味】味辛，性温，有大毒。
【功效】回阳救逆，补火助阳，散寒除湿。
【主治】中风恶风，能除寒湿痹，咳逆上气，破积聚寒热。其汁煎之名射罔，可杀禽兽。

[白芨] **丹参白芨粥** 药膳

补肺止血 养胃生肌

材料：
白芨粉⋯⋯15g 大枣⋯⋯5枚
糯米⋯⋯100g 蜂蜜⋯⋯25g

做法：
1.将糯米淘洗干净，大枣洗净去核。
2.用糯米、大枣、蜂蜜加水煮至粥将熟时，将白芨粉加入粥中。
3.改文火稍煮片刻，待粥黏稠即可。

功效：
每日2次，温热服食，10天为一疗程。本粥适用于咳血吐血、外伤出血、皮肤皲裂、肺结核咳血、肺胃出血、胃及十二指肠溃疡出血等。

荆芥+鳝鱼

过于热燥，有出血的潜在危险性

荆芥味辛，微温，归肺、肝经。入药用其干燥茎叶和花穗，具有解表散风、透疹、消疮、止血的作用，用于感冒、麻疹透发不畅、便血、崩漏、鼻衄等症。鳝鱼不仅肉嫩味鲜，营养价值甚高，还有一定的药用价值。鳝鱼肉性味甘、温，有补中益血，治虚损之功效。民间用以入药，可治疗虚劳咳嗽、湿热身痒、肠风痔漏、耳聋等症。但是鳝鱼和荆芥绝对不能同时食用，因为二者都有祛风补血的作用，同食会过于燥热，有出血的危险。

健康指标

不合指数

危害指数

健康隐患
过于燥热，易引发出血。

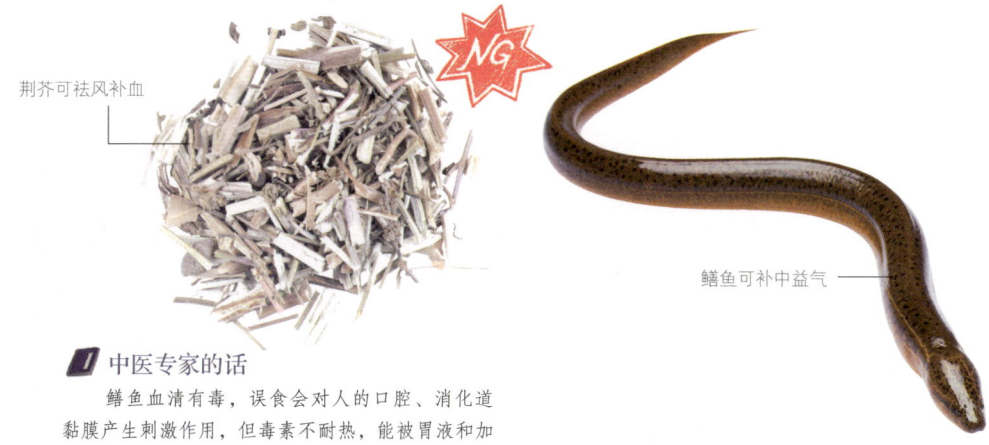

荆芥可祛风补血

鳝鱼可补中益气

📖 中医专家的话

鳝鱼血清有毒，误食会对人的口腔、消化道黏膜产生刺激作用，但毒素不耐热，能被胃液和加热所破坏，一般煮熟食用不会发生中毒。

Data

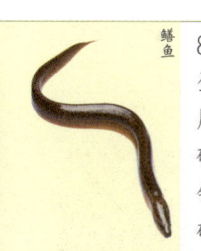

鳝鱼 89kcal
- 蛋白质……………18.0g
- 脂肪………………1.4g
- 碳水化合物………1.2g
- 钾…………………263mg
- 磷…………………206mg

【产地分布】全国各水域均产鳝鱼。
【释名】黄鳝、罗鳝、蛇鱼、长鱼。
【性味】甘、温。
【功效】益气血、补肝肾、强筋骨、祛风湿。
【主治】虚劳、疳积、阳痿、腰痛、腰膝酸软、风寒湿痹、产后淋沥、久痢脓血、痔瘘等。

🍲 菟丝子烩鳝鱼 【药膳】

调节血糖益气利肺

材料：
- 干地黄………12g 竹笋………10g
- 菟丝子………12g 蛋清………1个
- 鳝鱼…………250g 高汤………少许

做法：
1. 将菟丝子、干地黄煎两次，过滤取汁。
2. 鳝鱼肉切成片，加水、淀粉、蛋清、盐煨好。
3. 将鳝鱼放滚油中划开，待鱼片泛起，将鱼捞起，再放入所有材料调味即可。

功效：
药膳中的黄鳝，含降低血糖和调节血糖的"鳝鱼素"，且所含脂肪极少，是糖尿病患者的理想食品。

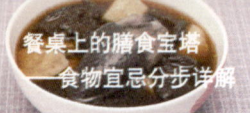

桔梗 + 猪肉

Jie geng . Zhu rou

药性相忌，肠胃不佳者的大忌

桔梗是常用中医药，味辛、性微温，有小毒，能宣肺、祛痰、利咽、排脓，补劳养气，疗咽喉痛，用于咳嗽痰多、咽喉肿痛、肺痈吐脓、胸满胁痛、痢疾腹痛、小便癃闭、阴气不和引起的伤寒腹胀、肺痈咳嗽等症。

猪肉具有补虚强身、滋阴润燥、丰肌泽肤的作用，是常见的营养滋补之品。桔梗主要是针对上焦用药的药引，会引领其他药效达到上焦，如果与猪肉同食，会因为药性相忌，引起拉肚子、腹泻等。

健康指标

不合指数
★★☆☆☆

危害指数
😟😟⚫⚫⚫

健康隐患
药性相忌，同食易导致腹泻。

桔梗有清肺提气的作用

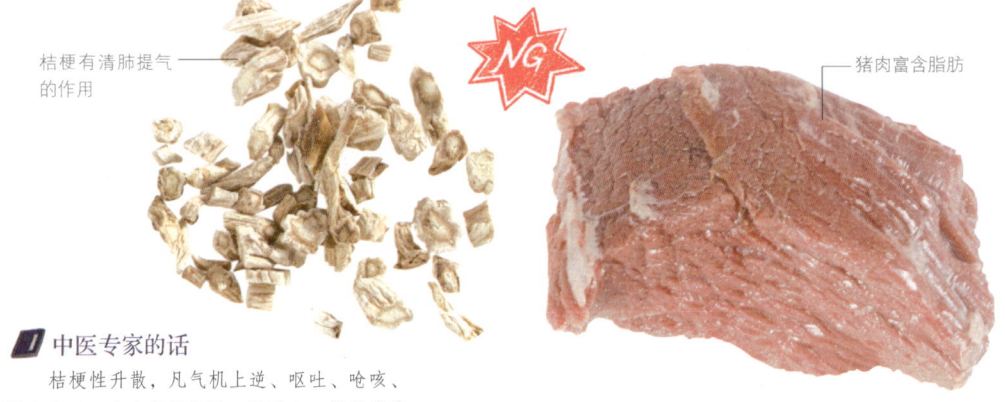

猪肉富含脂肪

🔷 中医专家的话

桔梗性升散，凡气机上逆、呕吐、呛咳、阴虚火旺、咳血者不宜用；胃及十二指肠溃疡者慎服；用量过大易致恶心呕吐。

Data

桔梗的产地
安徽、江苏、湖北、河南。

果期 8~9月。

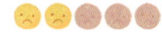
5 6 7 **8 9** 10

【释名】又名：白药、梗草。李时珍说：此草之根结实而梗直，所以叫桔梗。
【性味】味辛，性微温，有小毒。
【功效】宣肺、祛痰、利咽、排脓。
【主治】咳嗽痰多、咽喉肿痛、肺痈吐脓、胸满胁痛、痢疾腹痛、癃闭。

桔梗 **神气乌鸡汤** 药膳

滋补肝肾 固精缩尿

材料：
熟地………20g 　桔梗………10g
山茱萸……10g 　乌骨鸡腿……1只
山药………15g 　盐…………1匙
丹皮………10g

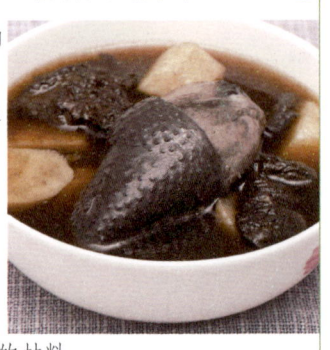

做法：
1. 将乌骨鸡腿洗净，剁块，放入沸水氽烫，除去血水。
2. 将乌骨鸡腿及所有的药材盛入煮锅中，加适量水至盖过所有的材料。
3. 大火煮沸，然后转小火续煮40分钟左右即可。

功效：
这道菜具有滋补肝肾、固精缩尿、明目、止泻的作用，适用于阳痿遗精、腰膝酸软、目昏耳鸣、肾脾虚弱等症状。

牡丹皮 + 青蒜

属性相忌，大大削减

牡丹皮药效

牡丹不仅有观赏价值，而且还具有很高的药用价值，用牡丹根加工制成的牡丹皮，是名贵的中草药。其性微寒，味辛，无毒，有散瘀、清血、和血、止痛、通经之作用，还有抗菌消炎、降低血压的功效，久服可养血和肝、益身延寿、散郁祛淤，常服可活血化淤，止虚汗、盗汗，改善月经失调、痛经。服用牡丹皮期间不能与青蒜同食，因为二者属性相忌，同食会降低牡丹皮的药效。

健康指标

不合指数

危害指数

健康隐患

药性相忌，同食会降低牡丹皮的药效。

牡丹皮可散瘀和血

青蒜辛温，损气耗阳

中医专家的话

牡丹皮与贝母、大黄相克。血虚、寒症、孕妇及月经过多者慎服。清热凉血宜生食；活血散瘀宜酒炒；止血宜用炒炭。

Data

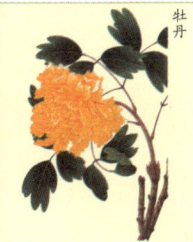

牡丹的产地
四川、贵州、湖南、江西、浙江、安徽、东北。

成熟期 2月、8月。
② ③ ④ ⑤ ⑥ ⑦ ⑧

【释名】鼠姑、鹿韭、百两金、木芍药、花王。
【性味】味辛，性寒，无毒。
【归经】归心、肝、肾经。
【功效】治时疾骨蒸潮热，妇人经闭，能蚀脓。
【主治】主寒热，中风，惊痫邪气，除症坚，淤血留舍肠胃，能安五脏，疗痈疮。

牡丹皮 红枣桂心酒

活血化淤 温经燥湿 药膳

材料：

火麻仁	300g	赤芍药	120g
白酒	500g	牛膝	120g
生地黄	180g	吴茱萸	100g
鳖甲	150g	土大黄	90g
虎杖	150g	黄芩	70g
桂皮	120g	细辛	30g
牡丹皮	120g		

做法：
1. 将所有药材一同研为粗末后装入布袋中。
2. 加入白酒密封浸泡7～10天后，过滤去渣即成。

功效：
本品具有活血化淤、温经燥湿、通经化结之功效，适于风湿、皮肤衰老、虚汗、盗汗、月经不调等症患者饮用。

红枣 + 葱

Hong zao . Cong

健康指标

不合指数 ★★☆☆☆

危害指数 ☹☹☺☺☺

健康隐患
容易导致胀气，肠胃不好的人忌食。

导致并加重腹部胀气

红枣含有蛋白质、脂肪、糖类、有机酸、维生素A、维生素C、多种氨基酸等丰富的营养成分，被誉为「百果之王」。此外，红枣不仅是人们喜爱的果品，也是一味滋补良药，红枣味甘性温，有补中益气、养血安神、缓和药性的功能，对肝脏、心血管系统、造血系统都很有益。但是，红枣不适宜与葱一起搭配，红枣虽好但枣皮纤维含量很高，吃多了会胀气，葱也有发散的作用，如果一起食用会加重胀气，特别是肠胃不好的人一定不能多吃。

红枣食用过多易胀气

葱具有发散作用

中医专家的话
红枣可以经常食用，但不可过量，否则会有损消化功能、造成便秘等症。湿热重、舌苔黄的人不宜食用。

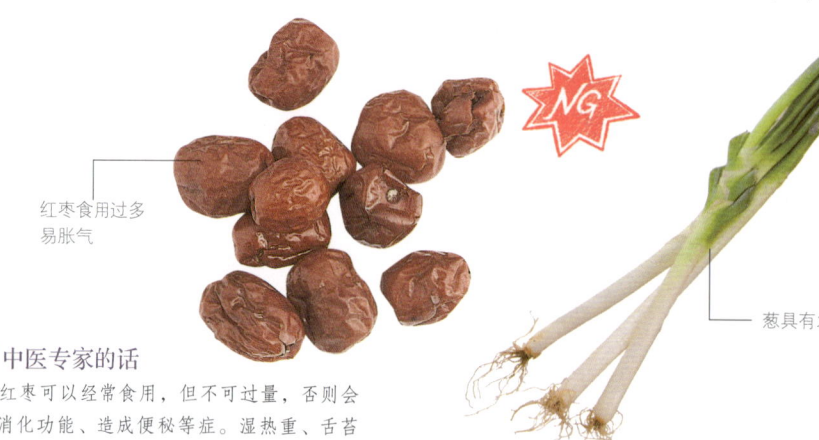

Data

枣

枣的产地 山东、河北、山西、陕西、甘肃。

果期 9~10月。

5 6 7 8 **9 10**

【释名】李时珍说：按陆佃《埤雅》所说，大的为枣，小的为棘。

【性味】味甘，性平，无毒。

【功效】润心肺，止咳，补五脏，治虚损，除肠胃癖气。

【主治】主心腹邪气，养脾气，平胃气，通九窍，助十二经，补少气，疗四肢沉重。

药膳 莲子红枣炖雪蛤

养颜补肺 补肾益精

材料：
雪蛤⋯⋯⋯15g 冰糖⋯⋯⋯4块
莲子⋯⋯⋯20g 姜⋯⋯⋯⋯3片
红枣⋯⋯⋯6粒

做法：
1. 把雪蛤洗净，用冷水泡4~6小时；泡发后挑去筋膜和黑色的杂质；加姜3片余水。
2. 把莲子洗净；红枣洗净、拍扁、去核。
3. 把4碗清水煮沸，倒入炖盅，再放入余过水的雪蛤、红枣、莲子和冰糖，隔水炖一个半小时，即可。

功效：
雪蛤富含的蛋白质、氨基酸和微量元素，能令皮肤细腻白皙、细胞再生，具有补肾益精、润肺养阴、壮阳健体的功效。

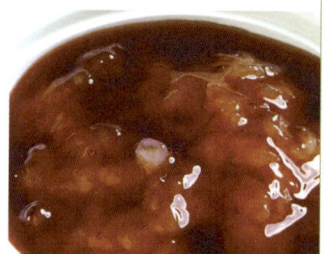

细辛 ＋ 藜芦

药性相忌，影响彼此药效

细辛是一种带"毒"的中草药，常用量药剂内一般不过3g。具有温经散寒、祛风止痛的作用，主治风寒头痛、痰饮咳喘、风湿痹痛、牙痛、鼻渊等症。藜芦能催吐、祛痰、杀虫，主治中风、癫痫、喉痹等；外用治疥癣、恶疮。因为细辛有毒性，和其他药物配伍时不可贸然大量使用，要根据病情而定；而藜芦也有毒性，而且细辛和藜芦的药性相忌，所以，不要一起使用，否则会影响彼此药效的发挥。

健康指标

不合指数
★★☆☆☆

危害指数
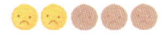

健康隐患
药性相忌，会影响彼此的药效。

细辛有一定的毒性

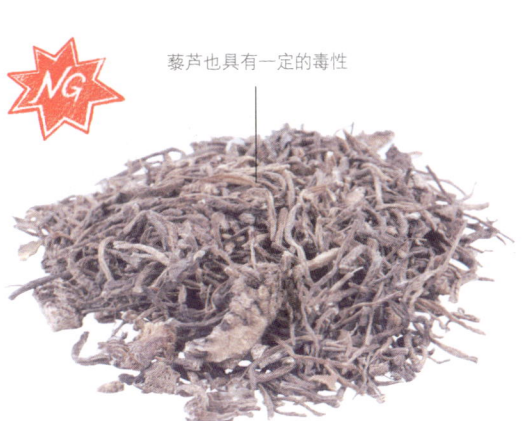

NG

藜芦也具有一定的毒性

📖 中医专家的话

细辛有小毒，故临床用量不宜过大，细辛在煎煮三十分钟后，其毒性成分黄樟醚的含量能大大下降，不足以引起中毒。

Data

细辛的产地
南起云南，北至陕西、吉林、黑龙江，西至西藏。

成熟期 5~7月采挖。

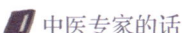

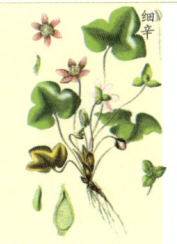

【释名】又名：小辛、少辛。
【性味】味辛，性温，无毒。
【功效】祛风散寒，通窍止痛，温肺化饮。
【主治】治咳逆上气，头痛脑动，关节拘挛，风湿痹痛死肌。久服明目利九窍，轻身延年。

细辛 | **白芷细辛粥** | 药膳

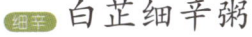
祛风燥湿 消肿镇痛

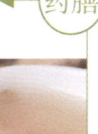

材料：
白芷………15g　　粳米………100g
细辛………10g　　水…………300ml

做法：
1. 将白芷、细辛洗净，碾成细粉。
2. 将白芷、细辛粉和粳米一起放入锅内，加水煮30分钟，出锅即可食用。

食用方法：每日1次。

功效：
　　白芷具有祛风散寒、通窍止痛、燥湿止带的作用；细辛具有温经散寒、祛风止痛的作用。白芷细辛粥可祛风燥湿、消肿镇痛，适用于风寒感冒、寒湿腹痛、眉棱骨痛、牙痛等症。

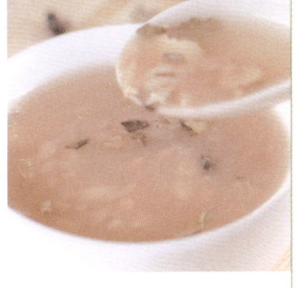

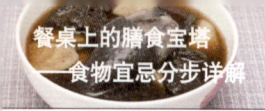

He shou wu . Suan

何首乌 + 蒜

健康指标

不合指数
★☆☆☆☆

危害指数
😟😟😟☆☆

健康隐患
蒜的发散作用会抵消何首乌的药性。

何首乌，为蓼科多年生缠绕藤本植物，根细长，末端成肥大的块根，外表红褐色至暗褐色。中药何首乌有生首乌与制首乌之分：生首乌能解毒、润肠通便、消痈；制首乌能补益精血、乌须发、强筋骨、补肝肾。蒜，性温、味辛，可健胃、杀菌、散寒，适合于肺病患者食用，大蒜生食能预防很多疾病。这两种药材单独使用都有很好的疗效，但是却不能一起使用，因为蒜具有发散的作用，和何首乌这样的补药同食，会降低其药性。

蒜的发散作用会使何首乌药性失效

— 何首乌可补肝肾

— 蒜具有发散作用

中医专家的话

食用生蒜不宜过多，阴虚火旺如午后低热、面红、烦热、口干便秘等，胃溃疡、慢性胃炎者要忌食，且不可与蜂蜜同食。

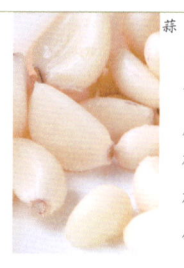

Data
蒜
128kcal
蛋白质 4.5g
脂肪 0.2g
碳水化合物 27.6g
磷 117mg
钾 302mg

【主产地】河北、河南、上海、江苏、江西、广东
【释名】又名：小蒜、茄蒜、荤菜。
【性味】味辛，性温，有毒。
【归经】归脾、胃、肺经。
【功效】解毒杀虫，消肿止痢。
【主治】止霍乱吐泻，解腹中不安，理胃温中，除邪痹毒气。

🟢蒜 金牌蒜香肉　　美食

健胃杀菌 滋阴润燥

材料：
猪肉 ...... 300g　酱油 1匙
蒜 ...... 6瓣　糖 ...... 适量
盐 ...... 1匙　淀粉 ...... 适量
料酒 1匙

做法：
1.大蒜捣成蒜泥。
2.猪肉切成薄片，放蒜泥、盐、料酒、酱油、糖腌制半小时，再裹上一层淀粉。
3.将适量的油倒入锅中，烧热后放入肉片，炸至色泽变黄，捞出装盘即可。

功效：
蒜可健胃、杀菌、散寒，猪肉具有补虚强身滋阴润燥、丰肌泽肤的作用，本药膳可健胃散寒、滋阴润燥。

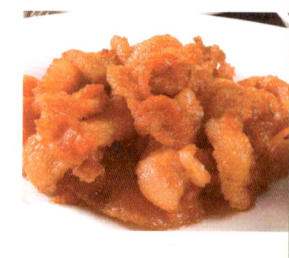

半夏＋麦芽

药性相忌，食用需注意

半夏是我国中药宝库中的一种重要药材，能燥湿化痰，降逆止呕、消痞散结，用于痰厥头痛、呕吐反胃、痰多咳喘、胸脘痞闷；生用外治痈肿痰核。麦芽具有行气消食、健脾开胃、退乳消胀的功效，用于食积不消、脘腹胀痛、脾虚食少、乳房胀痛、乳汗淤积、乳房胀痛等症。半夏治寒痰壅塞，芽可和中下气、疏肝醒胃。但半夏与麦芽要避开使用，因为此二者药性相忌，同食会影响彼此的药效。

健康指标

不合指数
★☆☆☆☆

危害指数
😟○○○○

健康隐患
药性相忌，同食会影响彼此的药效。

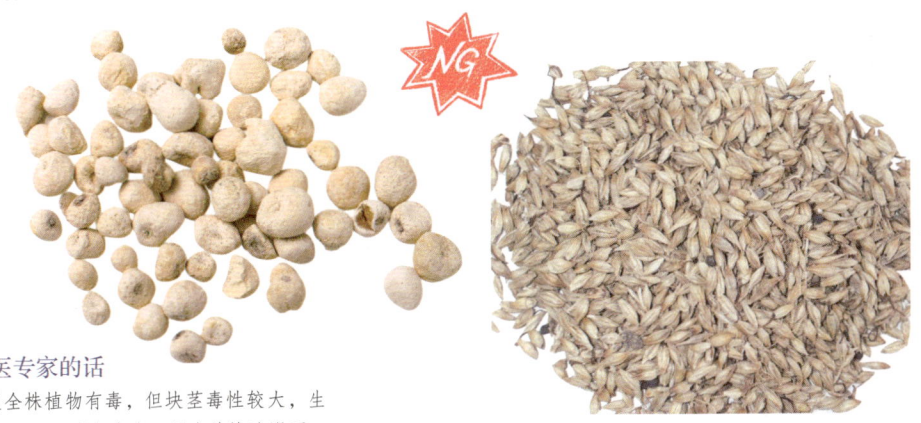

中医专家的话

半夏全株植物有毒，但块茎毒性较大，生食0.1g~1.8g即可引起中毒。用生姜捣汁服下，可以解毒。

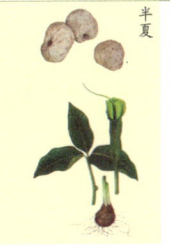

Data

半夏的产地
南方各省区，东北、华北、长江流域诸省均有栽培。

成熟期 7~9月。

| 4 | 5 | 6 | 7 | 8 | 9 | 10 |

【释名】又名：守田、水玉、地文、和姑。

【性味】味辛，性平，有毒。

【功效】燥湿化痰，降逆止呕，消痞散结。

【主治】主伤寒寒热，胸胀咳逆，头眩，咽喉肿痛，肠鸣，能下气止汗。

人参猪肚汤 〔药膳〕

补脾胃 益气血

材料：
猪肚……500g	半夏……9g
人参……5g	大葱……10g
甘草……6g	姜……10g
干姜……15g	盐……6g
黄芩……9g	

做法：

1. 将药材洗净后装入纱布袋内。
2. 净纱布袋纳入猪肚内，用绳扎紧口放入炖锅内。
3. 加入适量清水及生姜、葱、料酒，武火烧沸，再文火炖煮50分钟，加入盐搅匀。
4. 将猪肚捞起，除去药包，切成4厘米长、2厘米宽的长条，再放入锅内烧沸即成。

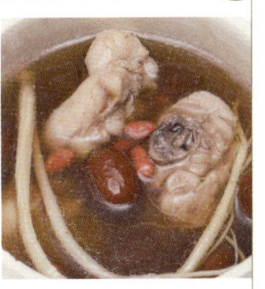

第五章
中西药错搭配——
警惕"药倍功半"、吃坏身体

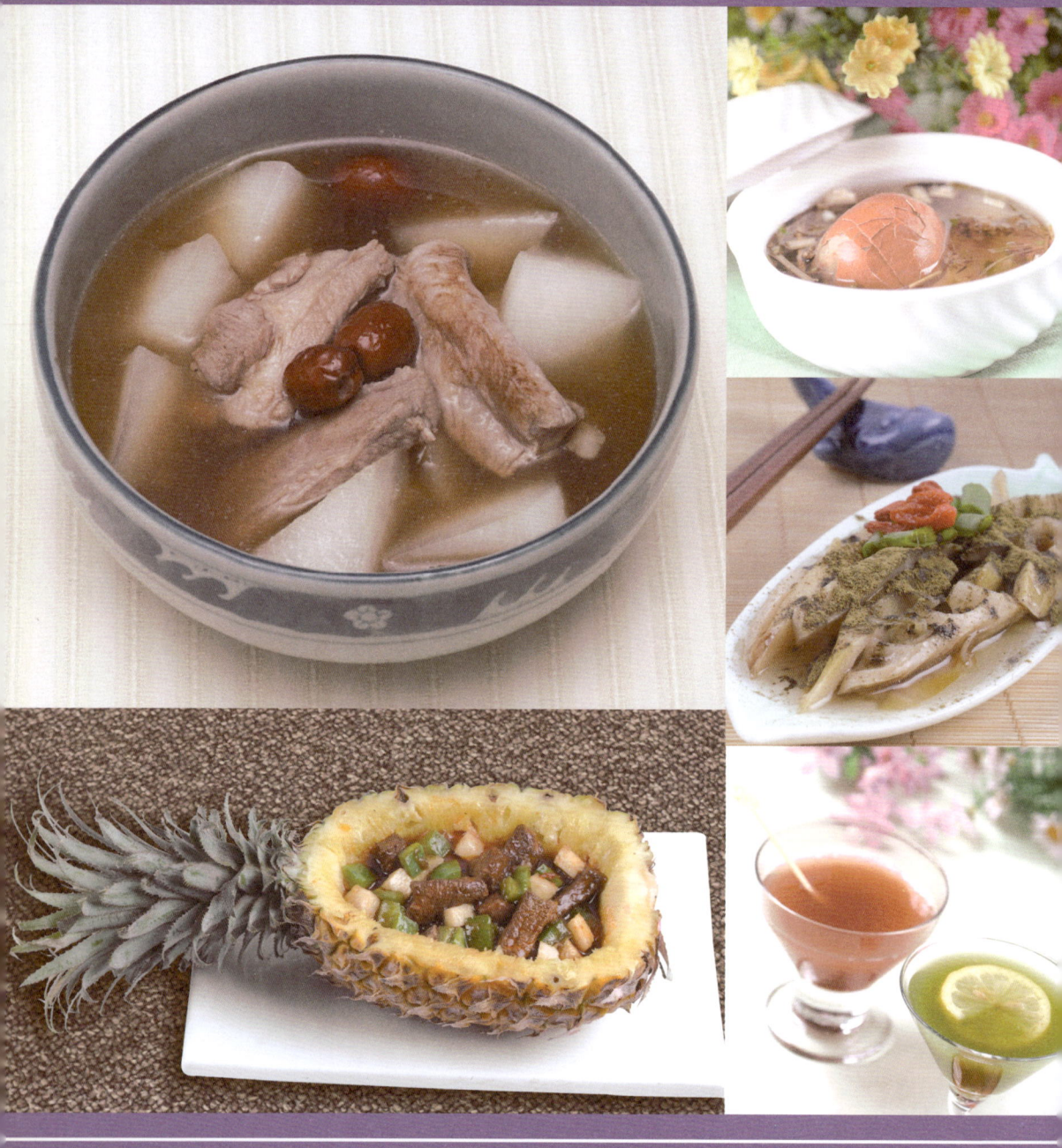

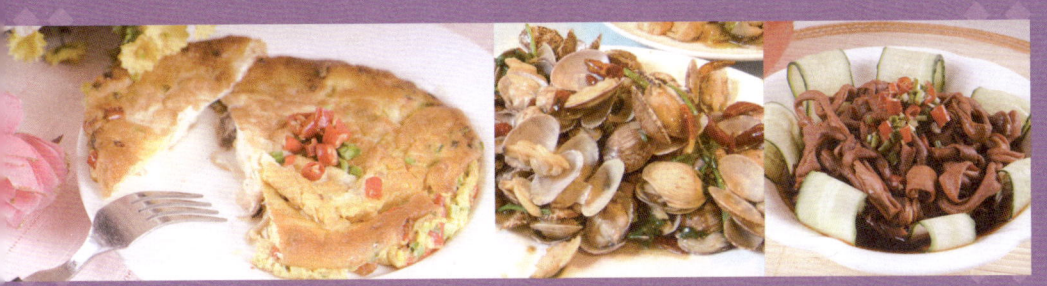

　　人吃五谷杂粮，不可避免会生病不舒服，而生病之后大多数情况下需要吃药才能痊愈。一般情况下，医生都会告诉你什么药应该饭前吃，什么药应该饭后吃，但是医生不会细致到告诉你，吃药期间不能吃哪些食物。但如果你懂得一些药物与食物相克的常识，就会让药物的疗效发挥到最大，让疾病更快痊愈。

Ma huang . Jiang ya yao

❌ 麻黄 + 降压药

削弱药性，血压居高不下

麻黄为中药中的发散风寒药，具有发汗散寒、宣肺平喘、利水消肿的作用，用于风寒感冒、水肿、胸闷喘咳、支气管哮喘、蜜麻黄润肺止咳，多用于表症已解、气喘咳嗽等症。但是，高血压患者服用的降压药不宜和麻黄或者含麻黄碱的中药一起使用。因为麻黄中的麻黄碱会收缩血管，使血压升高，一起使用会降低降压药的药效。含麻黄碱的中药有鼻炎片、柴连口服液、大活络丸、追风膏、感冒胶囊、急支糖浆等。

健康指标→

不合指数

危害指数

健康隐患
一起使用会降低降压药的药效。

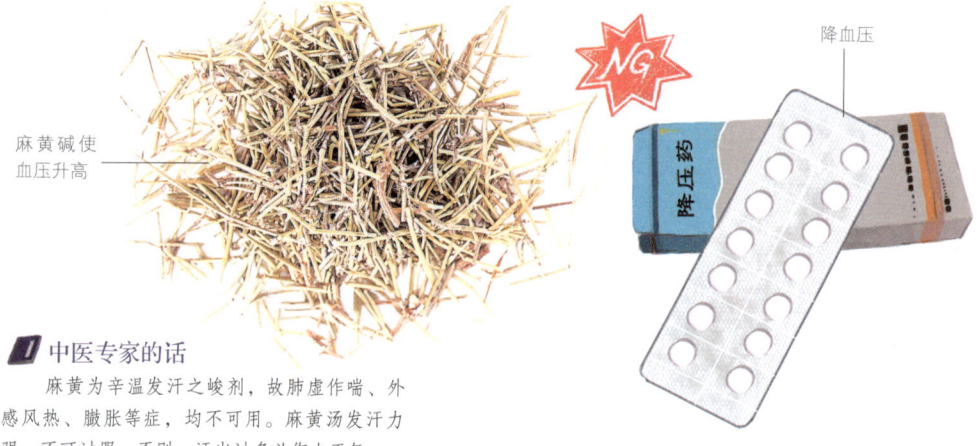

麻黄碱使血压升高

降血压

🗨 中医专家的话

麻黄为辛温发汗之峻剂，故肺虚作喘、外感风热、脏胀等症，均不可用。麻黄汤发汗力强，不可过服，否则，汗出过多必伤人正气。

Data

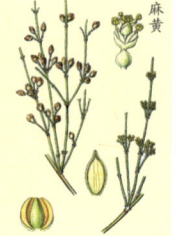

麻黄

麻黄的产地
荥阳、中牟。
成熟期3、4月开花，6月结籽，9~10月采全草。

③④⑤⑥⑦⑧⑨

【释名】龙沙、卑相、卑盐。
【性味】味苦，性温，无毒。
【归经】归肺、膀胱经。
【功效】祛邪热气，止咳逆上气，除寒热，破症坚积聚。
【主治】治中风伤寒头痛，温疟，发表出汗。

🍲 麻黄附片羊肉汤　　药膳

温阳散寒　补肾益精

材料：
麻黄……5g　　生姜……30g
附片……10g　桂皮……5g
羊肉……500g　香菜……5g

做法：
1. 将羊肉洗净，切块，诸药放入布包，加适量清水同煮沸。
2. 调入葱、椒、料酒、辣椒粉、桂皮等，同炖至羊肉熟烂。
3. 去药包，加食盐、味精、香菜调味。

功效：
羊肉能暖中补虚，补中益气，开胃健身，益肾气，养胆明目，对于一切虚症均有治疗和补益效果。

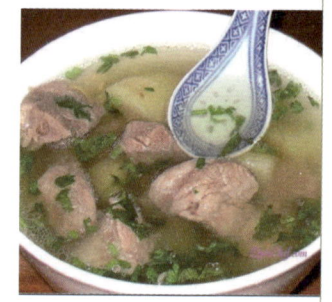

珍珠母 + 强心药

Zhen zhu mu . Qiang xin yao

引发洋地黄中毒，心脏病患者要慎食

珍珠母为蚌科动物或珍珠贝科动物等的贝壳，以片大、色白、酥松而不碎者为佳。珍珠母具有镇心安神、平肝潜阳、清肝明目的功效，主治眩晕头痛、惊痫癫狂、肝热目赤等症。需要注意的是，珍珠母中含有大量钙离子，不能和强心类药物一起使用。因为长期缺氧的心肌对于含有钙离子的强心剂本来就很敏感，易发生药物中毒；若和珍珠母同食，其中的钙离子会使毒性增强，导致心律不整、肠胃不适等症。

健康指标→

不合指数
★★★☆☆

危害指数
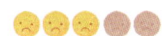

健康隐患
增强洋地黄毒性，导致肠胃不适。

珍珠母富含钙离子　　　　　　　强心类药物含洋地黄

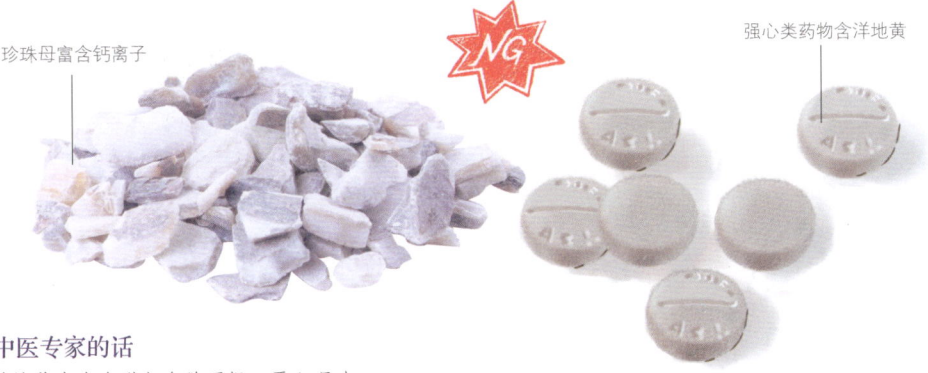

NG

1 中医专家的话

洋地黄中毒会引起食欲不振、恶心呕吐（胃内容物为草绿色）、厌食、流涎、腹痛腹泻，偶见出血性胃炎及胸骨下疼痛。

Data

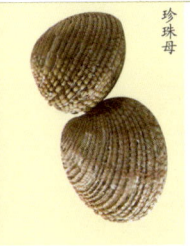

珍珠母

珍珠母的产地
海南、广东、广西、江苏、安徽。

【释名】又名：珠牡丹、珠母、真珠母、明珠母。

【性味】咸、寒。

【功效】平肝潜阳、安神、定惊明目。

【主治】治头眩、耳鸣、心悸、失眠、癫狂、惊痫、吐血、衄血、妇女血崩。

【用法与用量】内服：煎汤，0.3～1两；或入丸、散。

【禁忌】胃寒者慎服。

辣炒鲜贝 （鲜贝）

平肝潜阳 清肝明目　　美食

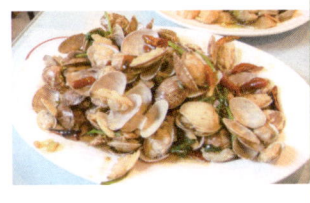

材料：
鲜贝……500g　　蒜……4瓣
姜……5g　　干红辣椒…3个
葱……1棵

做法：
1. 干红辣椒切段；鲜贝放清水中泡2小时吐尽泥沙，冲洗干净。
2. 将适量的油倒入锅中，烧热后放入姜、葱、蒜、干红辣椒、花椒爆香，再将鲜贝倒入锅中，烹入料酒，大火爆炒至鲜贝全张开嘴。
3. 烹入酱油、盐和味精，翻炒入味，盛出即可。

功效：
本菜富含胆固醇，适宜高胆固醇、高血脂体质的人以及患有甲状腺肿大、支气管炎、胃病等疾病的人食用。

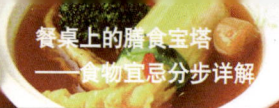

益母草 + 抗生素

Yi mu cao . Kang sheng su

增强毒性，严重可导致失聪

益母草嫩茎叶中含有蛋白质、碳水化合物等多种营养成分，性味辛苦，具有活血、祛淤、调经、消水的功效，治月经不调、水肿、尿血、泻血等症状。在益母草中含有一种含氮的碱性有机化合物，类似于碱的性质，是中草药中重要的有效成分之一。有些不含碱性而来源于植物的含氮有机化合物有很强的生物活性，如果和抗生素一起服用，会对第八对脑神经产生很强的毒性，严重者会造成暂时性或永久性耳聋。

健康指标

不合指数
★★★☆☆

危害指数
😟😟😟😟⚪

健康隐患
毒副作用很强，可能会导致耳聋。

益母草含有生物碱

抗生素中含有链霉素

📖 中医专家的话

益母草能导致过敏反应，患者会出现皮肤发红、胸闷心慌、呼吸加快。过量服用益母草膏可能出现腹泻、腹痛现象。

Data

益母草的产地
在我国，全国各地均有分布。

成熟期8～9月。
5 6 7 **8 9** 10

【释名】又名：茺蔚、益明、贞蔚、䕡（音推）、野天麻、猪麻、火枕、郁臭草、苦低草、夏枯草、土质汗。

【性味】味辛、甘，性微温，无毒。

【功效】活血调经，清肝明目。

【主治】主明目益精，除水汽，久服轻身。

益母草煮蛋 【药膳】

养血益肾 调经止痛

材料：
鸡蛋……100g 当归……20g
益母草……30g

做法：
1. 将当归和益母草加水煎成药汁。
2. 用清水将鸡蛋煮熟。
3. 取出鸡蛋后剥去壳，在表面用针扎数个孔。
4. 将蛋放入药汁中煮3～5分钟即可。

功效：
本药膳含有丰富的蛋白质、维生素、钙、铁、磷等元素，适用于月经失调、行经腹痛、子宫内膜异位、不排卵或输卵管阻塞等症。

Shan zha . Kang sheng su

山楂＋抗生素

产生药性抗拮，对肾脏损害大

山楂既是一种被大众所喜爱的食物，又是一味药用价值很高的中药。它有消食健胃、活血化淤、收敛止痢之功能，对泻痢肠风、腰痛疝气、肉积痰饮、痞满吞酸、产后儿枕痛、恶露不尽、小儿乳食停滞等，均有疗效。山楂中含有有机酸，会降低肠液、胃液的pH值，从而影响胰脏对蛋白质的消化。含有有机酸的中药不能和磺胺类的抗生素共用，因为有机酸经代谢会使尿液酸性增加，增加磺胺药对肾脏的毒性，损害肾脏。

健康指标→

不合指数

危害指数
😟😟😟

健康隐患
增加磺胺药对肾脏的毒性，损害肾脏。

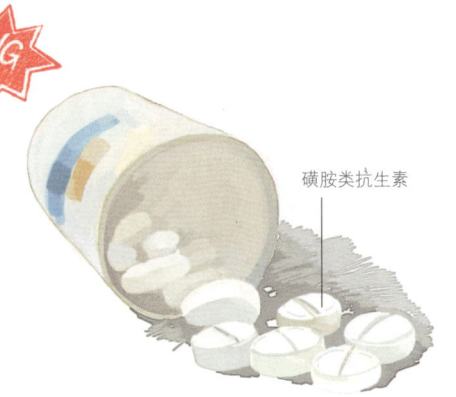

山楂中含有有机酸

磺胺类抗生素

📖 中医专家的话

山楂只消不补，脾胃虚弱者不宜多食。孕妇莫吃山楂，因为山楂有破血散淤的作用，能刺激子宫收缩，可能诱发流产。

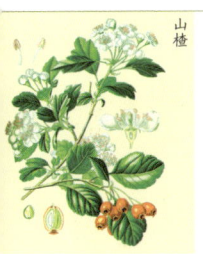

Data

山楂的产地
江苏、浙江、云南、四川。
果期 8～10月。

5 6 7 **8 9 10** 11

【释名】又名：赤爪子、鼠楂、猴楂、茅楂、棠梂子、山里果。
【性味】味酸，性冷，无毒。
【功效】扩张血管及降压作用，增强心肌、抗心律不齐、调节血脂及胆固醇含量。
【主治】煮汁服，止水痢。洗头浴身，治疮痒。

🍍 山楂牛肉菠萝盅 —美食—

强心开胃 活血化淤

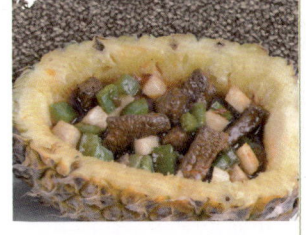

材料：
山楂⋯⋯⋯5g 　西红柿酱⋯⋯适量
菠萝⋯⋯⋯1个 　牛肉⋯⋯⋯⋯80g
竹笋⋯⋯⋯10g

做法：
1. 菠萝切成两半，挖出果肉，做成容器备用；山楂熬煮后，滤取汤汁备用。
2. 菠萝果肉榨成汁，加西红柿酱、汤汁，煮成汁，最后淋在炸熟的牛肉上。
3. 另起油锅，将备好的竹笋与牛肉拌炒，装入菠萝盅即可。

功效：
　　本菜品具有强心、开胃、消食健胃、平喘化痰的功效。

Gan cao . Jiang xue tang yao

甘草＋降血糖药

加重病情，血糖不断攀高

甘草是一种补益中草药，有解毒、祛痰、止痛、解痉以至抗癌等药理作用。甘草具有补脾益气、清热解毒、祛痰止咳、缓急止痛、调和诸药的功效，用于脾胃虚弱、倦怠乏力、心悸气短、咳嗽痰多、脘腹、四肢挛急疼痛、痈肿疮毒，缓解药物毒性。但是，甘草中含有类糖皮质激素，不适宜同降血糖的药物一起服用。因为糖皮质激素会减少人体对葡萄糖的利用，反而会使血糖升高，加重糖尿病病情。

健康指标

不合指数
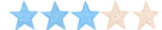

危害指数

健康隐患
使血糖升高，加重糖尿病的病情。

甘草中含类糖皮质激素

NG

降血糖

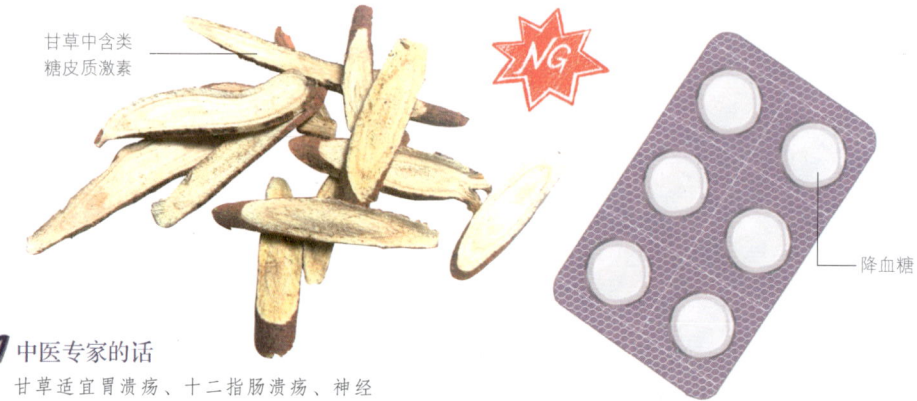

🔲 中医专家的话

甘草适宜胃溃疡、十二指肠溃疡、神经衰弱、支气管哮喘、血栓静脉炎患者。湿阻中满、呕恶及水肿胀满者禁服。

Data

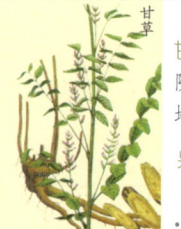

甘草的产地
陕西、河北东部等地均有。

果期 8月。

5 6 7 **8** 9 10

【释名】又名：蜜甘、蜜草、美草、灵通、国老。
【性味】味甘，性平，无毒。
【功效】益气补中，清热解毒，祛痰止咳，缓急止痛，调和药性。
【主治】治五脏六腑寒热邪气，强筋骨，长肌肉，倍气力。生肌，解毒，疗金疮痈肿

甘草 麦枣甘草萝卜汤 药膳

补虚除燥 促进睡眠

材料：
甘草………15g 萝卜………15g
红枣………10颗 排骨………250g
小麦………100g 盐…………2勺

做法：
1. 小麦洗净，以清水浸泡1小时，沥干。
2. 排骨汆烫，捞起，冲净；萝卜削皮、洗净、切块；红枣、甘草冲净。
3. 将所有材料盛入煮锅，加8碗水煮沸，转小火炖约40分钟，加盐即成。

功效：
甘草味道很甜，是名副其实的"甜草"，用于祛痰止咳，缓急止痛，能调和诸药药性。

蒲黄 + 阿斯匹林

Pu huang . A si pi lin

蒲黄含活性炭，对药物吸收有障碍

蒲黄为香蒲科植物水烛香蒲的花粉。本品为黄色粉末；体轻，放水中则漂浮水面，手捻有滑腻感，易附着于手指上；气微，味淡。具有止血、化淤、通淋的作用，用于吐血、经崩漏、外伤出血、经闭、痛经、脘腹刺痛、跌打肿痛、血淋湿痛。为了降低蒲黄的毒性及副作用，提高药效等，蒲黄要经过炮制，在这过程中会生成大量具有吸附性作用的活性碱，与阿斯匹林一起使用，生物碱会影响药物的吸收，降低药效。

健康指标

不合指数
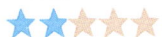

危害指数
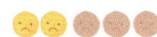

健康隐患
影响药物的吸收，降低药效。

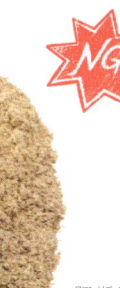

蒲黄在炮制过程中会产生活性碱

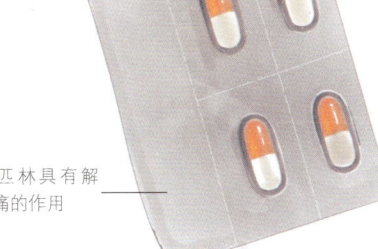

阿斯匹林具有解热镇痛的作用

1 中医专家的话

据炮制方法的不同分为蒲黄、蒲黄炭、炒蒲黄、酒蒲黄、醋蒲黄，蒲黄炭、酒蒲黄、醋蒲黄密闭，置通风干燥处。

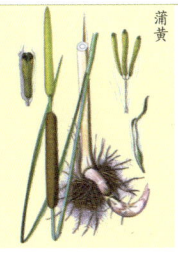

Data

蒲黄的产地
东北、华北、华东及陕西、甘肃、新疆、四川等。
果期 7～8月。

4 5 6 **7 8** 9 10

【释名】蒲厘花粉、蒲花、蒲棒花粉、蒲草黄。
【性味】味甘，性平，无毒。
【归经】归肝、心包经。
【功效】止血、祛淤、利尿。
【主治】主心腹膀胱寒热，能利小便，止血，消淤血。
【注意】孕妇慎用。

 蒲黄蜜玉竹 药膳

清润肺胃 清甜适口

材料：
鲜玉竹……500g 蜂蜜……50g
生蒲黄……6g 白糖……10g
香油……6g

做法：
1. 把鲜玉竹去须根洗净，切成3厘米长的段。
2. 炒锅放火上，放入香油、白糖炒成黄色，加适量开水，并将蜂蜜和蒲黄加入，再放入玉竹段，烧沸后用小火焖烂，捞出玉竹段。
3. 用少许淀粉勾芡，浇在玉竹段上即成。

功效：
玉竹有滋阴润肺、养胃生津等功效，对于咽喉疼痛、口舌干燥、口腔溃疡等病症有很好的治疗作用。

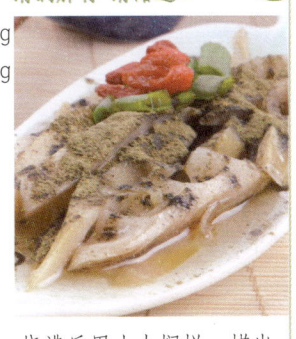

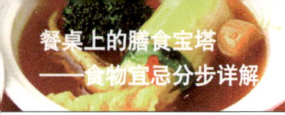

Ren shen . Jiang ya yao

人参＋降压药

加强心脏收缩，增加心脏负荷

由于根部肥大，形若纺锤，常有分叉，全貌颇似人的头、手、足和四肢，故而称为人参。人参被人们称为中外，老幼皆知的名贵药材，可大补元气，复脉固脱，补脾益肺，生津止渴，安神益智。治疗劳伤虚损、惊悸、眩晕头痛、阳痿、妇女崩漏、小儿慢惊及久虚不复等一切气血津液不足之症。但是，人参不可以和降压药并用，因为人参有强心的作用，同服会使心脏收缩加强，增加心脏负荷。

健康指标

不合指数
★★★☆☆

危害指数
😟😟😟😐😐

健康隐患
使心脏收缩加强，增加心脏负荷。

人参有强心作用

降低血压

📕 中医专家的话

人参是一种补气药，如没有气虚的病症而随便服用，是不适宜的。如误用或多用，往往反而导致气闭，而出现胸闷腹胀等症。

Data

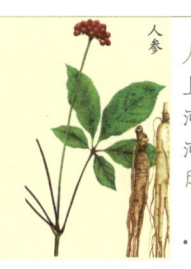

人参的产地
上党山谷、辽东、河东诸州、泰山、河北榷场等地。成熟期 7～8 月。

5 6 7 8 9 10

【释名】又名：黄参、血参、人衔、鬼盖、神草、土精。
【性味】味甘，性微寒，无毒。
【归经】归脾、肺、心经。
【功效】大补元气，宁身益智，益气生津，补虚扶正，延年益寿。
【主治】补五脏，安精神，定魂魄，止惊悸。久服可轻身延年。

人参烧娃娃菜 〔药膳〕

营养滋补 活血行气

材料：
人参 …………… 1个　　料酒 ………… 10g
娃娃菜 ………… 300g　 川芎 ………… 10g
鸡精 …………… 5g

做法：
1. 娃娃菜去根洗净，川芎洗净切段。
2. 人参洗净，加入鲜汤，再放蒸笼中蒸熟，取出。
3. 炖锅置上，放入鲜汤烧开，加入盐、鸡精、料酒、娃娃菜、川芎烧开，倒入蒸汁，放入人参，小火煨至入味即可。

功效：
娃娃菜富含胡萝卜素、B族维生素、维生素C、钙、磷、铁等，经常食用具有养胃生津、利尿通便、清热解毒之功效。

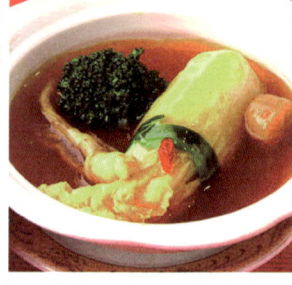

牡蛎+抗生素

药性互减，有碍健康

牡蛎既是肉味鲜美的海鲜，经过炮制后又是一味药用价值很高的中药。牡蛎具有平肝潜阳、镇惊安神、软坚散结、收敛固涩的功效，主治眩晕耳鸣、手足振颤、心悸失眠、烦躁不安、自汗盗汗、遗精尿频、阳痿、早泄、乳房结块、崩漏、吞酸胃痛、湿疹疮痈等。但是，牡蛎中含有钙离子，不宜和四环素类抗生素一起服用。因为钙离子会和四环素产生化学反应，不利于人体对四环素的吸收、利用，从而降低其药效。

健康指标

不合指数
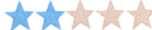

危害指数
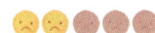

健康隐患
产生化学作用，降低四环素药效。

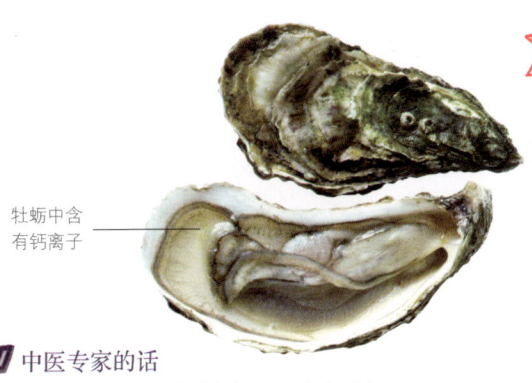

牡蛎中含有钙离子

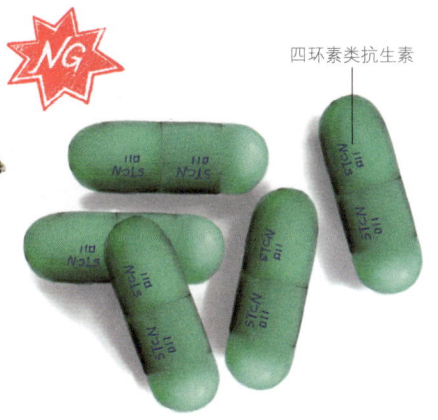

四环素类抗生素

中医专家的话

牡蛎多服久服，易引起便秘、消化不良和心脏失血，且较难止血，要用生三七才能止血，所以说此药药性强，一般最好不用。

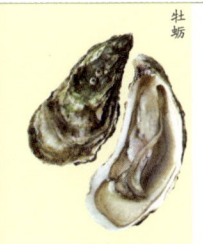

Data

牡蛎　73kcal
- 蛋白质……………5.3g
- 脂肪………………2.1g
- 碳水化合物………8.2g
- 钾…………………200mg
- 钙…………………131mg

【释名】又名：牡蛤、蛎蛤、古贲、蠔。
【性味】味咸，性平、微寒。
【功效】平肝潜阳、镇惊安神、软坚散结、收敛固涩。
【主治】治伤寒寒热、温疟，除筋脉拘挛，疗女子带下赤白。

牡蛎煎蛋　美食

平肝潜阳 软坚散结

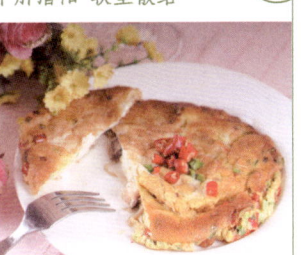

材料：
- 牡蛎……300g
- 鸡蛋……150g
- 香菇……50g
- 洋葱……40g
- 小米椒……15g
- 葱……4g
- 姜……5g
- 绍酒……6g

做法：
1. 将洋葱切丝，小米椒切圈，香葱切末，香菇切小条。
2. 将鸡蛋打入碗中打散待用。
3. 将牡蛎、葱丝、小米椒切圈、葱花、鲜香菇放入鸡蛋中。
4. 放入盐、绍酒，将所有原料拌匀。
5. 锅中放油五成热时放入和好的蛋液。
6. 轻轻晃动，翻至两面金黄，即可出锅。

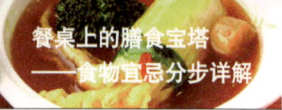

Liu wei di huang wan . Tan suan qing na

六味地黄丸＋碳酸氢钠

酸碱中和，疗效相抵消

六味地黄丸由六位中药材熟地黄、山萸肉（制）、牡丹皮、山药、茯苓、泽泻组成，是滋补肾阴的基础方剂，配伍组方上具有"三补三泻"的特点。

六味地黄丸还具有增强免疫、抗低温、抗衰老、抗疲劳、抗低糖、降血压、降血糖、改善肾功能及促进新陈代谢的作用。

六味地黄丸不宜和西药碳酸氢铝凝胶、氨茶碱、碳酸氢钠同时服用。因为六味地黄丸中含酸性成分，而后西药为碱性药物，而后三种药物同时服用会发生酸碱中和，抵消彼此的药效。

健康指标

不合指数
★★☆☆☆

危害指数

健康隐患
发生酸碱中和，彼此药效相互抵消。

六味地黄丸中含酸性成分

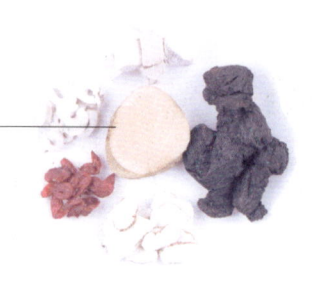

NG

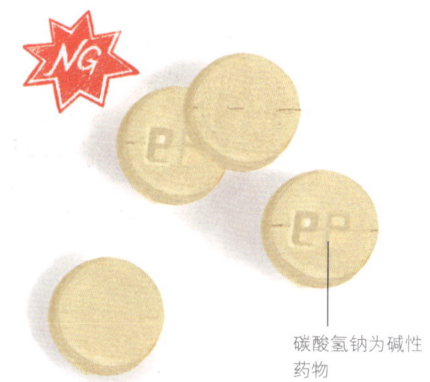

碳酸氢钠为碱性药物

中医专家的话

没有明显肾阴虚症状者、明显肾阳虚者、肾阴虚但脾胃功能不好者、体重超标者，这四类体质不宜服用六味地黄丸。

Data

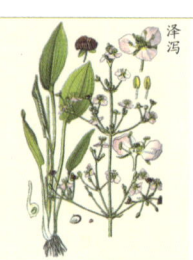

泽泻

泽泻的产地
黑龙江、吉林、辽宁、内蒙古、河北、山西。
成熟期 3~4月采收。

③④⑤ 6 7 8

【释名】又名：水泻、鹄泻、及泻、芒芋、禹孙。
【性味】味甘，性寒，无毒。
【归经】归肾、膀胱经。
【功效】利小便，清湿热。
【主治】主风寒湿痹，乳汁不通，能养五脏、益气力，使人肥健，可消水。

泽泻 泽泻茯苓鸡 药膳

利尿消水 补心安神

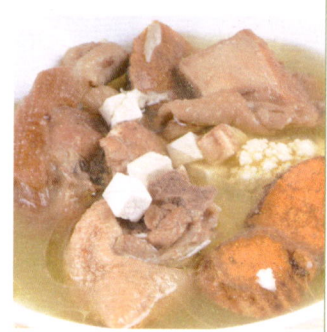

材料：
鸡肉……1500g
泽泻……60g
茯苓……60g
黄酒……20g

做法：
1.将泽泻、茯苓洗净后与黄酒同放入鸡腹内。
2.将鸡放入盆中，置蒸笼内，旺火蒸3~4小时，拣去泽泻、茯苓，加入适量的盐调味即可。

功效：
本药膳以开心益智、安心养神的功效为主，用于治疗失眠、健忘、心虚惊悸、小便不利等病症。相比较而言，泽泻利小便、清湿热，而茯苓更侧重于利尿消水。

蒲公英 + 抗凝血剂

Pu gong ying . Kang ning xue ji

影响伤口愈合，加重出血风险

蒲公英含有蛋白质、脂肪、碳水化合物、微量元素及维生素等，有很高的营养价值，还具利尿、缓泻、退黄疸、利胆等功效，治疗胃及十二指肠溃疡，还可防治口腔癌、胃癌、食管癌及各种肿瘤。蒲公英中含有的黄酮体具有抗氧化的作用，能使身体免受自由基的破坏，进而使身体更加健康。但是在并用抗凝血剂时要注意，因为二者同用时抗凝血剂的浓度会提高，反而会影响伤口的愈合，增加了出血的危险。

→ 健康指标 →

不合指数
★★★☆☆

危害指数
😟😟😟😟😐

健康隐患
影响伤口的愈合，增加了出血的危险。

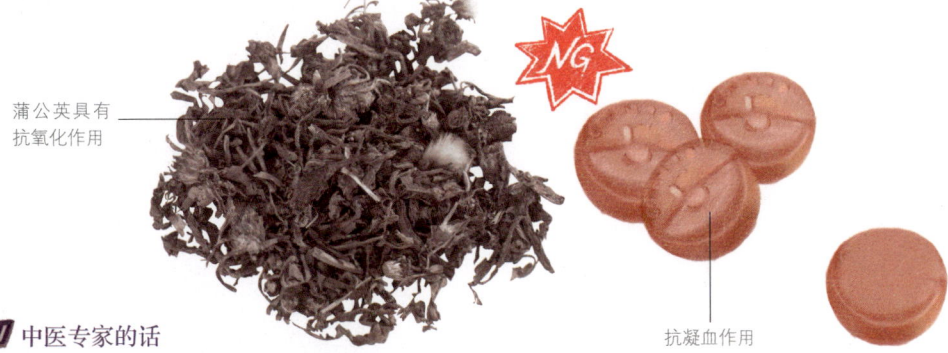

蒲公英具有抗氧化作用

NG

抗凝血作用

中医专家的话

服用蒲公英煎剂后，个别人会出现瘙痒等过敏反应。常规用量煎服后，偶见有胃肠道反应，如恶心、呕吐、腹部不适。

Data

蒲公英的产地
我国的东北、华北、华东、华中、西北、西南各地均有分布。
成熟期 4月、10月。

3 ④ 5 6 7 8 9 ⑩

【释名】又名：耩褥草、金簪草、黄花地丁。
【性味】味甘，性平，无毒。
【归经】归肝、胃经。
【功效】清热解毒，消肿散结。
【主治】取蒲公英煮汁饮用，并外敷患处，治妇人乳痈肿
【禁忌】阳虚外寒、脾胃虚弱者禁用。

蒲公英葡萄柚汁 美食

祛除斑纹 消肿散结

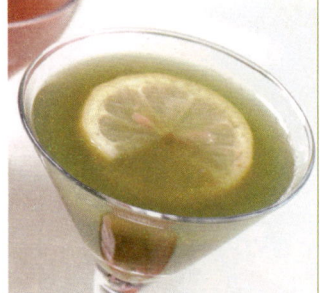

材料：
柠檬…………50g
蒲公英叶子……50g
葡萄柚…………80g
冰………………少许

做法：
1.柠檬洗净切片；蒲公英叶子洗净；葡萄柚剥皮，去果瓤。将冰放进榨汁机内。
2.将柠檬、葡萄柚依次放入榨汁机中榨成汁，搅匀即可。

功效：
大量研究表明，蒲公英具有抑菌和明显杀菌作用，对金黄色葡萄球菌、伤寒杆菌、痢疾杆菌有抑制和杀灭作用，有"天然抗生素"之美称。

第六章
严防"病从口入"——
不可不知的疾病忌口

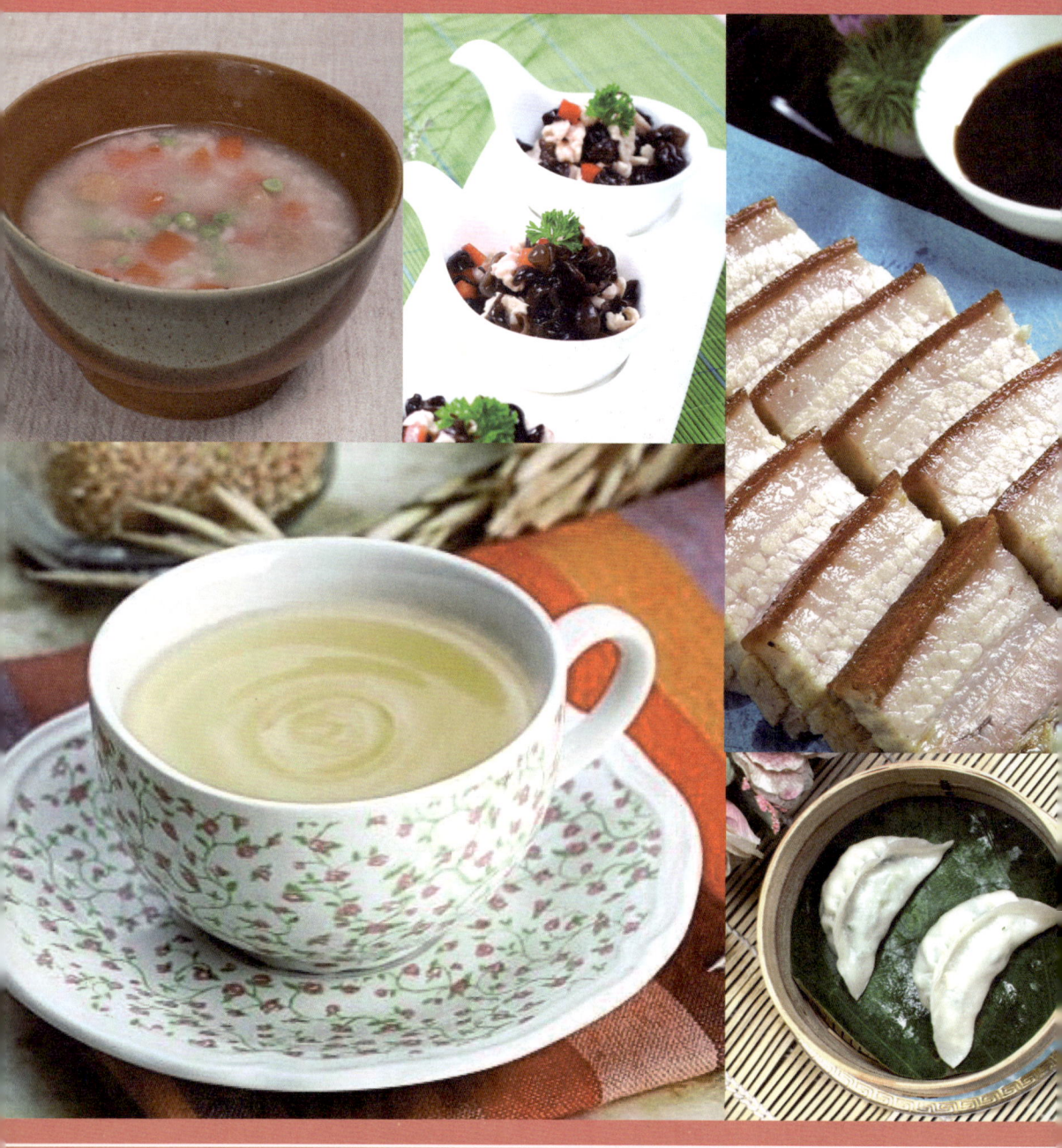

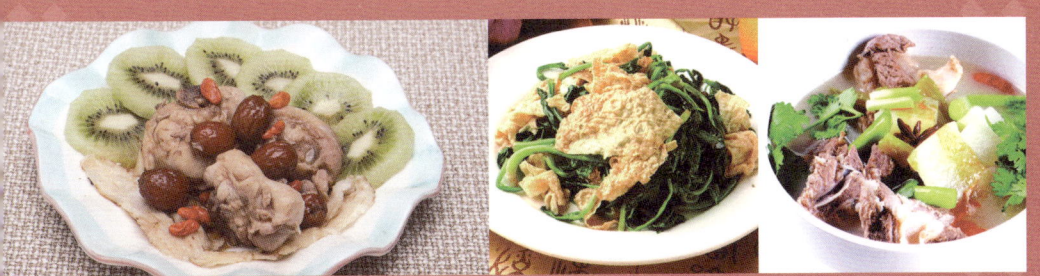

  人们在日常生活中会不可避免地罹患各种疾病，现代医学虽可迅速改善病情，但会带来诸多副作用。"药食同源"的观念已深入人心，越来越多的人通过饮食改善病情，但如果应用不当，不仅不会缓解病情，还会加重病情，甚至危及生命。所以，在食疗过程中必须要掌握饮食宜忌。

  本章阐述了30种家庭常见病的饮食宜忌及食疗药膳，让您对疾病不再恐惧。

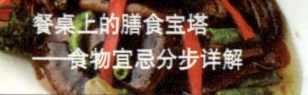

Ke sou . Duo tan

咳嗽、多痰

冷、燥、甜食物是咳嗽多痰者的大忌

咳嗽、多痰是感冒时常见的症状，但感冒不是唯一的原因。因感冒引起的咳嗽和痰，在患感冒数日后，鼻涕变黏稠时，开始显现症状。咳嗽是人体清除呼吸道内分泌物或异物的保护性呼吸反射动作，但剧烈咳嗽会导致一步衰减，消耗体力，无法入睡，会使体力进一步衰减，消耗体力，久咳数日甚至有可能导致支气管炎，进入一种恶性循环。可服用有改善身体水分代谢、清肺热功效的中药，忌吃生冷、热燥、有刺激性的食物及甜食。

食物宜忌

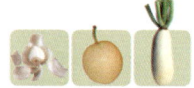

安全食物

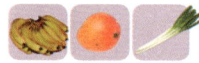

禁忌食物

忌食辣椒、胡椒、烟酒等刺激性食品

姜、羊肉、荔枝、桂圆、花生、核桃等热燥食品

避免雪糕等生冷及寒凉的食品

避免巧克力、奶油等甜食

疾病针对人群

< 支气管弱的人群 >

支气管较弱的人，即使没得感冒，也容易咳嗽和生痰。特别是秋冬季节空气变得干燥，咽喉的黏膜也随之变得干燥，更容易出现咳嗽、多痰的症状。

因此应服用可以强化呼吸系统的中药，并力图使体质得到改善。

< 有过敏症状的人群 >

因为过敏反应也会导致症状的发生，原本咽喉黏膜较弱的人，经常是一到温差大或灰尘多的地方，就会咳嗽。

此种类型的人，因为黏膜经常处于充血状态，一吃刺激性强的调味料或甜的东西，就会起反应，开始咳嗽。因此在饮食上应特别注意，服用能够缓解咽喉黏膜充血的中药是治疗的根本。

< 易紧张的的人群 >

有的人也会因为紧张而导致咳嗽。有如下情况的人属于此种类型：一心想着不能咳嗽，结果却反而因为紧张咳了出来；一站在人们面前说话，就会咳嗽，等。

总觉得喉咙里堵了什么东西，这种情况中医称为"梅核气"，因为给人的感觉是像有个梅核儿卡在嗓子里一样。

营养师的建议

饮食对过敏的患者有很大的影响。甜食、刺激性强的调味料、青花鱼、螃蟹、虾、竹笋、糯米等会使病情恶化,应避免食用。

对于止咳、化痰,要多吃一些含有维生素A、β-胡萝卜素、B族维生素、维生素C、维生素E、锌、黄酮素、蜂胶等营养素的食物。另外,白萝卜和百合根适宜止咳,是自古流传的有名的止咳偏方。

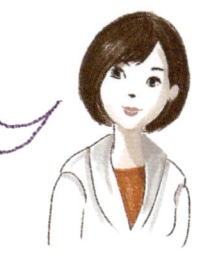

「胡萝卜」

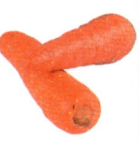

富含维生素A、β-胡萝卜素,可强化免疫系统,保护呼吸道上皮细胞。

「牛奶」

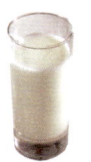

富含B族维生素,可增强体力、提高免疫力。

「樱桃」

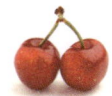

富含维生素C,可抗细菌感染、抗病毒、预防感冒,能有效改善感冒症状。

「猕猴桃」

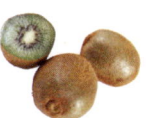

富含维生素E,可增强抗体,防止白血球细胞膜产生过氧化反应。

「牡蛎」

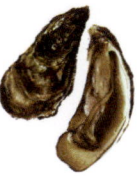

富含锌,可抗病毒感染,防止病毒入侵人体,能有效预防咳嗽的发生。

「柑橘」

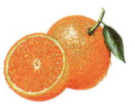

生物类黄酮素可提升抗菌、抗病毒的能力,有助于快速化痰止咳。

中医专家的话

因感冒而引起的咳嗽和痰,适宜服用小青龙汤和麻杏甘石汤。小青龙汤适宜痰比较稀的情况,麻杏甘石汤适合感冒后期肺部积热、有浓痰出现的情况。对于因为神经紧张导致的咳嗽,可食用紫苏,生吃或者将干燥的紫苏叶煎熬后饮用亦很有效。

紫苏的产地
主产台湾、浙江、江西、湖南等。

成熟期 9月。

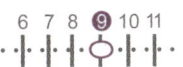

【释名】赤赤苏、红苏、红紫苏、皱紫苏。
【性味】辛,温。
【功效】发汗解表,理气宽中,解鱼蟹毒。
【主治】用于风寒感冒,头痛,咳嗽,胸腹胀满,鱼蟹中毒。

紫苏在夏秋季开花前分次采摘,除去杂质,晒干。气辛香,味微辛,以叶片大、色紫、不带枝梗、香气浓者为佳。

蜂蜜煮百合

药膳

材料:
百合 ………… 4朵
蜂蜜 ………… 4大勺

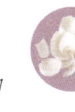

润肺 止咳

做法:
1.将百合洗净、剥成一片一片的。
2.多放些热水煮2分钟。
3.煮好后放入锅中,加入蜂蜜和一杯水,文火煮5分钟左右。煮熟后关火,待其冷却即可。

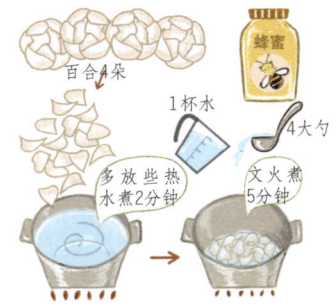

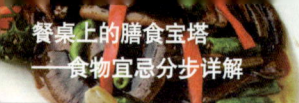

Shi mian

失眠

失眠有多种表现方式，比如躺下之后不能很快睡着，睡眠较浅经常做梦，半夜醒了怎么也睡不着，早上醒得早等。另外，还存在因为旅行等生活环境变化，或者摄入了导致神经兴奋的食物或饮料而引起的暂时性的失眠。失眠，被认为是分为「气」引起的失眠、「血」引起的失眠、「水」引起的失眠三种。出现失眠症状后要忌食高胆固醇、辛辣及刺激性食物，多吃一些富含钙、钾及维生素的食物。

少食刺激性、高胆固醇食品

食物宜忌→

安全 食物

禁忌 食物

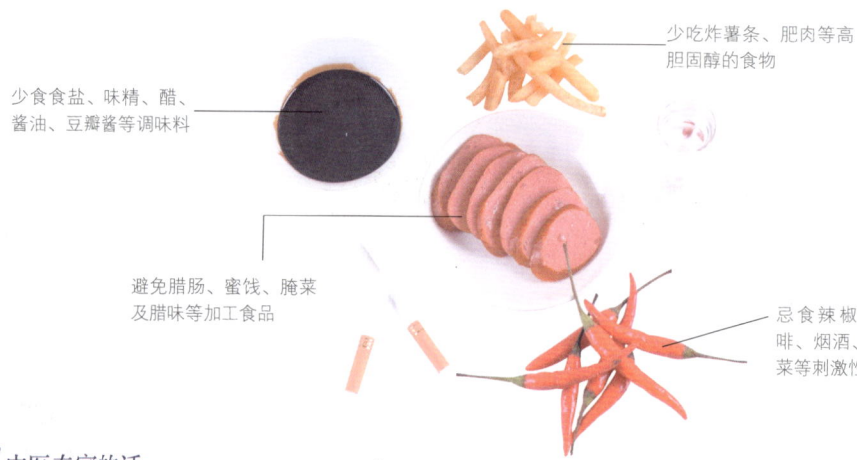

少吃炸薯条、肥肉等高胆固醇的食物

少食食盐、味精、醋、酱油、豆瓣酱等调味料

避免腊肠、蜜饯、腌菜及腊味等加工食品

忌食辣椒、胡椒、咖啡、烟酒、葱、姜、韭菜等刺激性和辛辣食品

1 中医专家的话

由于强烈不安感导致睡不着觉的情况，可以吃能宁静心神的肉桂。晚上睡觉前，用热水调一杯肉桂茶之类的来喝，可以宁静心神、促进睡眠。

肉桂的产地
以南方高山地区为主。

【释名】亦称牡桂。
【性味】甘、辛，大热，有小毒。
【功效】去伤风头痛，开腠理，解表发汗。
【主治】利肝肺气，心腹寒热冷疾，霍乱转筋，头痛腰痛出汗，止烦，咳嗽，堕胎，温中。叶子像柿叶，尖狭而光净，有三纵纹路而没有锯齿，其花有黄有白，其皮薄而卷曲。

养生黑豆奶

美食

材料：
生地………8g　　清水………1800ml
玄参………10g　　细砂糖………30g
麦门冬………10g　棉布袋………1个
黑豆………200g

做法：
1.黑豆洗净，浸泡约4小时至豆子膨胀，沥干水分备用。

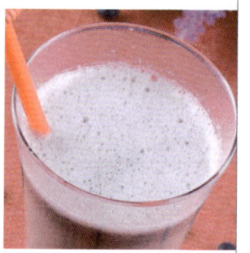

补肾清热 润肺生津

2.全部药材放入棉布袋，置入锅中，以小火加热至沸腾约5分钟后，滤取药汁备用。
3.将黑豆与药汁混合，放入果汁机内搅拌均匀，过滤出黑豆浆倒入锅中，以中火边煮边搅拌至沸腾，最后加糖即成养生黑豆奶。

功效：
　　强筋骨，通血脉，理疏不足，宣导百药。补下焦不足，去营卫中风寒，表虚自汗。

痛风

Tong feng

高嘌呤食物，加重痛风症状

痛风，是一种突然间腿部关节出现剧烈疼痛的疾病，甚至当附近有人走过、有一点风吹过来都会感到疼痛。通常发生在脚部拇指关节上，原因是血液中尿酸的增加。痛风刚开始出现的时候，即使不治疗短则两到三天，长则一星期自然就会好。

但是，经常发作的话，疼痛会扩展到全身的关节，同时发作次数也会增加，疼痛持续时间也会变长。痛风患者不适宜食用酒类、高蛋白、高嘌呤及刺激性食物。

食物宜忌

安全食物
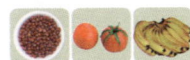

禁忌食物
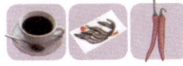

少喝啤酒、白酒等酒类

少吃鱼肉、海鲜、动物内脏、豆类、肉汤、火锅汤底等刺激性和辛辣食品

避免油炸食品

少吃葱、姜、蒜、咖啡、浓茶等刺激性食品

中医专家的话

肝机能不好时，除了痛风，上腹部还伴有腹胀、按压则有疼痛感，可以服用能缓解腹部紧张的柴胡汤。

柴胡的产地
湖北、四川、甘肃、青海。

成熟期 8月采根。

6 7 **8** 9 10 11

柴胡

【释名】又名：地薰、芸蒿、山菜、茹草、芷胡。

【性味】味苦，性平，无毒。

【功效】败毒抗癌，解热透邪，疏肝理郁。

【主治】主心腹疾病，祛胃肠中结气及饮食积聚，并能除寒热邪气，推陈致新。

香炒菠菜

材料：
菠菜……400g 麻页……30g
盐…………1勺 白砂糖……半勺
醋…………半勺

做法：
1. 菠菜洗净后，摘下菜叶部分，梗部则以斜刀切段。
2. 油锅置上烧热，烧至六成热时倒入菠菜，翻炒至颜色变深。
3. 加盐、味精、白砂糖和少许水，拌匀即可装盘。
4. 撒上麻页做装饰即可。

功效：
菠菜富含B族维生素、叶酸、铁和钾，可以有效促使体内淤积的尿酸盐溶解，从而降低痛风的发病率。

解热透邪 疏肝理郁

美食

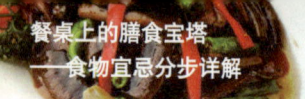

感冒

Gan mao

规避热性、油腻食物及酒类

感冒是一种自愈性疾病，总体上分为普通感冒和流行性感冒：普通感冒，中医称『冒伤风』，是由多种病毒引起的一种呼吸道常见病；流行性感冒，是由流感病毒引起的急性呼吸道传染病。感冒早期症状有打喷嚏、流鼻涕、发热、头疼等。另外，有的人此时会出汗，有的人则不出。感冒时忌食油腻及热性的食物、凉性的蔬果及酒类，要多吃一些富含维生素、蛋白质、黄酮素和锌的食物。

→食物宜忌←

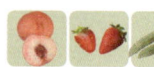

 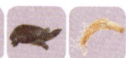

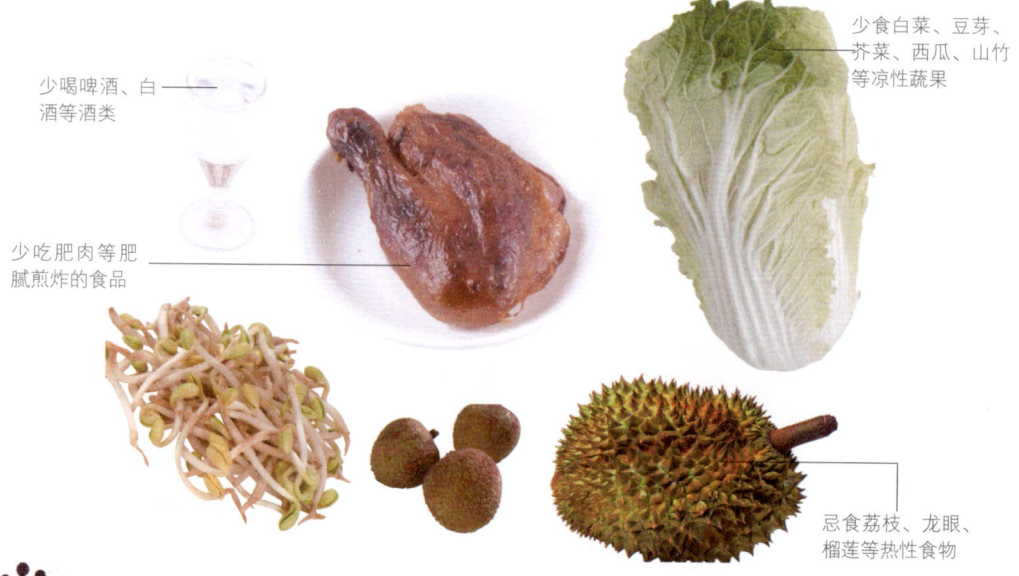

少喝啤酒、白酒等酒类

少吃肥肉等肥腻煎炸的食品

少食白菜、豆芽、芥菜、西瓜、山竹等凉性蔬果

忌食荔枝、龙眼、榴莲等热性食物

疾病详解

＜感冒多发于寒冷、干燥的季节＞

天寒地冻的十二月到三月、乍暖还寒的四月，以及刚开始用空调的六月，是感冒的流行期。这是因为，感冒病毒在寒冷干燥的环境中活动会变得活跃起来；相反，在温度和湿度都较高的环境下，其活动力便基本丧失了。

特别要注意的是，喉咙和鼻子的黏膜变干燥的话，容易被感冒病毒感染。

＜感冒不幸加重时＞

在感冒初期就将风邪逐出体内是十分重要的。但倘若不幸感冒加重，发热和发冷、流涕等症状仍会持续，并且还伴有鼻塞、咳嗽等症状。

病情加重的话，会变得没有食欲，出现口黏、舌头上出现白色舌苔等症状。此时，应通过服用有消除炎症、止咳、缓解食欲不振等功效的中药进行治疗。

＜通常伴随着上火出现＞

中医认为，人首先从脖颈和肩膀开始感到发冷，与此同时风邪侵入体内，从而患上了感冒。有的人此时会出汗，有的人则不出。对于不怎么出汗的人，暖其体，发其汗，以此来治疗发冷和发热。对于较容易出汗的人，也要暖其体，但是发汗要适度，更重要的是，要补充营养，使气血循环通畅。

> **营养师的建议**
>
> 饮食对于感冒患者的康复情况至关重要，芥菜、西瓜、山竹、荔枝、龙眼这些凉性蔬果和热性的食物会加重病情，应避免食用。应该多吃一些富含维生素A、B族维生素、蛋白质及生物类黄酮素及锌的平性食物，可有效帮助防治感冒。对润喉来讲，白萝卜汁和梨汁最为合适，二者不仅可以消除炎症，还有缓解咽喉疼痛、止咳的功效。

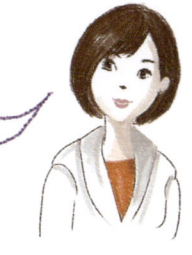

「芦笋」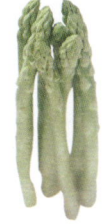
富含B族维生素，可提高免疫力，维护免疫系统的运作。

「番石榴」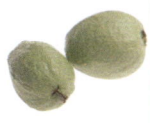
富含维生素C，抗病毒、抗细菌，缩短感冒病程。

「黄豆」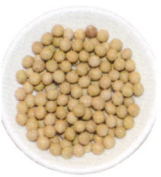
富含维生素E，增强抗体、清除过滤病毒、防治感冒。

「菜花」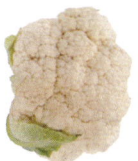
富含黄酮素，同维生素C协作，共同提高抗病毒能力。

「鸡蛋」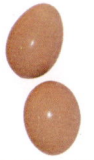
富含蛋白质，增强免疫细胞中的淋巴球数，维护免疫功能。

「肝脏」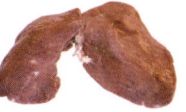
富含锌，可有效抗病毒感染，有效预防感冒。

1 中医专家的话

对于得病初期，头疼、发热、发冷的同时，伴有脖子、肩膀酸疼，但不出汗的"实证型"来说，服用促进发汗的葛根汤十分有效。对于同样的症状，但是出汗较多的"虚证型"来说，服用有暖体、轻微发汗、祛火功效的桂枝汤则比较合适。

葛根的产地
辽宁、河北、河南、山东、江苏、浙江、福建等。
果期 8~10月。

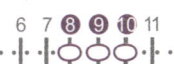

葛根

【释名】又名：鸡齐、鹿藿、黄斤。
【性味】味甘、辛，性平，无毒。
【功效】解肌发表出汗，开腠理，疗金疮，止胁风痛。
【主治】主治消渴、身大热、呕吐、诸痹，起阴风，解诸毒。

常食葛粉能调节人体功能，增强体质，提高机体抗病能力，抗衰延年，永葆青春活力。但脾胃虚寒者慎用。

小葱爆猪肝

材料：
猪肝………300g
小葱………1把
蒜…………4瓣
盐…………1勺
酱油………1勺

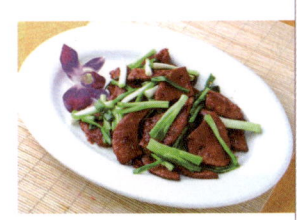

补肝、明目、养血

做法：

1.蒜切末；小葱切段；猪肝切片，放盐、料酒、酱油拌匀，腌制10分钟，再滚上一层淀粉。

2.将适量的油倒入锅中，烧热后放入猪肝滑炒至八成熟，盛出待用。

3.锅底留油，放入葱蒜煸炒，烹入适量的盐和酱油，再放入猪肝同炒至猪肝熟透。

4.撒上味精，翻炒均匀，即可盛出。

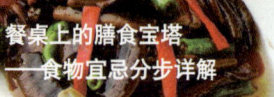

腰酸背痛

Yao suan bei tong

远离生冷、碱性及刺激性食物

工作时间长时，会觉得腰酸背痛，这是缺乏蛋白质的严重警告。蛋白质会在体内快速燃烧脂肪，当蛋白质不足时，脂肪就不能充分燃烧，会生成有害物质，如丙酮酸，让人感觉酸痛。引起腰酸背痛的原因包括不正确的姿势、急性腰扭伤、劳累等。对于腰酸背痛者要忌吃酸辣、油炸、辛辣、生冷等刺激性食物，也要减少咖啡因和碱的摄取量。可以多吃一些富含钙质、植物性营养素、维生素C、镁等营养素的食物。

食物宜忌

安全食物
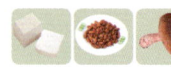

禁忌食物
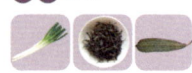

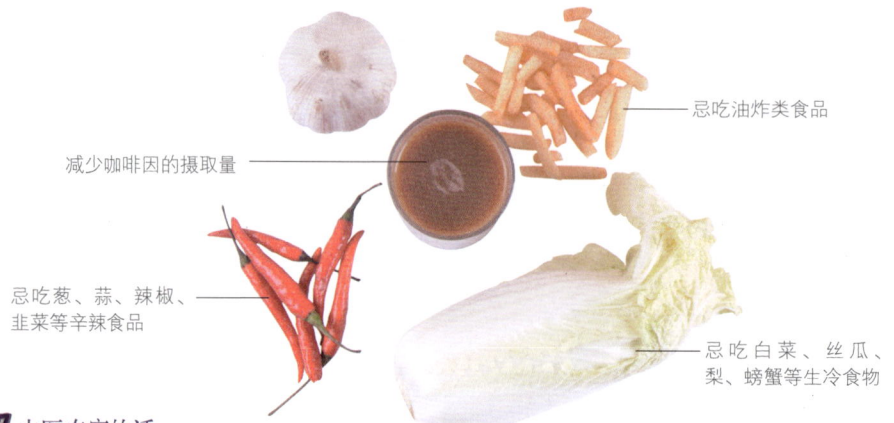

减少咖啡因的摄取量

忌吃油炸类食品

忌吃葱、蒜、辣椒、韭菜等辛辣食品

忌吃白菜、丝瓜、梨、螃蟹等生冷食物

1 中医专家的话

西红柿富含番茄红素，含有丰富的抗氧化剂，能有效对抗自由基，既可有效保住钙质，又可预防血管硬化。

20kcal
蛋白质⋯⋯⋯⋯0.9g
脂肪⋯⋯⋯⋯⋯0.2g
碳水化合物⋯⋯4.0g
钾⋯⋯⋯⋯⋯163mg
磷⋯⋯⋯⋯⋯23mg

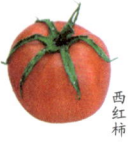
西红柿

【释名】小金瓜、番茄、金橘、洋柿子、番柿。
【性味】味甘、酸，性微寒。
【功效】生津止渴、健胃消食、清热解毒、凉血平肝、补血养血。
【主治】口渴，食欲不振。
【注意】急性肠炎、菌痢及溃疡活动期病人不宜食用。服用肝素、双香豆素等抗凝血药物时不宜食。

蘑菇海鲜汤

材料：
蘑菇⋯⋯⋯150g　　虾仁⋯⋯⋯60g
粳米⋯⋯⋯100g　　洋葱⋯⋯⋯10g
胡萝卜⋯⋯60g

做法：
1. 将药材洗净，打包煮沸，滤取药汁备用；虾仁洗净切小丁，其他材料照做。
2. 锅烧热，放入奶油，爆香洋葱丁，再倒入滤取的汤汁、胡萝卜丁等其他材料。
3. 煮滚后盛盘，再撒上少许胡椒粉即可。

功效：
本药膳含丰富的维生素D和镁，有助于钙质吸收，补充软骨组织营养，预防骨质流失，降低肌肉疼痛。

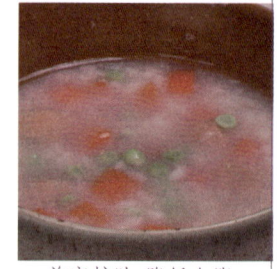
美容护肤　降低血脂

消化性溃疡

Xiao hua xing kui yang

刺激性食物令你坐立不安

一般将胃溃疡和十二指肠溃疡总称为消化性溃疡。引发消化性溃疡的主要原因是原本消化食物的胃酸和胃蛋白酶却消化了自身的胃壁和十二指肠壁,从而损伤黏膜组织。其症状有腹部疼痛、唾液分泌增多、烧心、反胃、嗳酸、恶心、呕吐等。消化性溃疡患者要特别注意饮食,不要吃刺激性、酸度高、易产气、太硬的食物,也不要喝太多牛奶和吃不易消化的糕点,要多吃一些富含维生素、蛋白质、锌、铁等营养素的食物。

食物宜忌

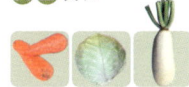
安全食物

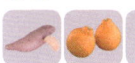
禁忌食物

- 喝太多牛奶会使胃酸分泌增加
- 少吃糯米糕、甜点、油炸食物
- 少吃白萝卜、洋葱、红薯等易产气、挥发性食物
- 避免空腹食用凤梨、柳丁、橘子等酸度较高的食物

中医专家的话

莲藕富含淀粉,能消食止泻、滋补养性,促进胃溃疡的愈合,是妇孺童妪、体弱多病者上好的食品和滋补佳珍。

莲藕的产地
湖北、江苏、武汉、河北等。

成熟期
6~7月。

莲藕

❻❼ 8 9 10 11

【释名】又名:地薰、芸蒿、山菜、茹草、茈胡。
【性味】味甘,性平,无毒。
【功效】清热、生津、凉血、散瘀、补脾、开胃、止泻。
【主治】主热病烦渴、吐血、衄血、热淋。捣汁服,主吐血不止,及口鼻出血。

双枣莲藕炖排骨

材料:
莲藕……600g 排骨……250g
红枣……10颗 黑枣……10颗
盐……2小匙

做法:
1. 排骨汆烫一下,除去血水。
2. 将莲藕冲洗干净,切成块备用。
3. 将所有的材料放入煮锅中,加适量的清水至盖过所有的材料,煮沸后转小火炖40分钟,起锅前加入盐调味即可。

功效:
本药膳具有散瘀止泻、健脾生肌、开胃消食等功效,可用于治疗脾虚腹泻、肠胃溃疡、食欲不振等症状。

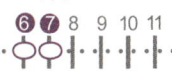

美食

清热凉血 开胃消食

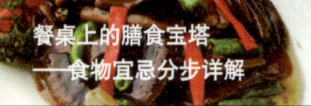

口腔溃疡

忌食刺激性、油腻燥热的食物

口腔溃疡，又称为"口疮"，是发生在口腔黏膜上的表浅性溃疡，溃疡具有周期性、复发性及自限性等特点，好发于唇、颊、舌缘等。口腔溃疡的诱因可能是局部创伤、精神紧张、食物、药物、激素水平改变及维生素或微量元素缺乏。口腔溃疡患者要特别注意饮食，不要食用辛辣刺激性食物、油腻食物、燥热及多渣纤维粗的食物。应该多食用一些富含维生素A、维生素C、维生素E的食物，可有效防治口腔溃疡。

食物宜忌

 安全食物

 禁忌食物

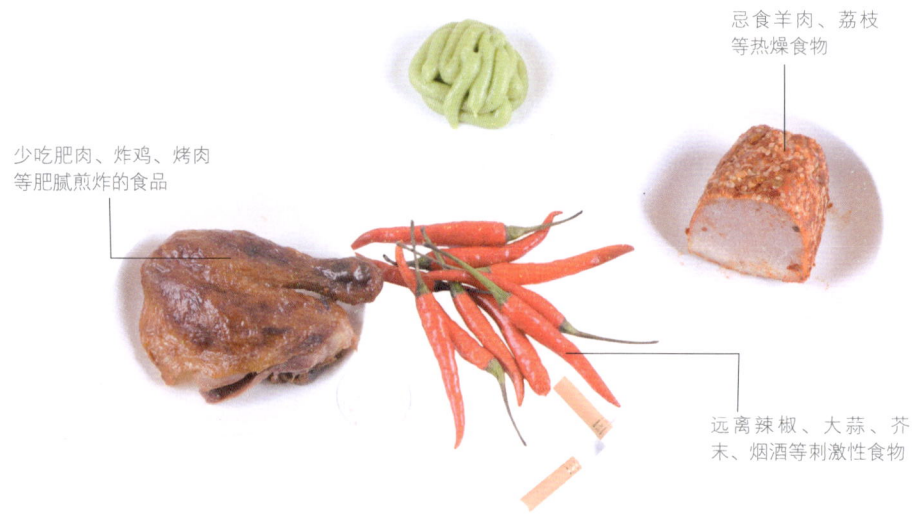

忌食羊肉、荔枝等热燥食物

少吃肥肉、炸鸡、烤肉等肥腻煎炸的食品

远离辣椒、大蒜、芥末、烟酒等刺激性食物

疾病详解

〈因喉部炎症导致的情况〉

中医认为，常见的口腔炎分为三种情况：因胃肠积热导致的情况、因体力不足或疲劳导致的情况以及因喉部炎症导致的情况。

喉部产生炎症，下口腔受到喉部炎症的影响，喉部就会因此而积热甚至会使口腔黏膜出现炎症。可通过消除炎症进行治疗。

〈因体力不足或疲劳引起的情况〉

如本来体力就不足的人，或者因过劳、失眠等原因导致体力逐渐消耗殆尽的话，也容易引起口内炎的发生。其原因在于，负责从摄取的食物中制造能量的胃肠的弱化。

通常黏膜并不那么发红，可是却怎么也治不好，一次治好后还容易复发。因体力不足或疲劳引起的口腔溃疡，可通过强健胃肠、缓解体力不足进行治疗。

〈因胃肠积热导致的情况〉

暴饮暴食、吃多了油腻的东西会导致胃肠积热。这股"热"就是导致口腔黏膜出现炎症的原因。因胃肠积热导致的口腔溃疡，其症状有：口腔黏膜红肿、出现溃疡，进食和饮水时感到疼痛，有时舌头上还会出现黄苔。此时，可通过清除胃肠中积存的热量来改善黏膜的炎症，从而减轻溃疡。

营养师的建议

身体状况不好时容易诱发口内炎,因此首先要注意膳食上的平衡。另外,吃有刺激性的东西会导致患部疼痛,因此应避免食用香辛料、烫的、凉的,还有酸的东西。应该多吃一些富含维生素的食物,比如肝脏、芝麻、鸡蛋、杏仁等。对于因暴饮暴食导致胃部积热时,推荐食用能驱胃热的白萝卜和茄子。

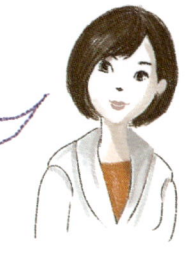

「鳝鱼」
富含维生素B_2,可有效预防口腔反复溃疡。
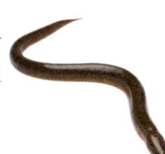

「青椒」
富含维生素C,能抗病毒、抗细菌感染,增强自身抵抗力。
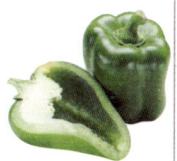

「芒果」
富含维生素A,可保护上呼吸道黏膜及呼吸器官。
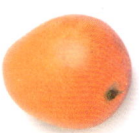

「黄豆」
富含维生素E,可提高人体免疫力,增强抗病能力。
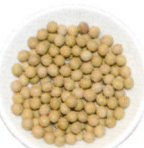

「瘦肉」
富含蛋白质,可有效补充人体蛋白质,增强抵抗力。
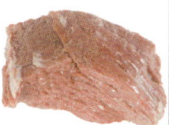

「鸡蛋」
富含卵磷脂,有效保护口腔远离细菌的感染。
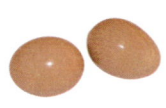

1 中医专家的话

因暴饮暴食等原因导致胃肠积热的话,会出现口内炎,导致饮食饮水时感到疼痛,并伴有上火、腹胀、便秘等症状。对于这种情况,服用能通便、消炎的三黄泻心汤效果显著。症状相同,但没有便秘时,可服用对于炎症和充血有效果的黄连解毒汤。

黄连的产地
主产于四川、湖北等地。
果期
2、8月采根。
❷ 3 4 5 6 7 ❽

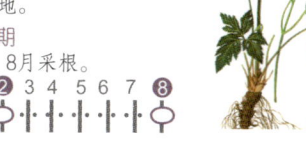
黄连

【释名】又名:王连、支连。
【性味】味苦,性寒,无毒。
【功效】清热燥湿,泻火解毒。
【主治】主热气,治目痛眦伤流泪,能明目。治腹痛下痢、妇人阴中肿痛。

本品大苦大寒,过服久服易伤脾胃,脾胃虚寒者忌用。苦燥伤津、阴虚津伤者慎用。五更肾泻,应慎服。

保持口腔卫生最重要

养生

养成饭后好好刷牙、每天漱口五六回的习惯,是非常重要的。如果发炎比较厉害,牙刷一碰都疼的话,就不要再勉强使用牙刷,转而通过好好漱口的方法,来使口腔保持清洁。并且,没治好的虫牙、坏牙,不合嘴的假牙等等都容易对口腔黏膜造成破坏,恶化口腔卫生状况,所以应尽早治疗。此外,因睡眠不足导致身体疲劳的话,也会延长口内炎。应避免剧烈运动,进行充足的睡眠。

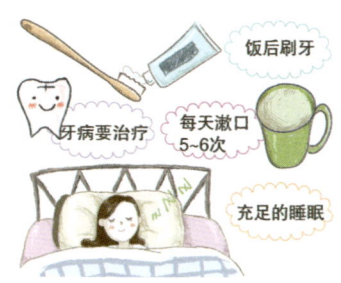

饭后刷牙
牙病要治疗
每天漱口 5~6次
充足的睡眠

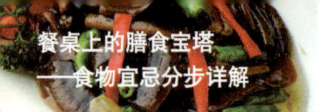

疲劳

少食辛辣刺激及高糖食品

疲劳是一种生理现象，过劳、过量运动之后谁都能感觉得到。像这样的疲劳，是人体发出的需要休息的信号，吃好、好好地休息，自然可以恢复。但是，进行了充足的休养之后却还是得不到恢复时，有可能是有高血压、糖尿病的隐患，因此请您就医检查。易疲劳的人要少吃辛辣、糖分高、不易消化的食物，避免摄取咖啡因及酒类，要多食用一些富含维生素、叶酸、铁、锌、镁等营养素的食物。

食物宜忌

安全食物

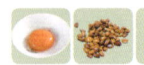

禁忌食物

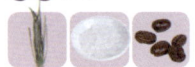

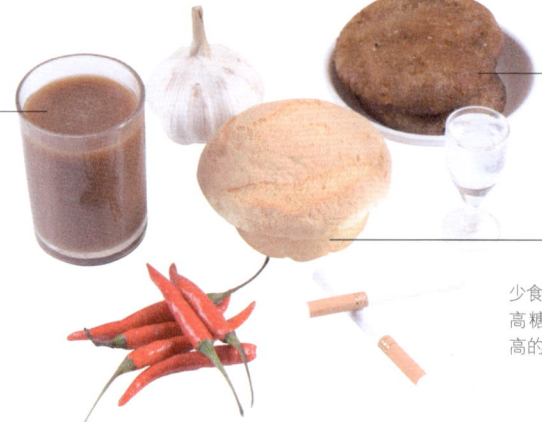

尽量避免长期摄取含咖啡因及酒精的食物

少吃糯米年糕、肥肉、油炸食物等不易消化的食物

少食用蛋糕、甜品、高糖饮料等含糖量高的食物

中医专家的话

易疲劳的人，可以适当食用一些可以促进消化，增强胃肠功能，改善身体疲劳，增强活力的松子。

松子的产地
东北、云南。

【释名】又名：新罗松子。

【性味】味甘，性小温，无毒。

【功效】补肾益气、养血润肠、滑肠通便、润肺止咳。

【主治】主骨节风、头眩，去死肌，使人白，能散水汽，润五脏，充饥。

【选购】挑选时要选颗粒仁丰满、大而均匀、色泽发亮、干燥者。

警惕慢性疲劳综合征

有一种慢性疲劳综合症，通常容易和慢性疲劳相混淆。平常生活状况正常的人，突然间出现倦怠感、无力感，并受到微烧、关节痛、抑郁感侵袭，并长时间持续（以持续6个月以上为标准）。有时身心的疲劳感会严重到整个人都爬不起来的地步。该疾病成因尚不明朗，尚未找到准确的治疗方法。但是，不管是慢性疲劳还是慢性疲劳综合征，在疲劳和精神压力积聚时都容易导致症状恶化这一点上，是相同的。平常要注意不要积攒疲劳和压力。

养生

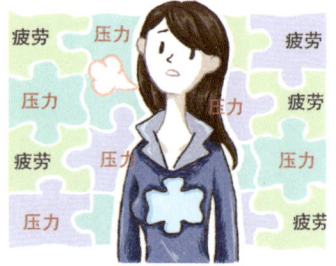

痤疮

辛辣燥热、腥发食物让您魅力大减

痤疮俗称"青春痘",是由于毛囊及皮脂腺阻塞,发炎所引发的一种慢性炎症性皮肤病。平常吃多了油腻的食物,或者有睡眠不足、心理压力等情况,皮肤上容易长痤疮或小疙瘩。而且,中医讲"皮肤是内脏的镜子",如果身体状况不好的话,就容易长痤疮,皮肤粗糙。这些人要时刻注意饮食不要食用辛辣燥热、高油脂、高糖分、高碘、腥发性食物和燥热的补品。应该多食用一些富含维生素及硒元素的食物。

食物宜忌

 安全食物

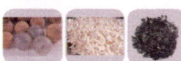 禁忌食物

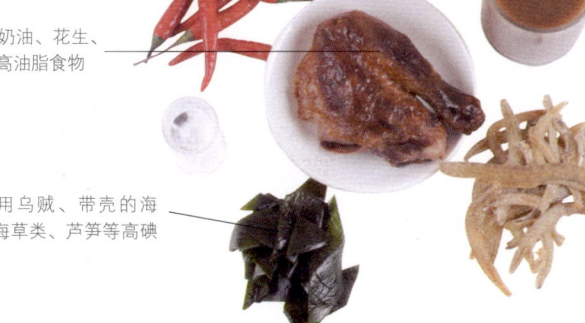

忌食肥肉、奶油、花生、油炸食品等高油脂食物

尽量避免食用烟酒、咖啡、辣椒、浓茶、蒜等具有刺激性的食物

少食用乌贼、带壳的海鲜、海草类、芦笋等高碘食物

中医专家的话

如果排便不能正常进行的话,面部便会长痤疮、起小疙瘩,且皮肤会变粗糙,可以服用清宿便的黄芩汤。

黄芩的产地
川蜀、河东、陕西近郡。

【释名】又名:腐肠、空肠、经芩、黄文、印头。

【性味】味苦,性平,无毒。

【主治】治各种发热、黄疸、泻痢,能逐水、下血闭,治恶疮疽蚀火疡。

【功效】清热燥湿,泻火解毒,止血,安胎。

维持肌肤美丽的基本护肤法

毛孔出现堵塞的话,容易长痤疮或小疙瘩,并且难以治疗。因此,维护面部清洁非常重要。用40℃左右的热水洗脸的话,毛孔会张开,使得堵塞的污物脱落。

头发有时也会产生刺激,导致长痤疮、起小疙瘩。因此要注意不要让头发贴在脸上。即使在意脸上长痤疮、起疙瘩,也不要抠、弄破那些疙瘩。因为伤口一旦受到细菌感染,症状便会恶化,并无助于症状的改善。

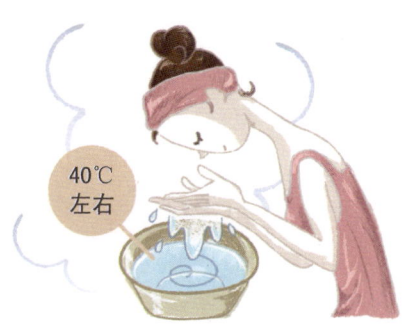

40℃左右

第六章 严防"病从口入"——不可不知的疾病忌口

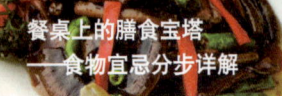

糖尿病

Tang niao bing

远离"三高"食品是关键

糖尿病，是因为胰脏所分泌的用于将葡萄糖转化为能量的激素——胰岛素的缺失或不足而引起的疾病。古人自然不知胰岛素为何物，于是就中医来讲，便只是针对症状找寻相应的处方，进行治疗。临床上以高血糖为主要特点，典型病例可出现多尿、多饮、多食、消瘦等表现。糖尿病患者要特别注意饮食，不要食用高胆固醇、高油脂、高脂肪酸的食物和含糖的食物，应多补充膳食纤维、维生素和镁、锌等微量元素。

食物宜忌

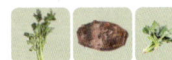

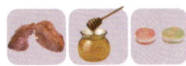

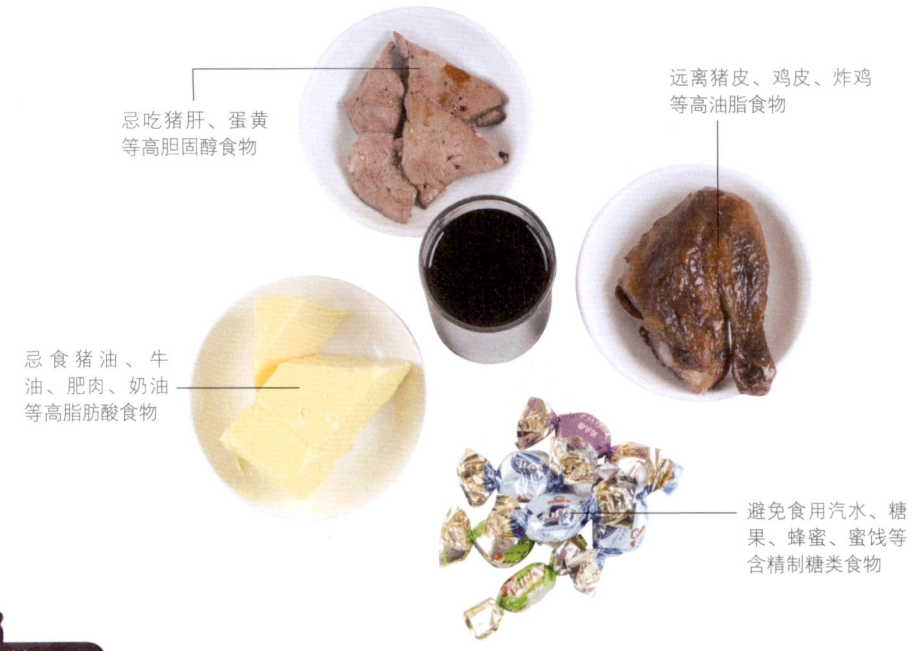

忌吃猪肝、蛋黄等高胆固醇食物

远离猪皮、鸡皮、炸鸡等高油脂食物

忌食猪油、牛油、肥肉、奶油等高脂肪酸食物

避免食用汽水、糖果、蜂蜜、蜜饯等含精制糖类食物

疾病详解

< 第一阶段——上消 >

根据病情的进展，可分为"上消""中消""下消"三个阶段。上消是糖尿病的初期，此阶段基本没有表现出什么症状。有一定程度的口干、喝水多，上厕所的次数稍微增多，食欲正常。

当糖尿病处于"上消"阶段，应以改善水分代谢情况，促进体液分泌，缓解口渴为目标进行治疗。

< 第二阶段——中消 >

此阶段糖尿病有所发展，虽然食欲变得旺盛但身体却日渐消瘦。尿液起泡，散发出坏水果一般的气味。通常口干变得严重，白天上厕所的次数多，容易便秘。但是，身体感到发凉的部位并不多，夜间上厕所的次数也不多。

当糖尿病处于"中消"阶段，治疗应着眼于缓解严重的口干。

< 第三阶段——下消 >

患上糖尿病很多年以后才进入此阶段。身体消瘦，皮肤变得紫黑，小便的量和次数都很多、并且同样散发出烂水果的气味。此外，夜间上厕所的次数也有增多，腰腿会感觉沉重、酸痛。这些症状是因为肾的功能衰弱导致的肾虚引起的。当糖尿病处于"下消"阶段，此时的治疗应着眼于强化肾功能、改善糖尿病症状。

营养师的建议

糖尿病是一种非常需要进行饮食控制的疾病，一定要遵守医嘱。可以多吃白萝卜、羊栖菜、魔芋、裙带菜这类不含多少能量却能让人感到吃饱的食物。晚上老跑厕所的人适合吃红薯，喉干渴的人常吃豌豆有助改善，另外菠菜也可缓解喉干渴。西瓜可以清热，不仅可以缓解喉干渴，也有着不错的利尿作用，对于改善水肿也有效果。

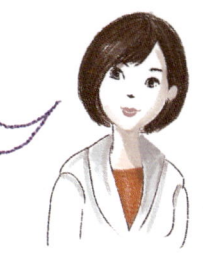

「杏仁」
富含B族维生素，帮助蛋白质、脂肪与糖类的代谢。
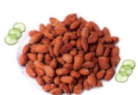

「苦瓜」
富含维生素C，具有抗氧化作用，可减少糖尿病的合并症。
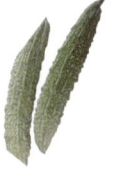

「红薯」
富含膳食纤维，能有效控制饭后血糖上升的速度。
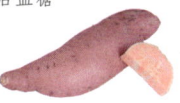

「紫菜」
富含镁，可维持细胞、组织及内分泌的正常运作。
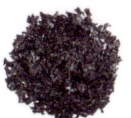

「芹菜」
富含锌，是胰岛素的重要组成部分，也是糖类消化和磷代谢的促媒。
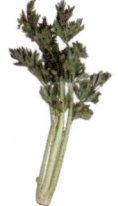

「糙米」
富含铬，可促进葡萄糖进入细胞，辅助调节血糖。
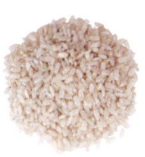

中医专家的话

身体消瘦，手脚发冷面色发黑，嘴和喉咙十分干渴，小便量多次数也多，尤其是晚上老跑厕所，进入这样的下消期后，适宜服用可以强化肾功能的知母。进入该阶段后，人的疲劳感会变得强烈，白内障和皮肤瘙痒等症状也很常见。

知母的产地
山西、河北、东北。
【成熟期】春秋二季采根。
【释名】又名：蚳母、连母、蝭母、货母、地参、水参、荍藩、苦心。
【性味】味苦，性寒，无毒。
【功效】清热泻火，生津润燥。
【主治】治消渴热中，除邪气，肢体浮肿，利水，补不足，益气。

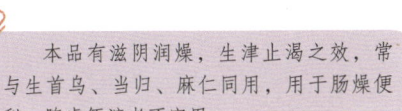

本品有滋阴润燥，生津止渴之效，常与生首乌、当归、麻仁同用，用于肠燥便秘。脾虚便溏者不宜用。

菠萝红薯

美食

材料：
红薯……200g
菠萝……100g
赤豆……50g
糯米……50g
白糖……10g

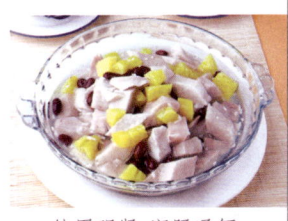

健胃强肾 润肠通便

做法：
1.将菠萝、红薯去皮洗净切成块，赤豆淘净在水中浸泡，糯米淘净。
2.将糯米、赤豆、红薯放入锅内，加适量水，用大火煮沸。
3.将菠萝放入，加适量白糖。
4.待煮软、煮熟即可。

功效：
　　红薯有补虚乏、益气力、健脾胃、强肾阴的功效，可有效改善糖尿病患者夜尿频多的症状。

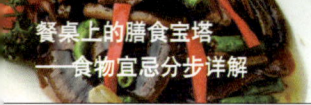

月经不调

Yue jing bu tiao

辛辣燥热的食物让你痛不欲生

如果月经是按一定周期来的，并且没有痛经的现象，那么可以认为是正常的。另外，月经容易受到环境变化和心理压力的影响，因此有那么一两个月出现失调的状况也不必慌张。

如果出现痛经到影响日常生活，或者因月经不调导致不孕等情况，那么就需要接受治疗了。

月经不调患者不要食用辛辣燥热、油腻伤胃、生冷凉寒的食物，要多补充一些维生素及碘、镁、钙等微量元素和富含叶酸的食物。

食物宜忌

安全食物

禁忌食物

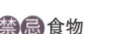
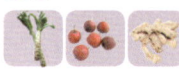

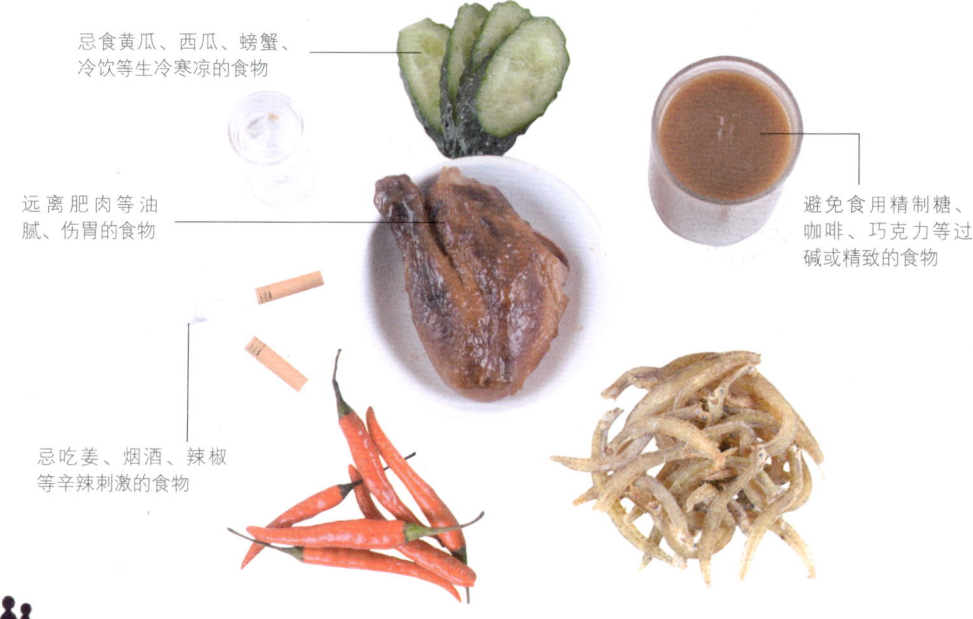

- 忌食黄瓜、西瓜、螃蟹、冷饮等生冷寒凉的食物
- 远离肥肉等油腻、伤胃的食物
- 避免食用精制糖、咖啡、巧克力等过碱或精致的食物
- 忌吃姜、烟酒、辣椒等辛辣刺激的食物

疾病详解

< 血不足的情况 >

痛经和月经不调，被认为是因为"血"出现异常或"气"的不足而引起的。具体来讲，其原因可分为淤血、血不足和气不足三类。

缺"血"的话，会导致人体内血量的不足，经血的量也会减少，颜色也会变淡，并且经期还会推迟。另外，还会出现月经时出血不止的症状。对于这种情况，应通过补血的手段改善症状。

< 气不足的情况 >

气不足的话，内脏的功能以及水分代谢都会恶化。与此同时，造血功能也会减弱，出现缺"血"的情况，容易引起月经不调，以及经期推迟。与由于"血"不足引起的月经不调的治疗方法不同的是，由于"气"不足引起的月经不调，应通过补气来补血，使内脏的功能和水分代谢得到恢复，以使症状得到改善。

< 淤血的情况 >

如果出现淤血，子宫周围的血行会变得不良，导致月经时出现强烈的疼痛。这种疼痛的特征是，抚摸、按揉肚子也不会让疼痛有所减轻，月经时有时会出现条状血块，月经周期也容易提前。此时应通过消除淤血、使血行恢复正常的方法，来治疗痛经、月经不调。

营养师的建议

番红花和红花能治疗淤血，具有改善血液循环的功效，不仅可用于痛经和月经不调，对于寒性体质和贫血也有效果。黑木耳和艾蒿对于痛经和月经不调来说，也是不错的食物。所以，要多吃一些富含维生素和钙、镁等营养素的食物。

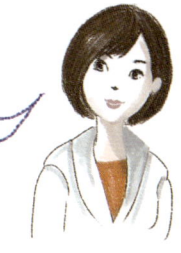

「牛奶」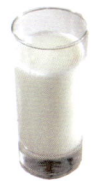
富含B族维生素，可改善月经失调产生的水肿，可定神安心。

「番石榴」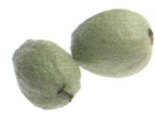
富含维生素C，可促进生血功能，治疗缺铁性贫血。

「猕猴桃」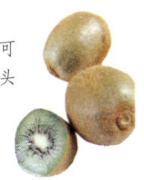
富含维生素E，可改善乳房胀痛、头痛等经前症候。

「海带」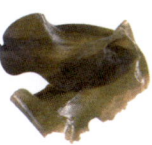
富含碘，可保证妇女正常的月经生理周期。

「豆腐」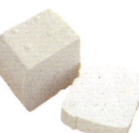
富含钙，改善痛经、内分泌失调、精神紧张的现象。

「菠菜」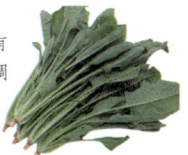
富含叶酸，可有效改善月经失调的问题。

中医专家的话

缺"血"时，在出现痛经和月经不调的同时还会出现发冷、水肿等症状。对此，宜服用能暖体、促进造血的当归芍药散。对于经血不止，则推荐兼有止血作用和造血作用的芎归胶艾汤。另外，对于子宫内膜异位症，服用核桃汤效果显著。

当归的产地
主产甘肃、云南、四川。
成熟期
7~9月。

6 **7 8 9** 10 11

【释名】又名：乾归、山蕲、白蕲、文无。
【性味】味甘，性温，无毒。
【功效】泻肺降气，下痰止嗽。
【主治】主咳逆上气、温疟寒热、妇人漏下、不孕不育，各种恶疮，宜煮汁饮服。

一般生用，为加强活血则酒炒。通常补血宜当归身，破血宜当归尾，止血宜当归炭，酒制可增活力。

核桃仁拌黑木耳

美食

材料：
黑木耳……150g
核桃仁……50g
红椒……25g
青椒……25g

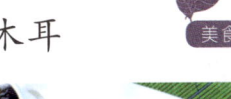
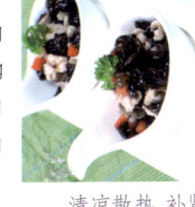
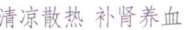
清凉散热 补肾养血

做法：
1. 把黑木耳去杂洗净，撕成小块；把红辣椒、青辣椒分别切丝，姜、蒜切成末。
2. 把黑木耳、红椒丝、青椒丝在开水中焯水，捞出晾凉；把核桃碎用小火炒香。
3. 在碗中装入所有材料，撒上盐、糖，浇上醋、生抽、香油、红油拌匀即可。

功效：
　　核桃仁，性味甘平、温润，具有益气、润肺、凉血、润肠、养容等功效；但多食会引起腹泻，阴虚火旺者不宜食用。

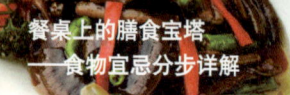

膀胱炎

忌辛辣刺激、温补热性饮食

膀胱炎是一种有如下症状的疾病：上厕所的次数增加、排尿时伴有痛感、排尿后仍有使人不快的残尿感。一般情况下，即使细菌侵入膀胱，因为黏膜对其有抵抗力，不会发病。然而，长时间憋尿、着凉、身体的抵抗力下降等因素会导致发病。膀胱炎患者对于饮食的要求很多，比如不要食用辛辣刺激的食品，胀气、熟性、含菌的食品，以及海产和温补药品，应该多食用一些富含维生素及蛋白质、矿物质的食物。

食物宜忌

安全食物

禁忌食物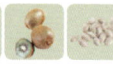

- 尽量避免食用辣椒、咖喱、芥末、洋葱等辛辣刺激性的食物
- 忌食虾、螃蟹、牡蛎、鲍鱼等海产食物
- 忌吃面包、乳酪、蘑菇、腌制食品、发酵食物等含菌食品
- 少食用羊肉、荔枝、桃子、鹿茸、干姜等熟性食物和温补药物
- 避免食用红薯、黄豆、牛奶等胀气食物

1 中医专家的话

对于有口干、排尿不尽、排尿痛、血尿等症状的病人，服用一些芍药散、葛根汤是很有效果的。

芍药的产地
四川、贵州、湖南、江西、浙江、安徽、东北。

成熟期
2月、8月采根。

❷ 3 4 5 6 7 ❽

【释名】又名：将离、梨食、白术、余容、铤。
【性味】味苦，性平，无毒。
【功效】治斗疾骨蒸潮热，妇人经闭，能蚀脓。
【主治】主邪气腹痛，除血痹，破坚积，疗寒热疝气，止痛，利小便，益气。

赤豆青葱汤

材料：
赤豆………1/4杯　　青葱……1根（白色部分）
日本酒………1杯

做法：
1. 将葱捣碎，和赤豆一起放入煎锅，文火慢慢干烧。
2. 待葱变色后，将葱和赤豆用搅拌机搅碎倒出待用。
3. 将碎末倒入锅中，加入日本酒，烧开，用纱布过滤。

功效：
赤豆具有除热毒、散恶血、消胀满、利小便、通乳的功效，用于痈肿脓血、小便不利、水肿等症。

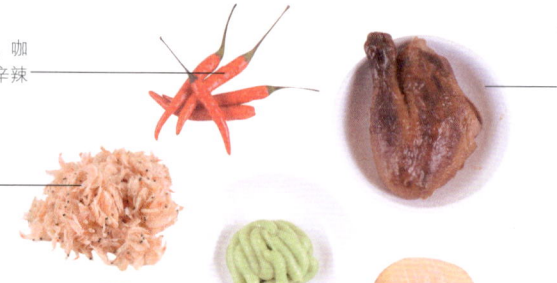

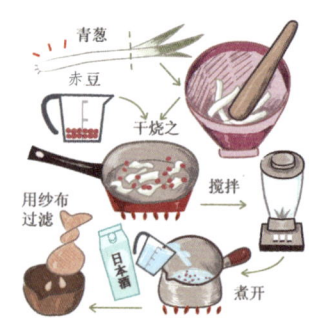

哮 喘

Xiao chuan

寒性及产气食物是哮喘者的大忌

哮喘是一种发作时支气管收缩、气道变窄、呼吸困难的疾病，发作时呼吸伴有呼哧呼哧的喘鸣。哮喘的发作通常发生在一天中的半夜和黎明时分以及一年中的秋季和梅雨季节。如果病情严重，甚至可能威胁生命。哮喘，尤其要注意在食疗上下工夫，其中特别要注意的是，不要吃得太饱，不要吃重口味，易诱发过敏、产气的食物，以及阿斯匹林、寒性水果，应该多食用富含维生素、硒、镁、钾等营养素的食物。

── 食物宜忌 ──

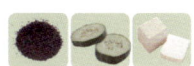

安全食物

禁忌食物

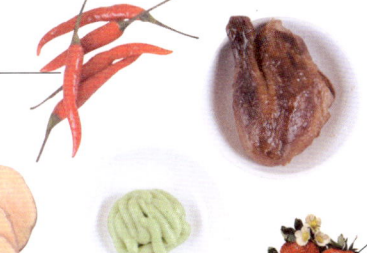

尽量避免食用辣椒、炸鸡、过度调味等重口味食物

红薯、黄豆、牛奶等胀气食物

避免食用梨、西瓜、香瓜、橘子、草莓等寒性水果

避免服用阿司匹林等易引发哮喘的药物

1 中医专家的话

对于容易因为心理压力引起发病的人，半夏厚朴汤很有效果。对于发作时出汗、口干的也是一味好处方。

麦门冬的产地
主产河北、安徽、东北及内蒙古。

果期 8~10月。

7 **8 9 10** 11 12

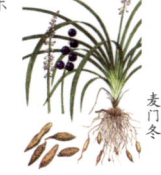
麦门冬

【**成熟周期**】花期7~8月，果期8~10月。
【**释名**】又名：禹韭、禹余粮、忍冬、忍凌、不死药、阶前草。
【**性味**】味甘，性平，无毒。
【**主治**】心腹结气，伤中伤饱，胃络脉绝，羸瘦短气。
【**功效**】润肺下气，消痰止咳。

银杏百合汤

材料：
银杏……10个
百合……5朵

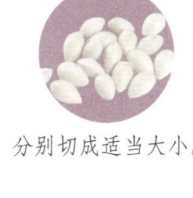 

做法：
1.将银杏去皮、百合洗净，分别切成适当大小。
2.放入锅中，加一杯半水，文火煮15分钟，用盐稍微调味。

功效：
百合具有养心安神，润肺止咳的功效，早晚喝一碗，连料带汤一起喝可以有效防治哮喘。

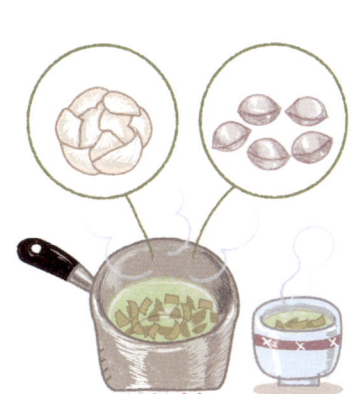

美食

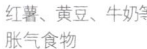

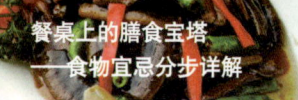

皮肤病

Pi fu bing

远离辛辣燥热、高脂、高糖食品

皮肤病是有关皮肤的疾病,是严重影响人们健康的常见病、多发病之一,如麻风、疥疮、真菌病、皮肤细菌感染等,很多皮肤病是内脏疾病的外在表现,即很多皮肤病变,其根本原因在于内脏。因此,对于皮肤病患者来说,选择正确的饮食是至关重要的,因为任何外在的治疗都只是治标不治本的,只有对症饮食才能从根本上治疗病症。皮肤病患者要远离辛辣燥热、高脂、高糖食物,多多补充维生素。

→食物宜忌→

安全食物

禁忌食物
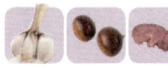

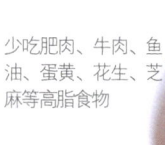
少吃肥肉、牛肉、鱼油、蛋黄、花生、芝麻等高脂食物

避免食用辣椒、咖啡、浓茶、大蒜、韭菜、羊肉、海鲜、龙眼等辛辣燥热的食物

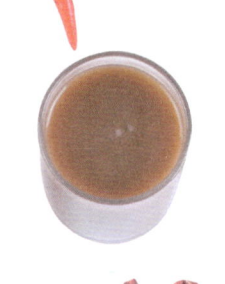

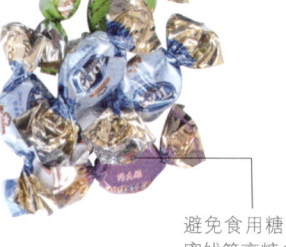
避免食用糖果、蜜饯等高糖食物

疾病详解

〈湿邪、热邪等病邪是致病原因〉

中医认为,皮肤病的发生与病邪(使人生病的外部原因)关系密切,而其中的湿邪和热邪的影响又尤为重要。人体被湿邪入侵的话,会起湿性湿疹,湿度一大情况还会恶化。受到热邪入侵的话,皮肤会发红,患部会发热,温度一高情况会恶化。

所以,皮肤病患者首先应注意防湿防干燥,以改善症状。

〈内外因共同致病〉

这种疾病虽多见于婴幼儿到青春期的孩子身上,但是近年来,大人发病的情况也在增加。因为通常患者的亲人中也有该病的患者,所以以前更偏重于认为,该病是受遗传因素影响而发病的。但是现在的观点开始认为,生活环境同样能对该病造成很大影响。

〈饮食和精神压力也很重要〉

近年来,患过皮肤病的人越来越多,这主要是受饮食生活欧美化的影响,其中,摄入过多肉类、脂肪、糖类造成的影响尤为严重。对于皮肤病患者来说,不能只靠吃药,重新审视自己的饮食生活也非常重要。另外,精神压力也会带来负面的影响,因此也要注意缓解自己的精神压力。

营养师的建议

对于过敏性皮炎，饮食疗法非常重要。应少吃肉，以及含有蜂蜜和黑砂糖的甜食，并且必须重新建立一种以素食为中心的饮食习惯。可以放心吃的东西有黄绿色蔬菜、白身鱼、海藻类，尤其是海藻类，基本不会引起过敏，并且富含钙质，因此推荐食用。谷物可以食用一些粳米、糙米，豆类可以食用豌豆、菜豆等。

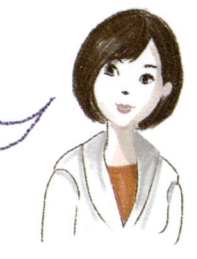

「猪肝」
富含维生素A，促进弹性蛋白的成长，增强皮肤弹性。
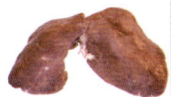

「鳝鱼」
富含维生素B_2，可有效减少皮肤产生的分泌物。
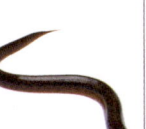

「银杏」
富含维生素B_6，参与不饱和脂肪酸的代谢，预防皮肤病。
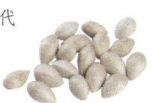

「樱桃」
富含维生素C，强化免疫功能，加速伤口的愈合。
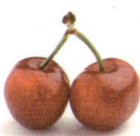

「黄豆」
富含维生素E，能促进血液循环，保护皮肤黏膜。
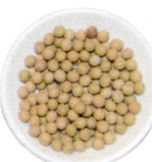

「芹菜」
富含锌，可有效修复受损细胞，减轻细胞脱落及角化。
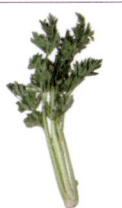

中医专家的话

对于患部积热、痒得厉害，并伴有口干的情况，服用能驱除热邪、消除全身炎症的白虎汤效果显著。患部积热潮湿的人，体表附近的水循环出现了停滞，通常有排尿困难、容易水肿的情况，可服用能促进体表水循环的越婢白术汤。

白术的产地
主产蒋山、白山、茅山。

成熟期
11月、12月采根。

7 8 9 10 **11 12**

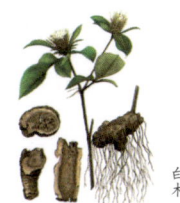
白术

【释名】又名：山蓟、杨桴、桴蓟、马蓟、山姜、山连、吃力伽。
【性味】味甘，性温，无毒。
【功效】健脾益气，燥湿利水，止汗，安胎。
【主治】治风寒湿痹、死肌痉疸，并能止汗、消食、除热，做成煎饼久服，可轻身延年耐饥饿。

根据炮制方法的不同分为白术、焦白术、麸炒白术、土炒白术，炮制后贮干燥容器内，置阴凉干燥处，防蛀。

对痱子和瘙痒都有效的桃叶浴

桃叶浴的做法如下：拿一些桃树叶（新鲜的桃树叶和干桃树叶都行）装入布袋，放入锅或茶壶中加水煮，煮好后倒入浴缸中泡澡。该方法对于起痱子、长疹子等皮肤症状也同样有效。艾蒿浴跟桃叶浴一样，用新鲜的艾蒿叶放入布袋中，煮好后倒入浴盆中入浴即可。

泡完澡起来之后，要把身体擦干，马上穿上浴袍，以保护刚刚得到顺畅的血行以及皮肤的湿润不被破坏。

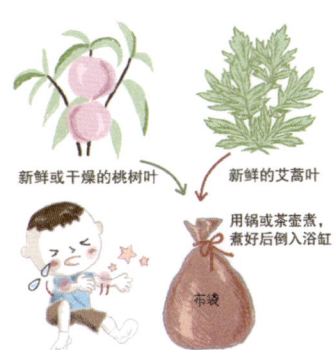

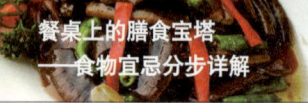

Shen zang bing

肾脏病

高钾、高磷、高蛋白质食物加重肾脏负担

肾脏病是一种疑难病，病程较长，缠绵不愈，进展缓慢，治疗比较困难。肾脏病的常见症状有水肿、高血压、尿少或无尿、多尿、尿频、血尿、尿中泡沫增多、腰酸痛及其他一些全身性症状。肾脏病患者要控制饮食结构，避免酸性物质摄入过量，加剧酸性体质。严禁食用高盐、高钾、高磷、高蛋白质的食物，以及油炸食物，也不要抽烟喝酒，要多吃一些含有维生素和不饱和脂肪酸的食物。

食物宜忌

安全食物
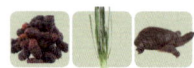

禁忌食物
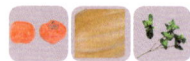

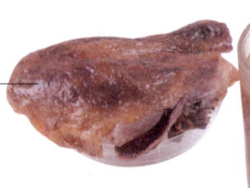
尽量避免食用火腿、腌菜、咸鱼、腐乳等高盐分食物

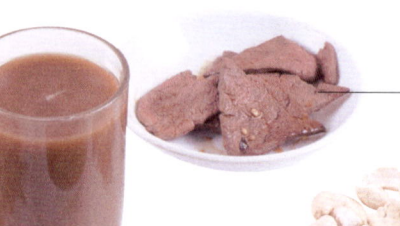
避免食用酵母、坚果类、内脏类、蛋黄等含磷量高的食物

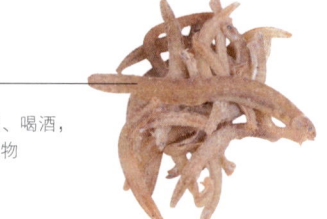
不要抽烟、喝酒，吃油炸食物

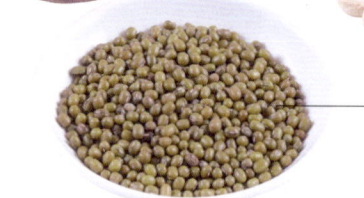
避免食用绿豆、毛豆、瓜子、核桃、花生等高蛋白食物

中医专家的话

对于出现晚上老跑厕所、腰腿重、发冷、皮肤干燥等症状时，适宜服用能有补气作用的淫羊藿。

淫羊藿的产地
湖北、江苏、武汉、河北等。

成熟期
5月采叶。

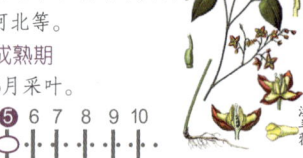

⑤ 6 7 8 9 10 淫羊藿

【释名】又名：仙灵脾、放杖草、弃杖草、千两金、干鸡筋、黄连祖、三枝九叶草、刚前。

【性味】味辛，性寒，无毒。

【功效】利小便，益气力，强志。

【主治】治阳痿绝伤，阴茎疼痛。

葱贴药

准备一根葱，将白色部分切成3cm的段，用煎锅煎炒。然后将葱切开，把心儿的那一面贴在肚脐上。不要拿太热的一段，否则有可能导致烫伤。这段凉了以后再换下一段。

或者可用药钵将白色的部分捣碎，放在铝箔上用火烤，铺在纱布上贴在肚脐处。同样也要注意防止烫伤。

养生

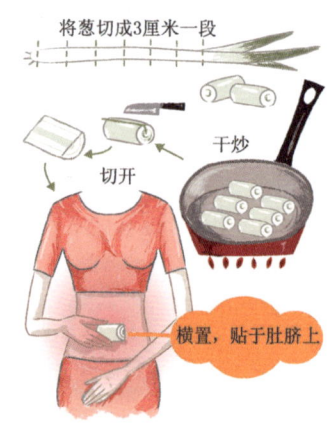

将葱切成3厘米一段
切开
干炒
横置，贴于肚脐上

高血压

Gao xue ya

吃错食物，会让血压节节攀高

根据日本现行的血压标准，收缩压大于等于140mmHg，舒张压大于等于90mmHg为高血压，与世界卫生组织（WHO）的标准一致。然而根据WHO规定，收缩压140~160mmHg、舒张压90~95mmHg的情况不一定为高血压，而是称为"临界高血压"，并且希望人们注意这种情况。高血压患者忌吃高油脂、高胆固醇、高糖分及辛辣刺激性食物，要多补充维生素、钾、钙、镁及叶酸和卵磷脂等营养素。

← 食物宜忌 →

安全食物

禁忌食物

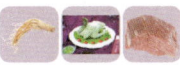

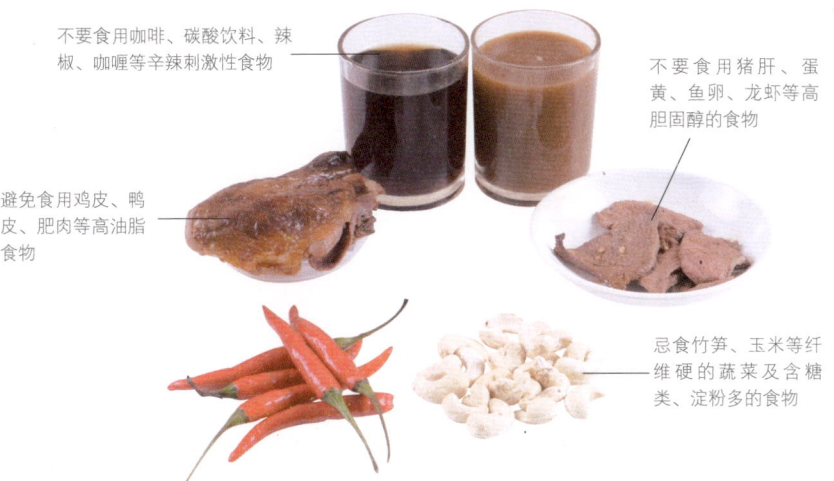

不要食用咖啡、碳酸饮料、辣椒、咖喱等辛辣刺激性食物

不要食用猪肝、蛋黄、鱼卵、龙虾等高胆固醇的食物

避免食用鸡皮、鸭皮、肥肉等高油脂食物

忌食竹笋、玉米等纤维硬的蔬菜及含糖类、淀粉多的食物

养生

中医专家的话

对于有上热下寒（脚冷头热）、面部发红、头疼、头晕、肩膀酸痛等症状的人，可以服用桃核承气汤，效果甚佳。

桃的产地
原产于我国。

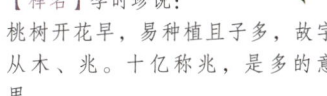

【成熟周期】花期3月，果期5~6月。

【释名】李时珍说：桃树开花早，易种植且子多，故字从木、兆。十亿称兆，是多的意思。

【性味】味苦、甘，性平，无毒。

【功效】补中益气，养阴生津，润肠通便。

【主治】主淤血闭，腹内积块，杀小虫。

注意中风

高血压这种疾病诱发中风的危险性很高，但其发作的前兆会显现在脖子上。脖子后面的肌肉有弹性、不硬的话，便没什么可能发作。相反的，如果发现脖后肌肉失去弹力、变硬、起横纹，变成"两段儿脖"，并起红斑、红包的话，便要引起注意。

此外还有眼睛充血、脑门发亮的话，便更要引起警惕。

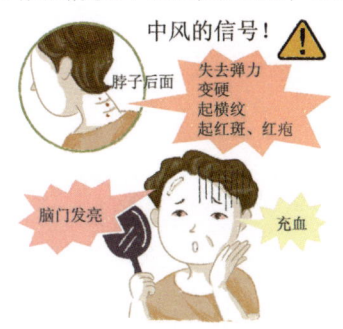

中风的信号！
脖子后面 — 失去弹力 变硬 起横纹 起红斑、红疱
脑门发亮 充血

第六章 严防"病从口入"——不可不知的疾病忌口

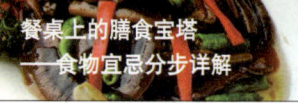

腹泻

规避油腻、生冷、刺激性饮食

腹泻是一种常见症状,是指排便次数明显超过平日习惯的频率,粪质稀薄,水分增加,或含未消化食物或脓血、黏液,腹泻常伴有排便急迫感、肛门不适、失禁等症状。腹泻不是一种独立的疾病,而是很多疾病的一个共同表现,它同时可伴有呕吐、发热、腹痛、腹胀、黏液便、血便等症状。腹泻患者要十分注意饮食,因为只要稍不注意就会加重病情,避免食用滑肠、生冷刺激、纤维太粗的食物。

食物宜忌

安全食物

禁忌食物

 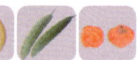

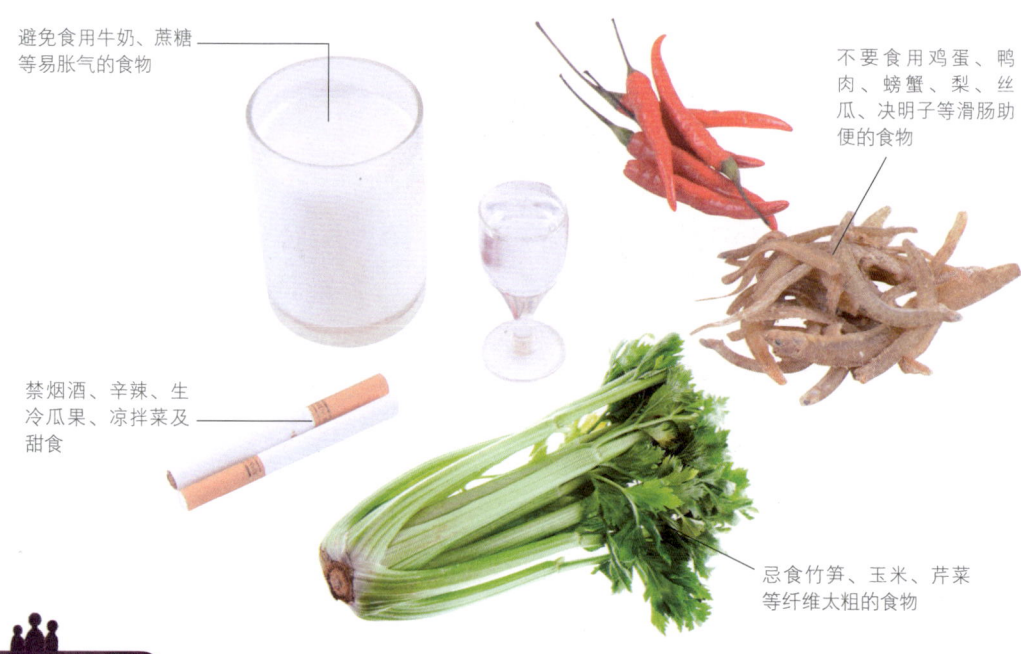

- 避免食用牛奶、蔗糖等易胀气的食物
- 禁烟酒、辛辣、生冷瓜果、凉拌菜及甜食
- 不要食用鸡蛋、鸭肉、螃蟹、梨、丝瓜、决明子等滑肠助便的食物
- 忌食竹笋、玉米、芹菜等纤维太粗的食物

疾病详解

〈"泄泻"和"痢疾"〉

中医将腹泻区分为"泄泻"和"痢疾"两种。泄泻指的是拉稀拉得多,痢疾指的是一次排便量少但是排便次数多,且每次总是拉得不痛快。

虽然原因多种多样,但常见的原因有,摄入过多凉的东西和油腻的东西,以及因胃肠感冒、精神压力等原因导致的大肠和小肠的水分吸收无法正常进行。

〈原因分为三类〉

肠胃弱的人容易引起腹泻,所以强健肠胃是最重要的,腹泻的原因大体上分为三个方面考虑:受寒、水分代谢不畅、吃多了油腻食物导致胃热。摄入过多凉的或生的东西导致肠胃受凉时,通过暖胃胃进行治疗。水分代谢不畅时,通过改善肠的水分代谢进行治疗。吃多了油腻的东西的人,易导致胃湿热,通过降胃湿降胃热进行治疗。

〈精神压力导致〉

除了上述三种原因,精神压力也有可能导致腹泻,"过敏性肠道综合征"便是其中的代表。过敏性肠道综合症是因小肠和大肠机能的平衡被破坏,导致周期性发生腹泻和便秘的一种疾病。

但是医院检查,并没有发现有炎症、溃疡或者息肉等。过于神经过敏,以及原本就容易有精神压力的人容易因此患上腹泻。

营养师的建议

容易拉肚子的人大多数会因为受凉而导致病情恶化,故而应该避免摄入凉的东西以及生食蔬菜等。拉肚子时则适宜食用梅干、山芋、青葱等。梅干有很强的抗菌作用及整肠作用,因此可以缓解腹泻;山芋则可以很好地滋养身体、强健身体,亦有促进消化、止腹泻的功效。此外,还要多摄取维生素、钾、钙、镁等营养素。

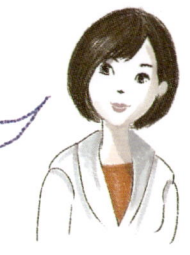

「番石榴」
富含维生素C,可有效改善腹泻情况。
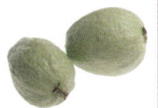

「鲤鱼」
富含维生素D,可缓解腹痛、腹胀、呕吐等腹泻症状。
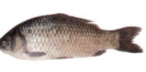

「猕猴桃」
富含维生素E,可保护结肠壁细胞膜,预防腹泻。
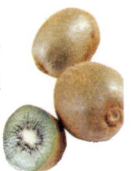

「豆腐」
富含钙,有助于粪便的成形。
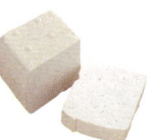

「香蕉」
富含钾,能维持身体电解质的平衡。
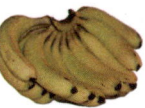

「紫菜」
富含镁,有助于人体对钙质的吸收与利用。
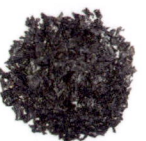

中医专家的话

肚子着凉、疼痛,拉稀时,可以服用有暖胃效果的附子人参汤。有的人因为神经过敏而容易变得焦躁、紧张,还有的人比较容易感到精神压力,对于这些被认为是因为精神方面的原因导致腹泻的人,甘草泻心汤、附子泻心汤比较合适。

附子的产地
四川、陕西、湖北、湖南、云南等省。

果期
7~8月。

6 **7 8** 9 10 11

附子

【释名】其母名:乌头。
【性味】味辛,性温,有大毒。
【功效】回阳救逆,补火助阳,散寒除湿。
【主治】风寒咳逆,能温中,治寒湿痿痹,拘挛膝痛,不能走路,疗金疮。

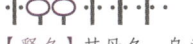
生附子的毒性很大,制附子是生附子经过一定的程序炮制而成的,毒性远不及生附子,煎60分钟即可减轻毒性

美食

红薯粥

材料:
大米………1杯
水…………10杯
红薯………100g
梅干………3个

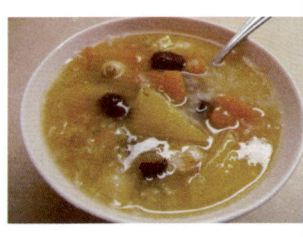

做法:
1.将红薯去皮切碎。
2.在锅中加入大米和10杯水,待煮八分钟后加入红薯,继续煮,直至米变软。
3.在一个碗中加入三个梅干,即可食用。

功效:
红薯含有丰富的维生素以及钾、铁、钙等10余种微量元素,营养价值很高,被营养学家们称为营养最均衡的保健食品,可有效改善腹泻症状。

肝炎

Gan yan

慎食「三高」食物

肝炎，是指由多种致病因素侵害肝脏，使得肝脏的细胞受到破坏，肝脏的功能受到损害，它可以引起身体一系列的不适症状，以及肝功能指标的异常。肝炎的症状包括食欲不振，面色暗黑、粗糙，出现「三黄」症状，肝区隐痛、肿大，出现蜘蛛痣和肝掌症状。肝炎患者要十分注意饮食，慎食容易变质、含防腐剂的食物，高糖、高脂肪、高蛋白的食物，要多食用一些富含维生素、蛋白质、卵磷脂和硒的食物。

食物宜忌

 安全食物

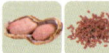 禁忌食物

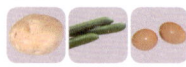

忌食肥肉、鸭皮、鸡皮、糖果等高脂肪、高糖的食物

不要食用腊肉、火腿、腌制品等含防腐剂的加工食品

不要食用高蛋白质以及臭豆腐等易发霉的食物

避免食用大麦、玉米等含黄曲毒素的易变质食物

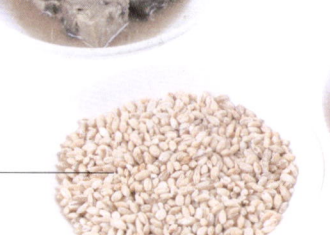

1. 中医专家的话

川芎具有疏肝理气的作用，可调整肝脏功能，促进气血畅通、脾胃健运，是治疗肝炎的常用草药。

川芎的产地
主产浙江、安徽。
成熟期
8月采挖。

6 7 **8** 9 10 11

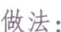 川芎

【释名】又名：胡、香果、山鞠穷。
【性味】味辛，性温，无毒。
【功效】泻肺降气，下痰止嗽，疏肝理气。
【主治】治中风头痛，寒痹筋挛拘挛，刀箭伤，妇女经闭不孕。

柳橙蔬菜果汁

材料：
柳橙……100g   柠檬……50g
紫包心菜……100g   蜂蜜……10g
芹菜……50g

做法：
1. 柳橙洗净榨成汁，柠檬去皮榨成汁。
2. 包心菜洗净，切小块；芹菜洗净，与包心菜一起放入果汁机中榨汁。
3. 加入冷开水、柠檬汁、柳橙汁、蜂蜜调匀即可。

功效：
柳橙可疏肝理气、消食开胃，而包心菜可改善内热引起的不适，将柳橙与包心菜一起榨汁饮用更加有利于肠道的消化吸收。

 美食

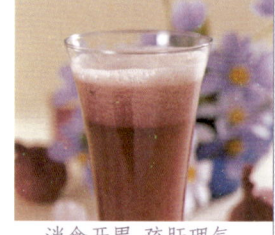

消食开胃 疏肝理气

视力减退

慎食刺激性、燥热食品以及茶和咖啡

伴随着人体的老化,许多功能也在衰弱,视力亦不例外。并且,现代人因为整天使用电脑和手机等,容易用眼过度,所以即使是年轻人,也已经变得苦恼于视力减退。中医认为,肝和肾是与视力密切相关的脏器,因此视力减退的原因包括肝功能减弱,以及肾功能减弱。

视力减退者要避免食用辛辣、刺激性、油炸食物,燥热水果以及茶和咖啡等,应该多食用富含维生素、蛋白质和钙质的食物。

→食物宜忌→

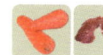 安全食物
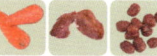

 禁忌食物
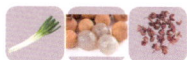

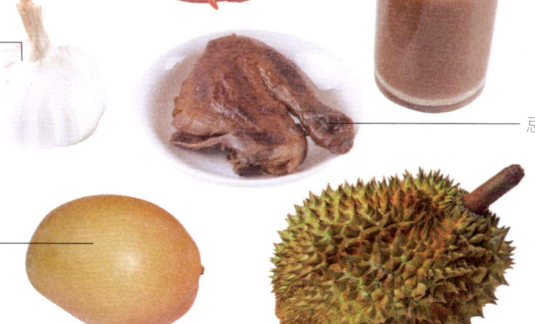

避免食用辣椒、蒜、韭菜、芥末、胡椒等辛辣、刺激性食物

不要喝太多的茶和咖啡

忌食烟酒、油炸食品

不要食用芒果、榴莲、龙眼等燥热水果

🌿 中医专家的话

眼睛容易充血的话,推荐服用能调整肝机能、改善视力的黄连解毒汤或五苓散或菊花汤。

花期 9~11月。

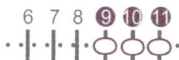

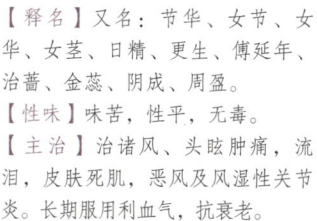
菊

【释名】又名:节华、女节、女华、女茎、日精、更生、傅延年、治蔷、金蕊、阴成、周盈。
【性味】味苦,性平,无毒。
【主治】治诸风、头眩肿痛,流泪,皮肤死肌,恶风及风湿性关节炎。长期服用利血气,抗衰老。

经常用电脑的护眼法

一直整天对着电脑的话,视力容易减退。为了保护眼睛,应每隔一个小时站到窗边,看看远处的风景。这样做,可以使得因为一直盯着近处物体而一直紧张的眼睛得到一个放松,还可自然地进行眨眼,使眼球表面得到湿润。另外,眼睛累的时候,用一块温毛巾贴在眼睛上的话,可以促进眼睛周围的血行,使其得到放松。相反地,如果眼睛充血的话,拿一块凉毛巾贴在眼睛上,可以使其得到冷却。

养生

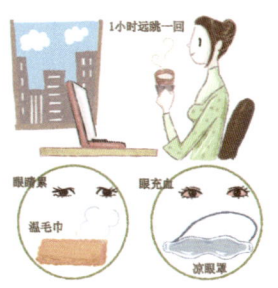

忧 虑

You lǜ

远离刺激性、油炸食品、含糖饮料和酒精

在瞬息万变的现代社会中，很多人在承受着精神压力的同时会感到不安，情况恶化的话，会转变成焦虑神经症或忧郁症。患上忧郁症的话，不仅会出现做事没有干劲儿这样的心理问题，还会出现失眠、食欲不振、便秘、有疲劳感等症状，久而久之，身体也会出现各种问题。忧虑者要重视饮食，不要食用含糖饮食、酒精、油炸食品和刺激性食物，可以多食用一些富含维生素、蛋白质、钙、锌、脂肪酸的食物。

食物宜忌→

安全食物
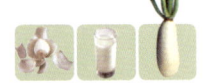

禁忌食物
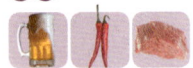

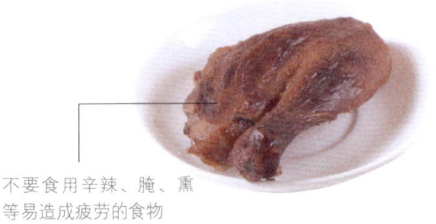
不要食用辛辣、腌、熏等易造成疲劳的食物

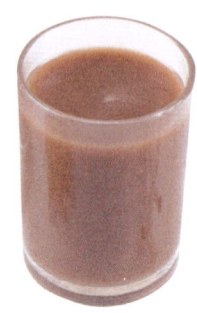

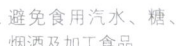
避免食用汽水、糖、烟酒及加工食品

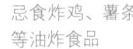
忌食炸鸡、薯条等油炸食品

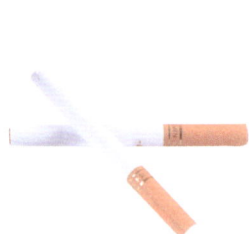

需要及早进行治疗的"心灵的感冒"

忧郁症常被认为是"心灵的感冒"，确实，谁都可能患上忧郁症。和感冒一样，忧郁症需要及早进行治疗，此症并非不能治疗，通过治疗可以进行改善。然而，如果觉得既然跟感冒一样，便掉以轻心，是十分危险的。忧郁症并非单纯的心情低落，并不是只要好好休息，散散心就能自然恢复的，而是需要接受治疗的。在变得不敢出家门、对社会生活造成障碍之前，及早进行治疗是十分重要的。

养生

◆ 中医专家的话

患有更年期综合症、忧郁征，并伴有悸动的症状时，可服用远志，该草药对于轻度忧郁症非常有效。

远志的产地
泰山及川谷中。

成熟期
春秋二季挖。

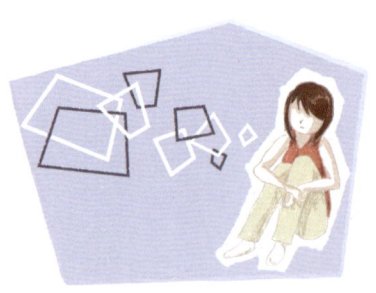

【释名】苗名：小草、细草、棘菀、葽绕。

【性味】味苦，性温，无毒。

【主治】主咳逆伤中，补虚，除邪气，利九窍，益智慧，聪耳明目，增强记忆力。

【功效】安神益智，祛痰消肿。

贫血

避免未熟、多脂及油炸食品

贫血，是因为血液中负责携带氧的血红蛋白数量不足引起的疾病。血红蛋白不足，通过血红蛋白输往人体各内脏器官的氧就会不够，最终导致内脏和器官的功能下降，诱发多种疾病，例如喘不上气、发冷、下肢水肿等。易贫血的人要十分注意饮食，可以从根本上改善体质。不要食用不易消化、未煮熟、多脂肪及碱性食物，要多多补充维素、叶酸、蛋白质、铁质等营养素。

食物宜忌

安全食物
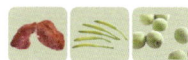

禁忌食物
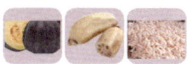

- 不要食用肥肉、炸鸡、炸薯条等多脂肪和油炸食物
- 避免食用糯米、玉米、竹笋、花生等不易消化的食物
- 不要喝浓茶和咖啡
- 忌食豆类制品、南瓜、莲藕等碱性食品

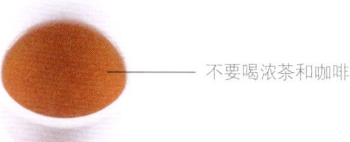
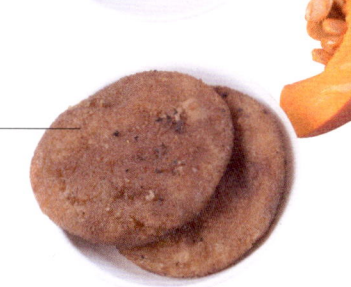
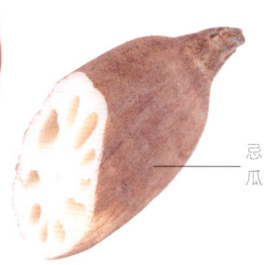

中医专家的话

番红花具有活血化瘀、凉血解毒的作用，在欧洲是一种自古以来就被用于妇科疾病的药材。

番红花的产地 主产于北京、上海、浙江、江苏。

成熟期 10~11月。

番红花

【释名】又名：撒法郎。
【性味】味甘，性平，无毒。
【功效】活血化瘀，凉血解毒，解郁安神。
【主治】治心忧郁积，气闷不散，惊悸。

摆脱贫血吃黄花菜汤

材料：
- 黄花菜————40g
- 葱白————10cm
- 大蒜————半个
- 猪肉馅————100g
- 鸡肋汤————4杯
- 盐————1勺

做法：
1. 将黄花菜洗净，用温水泡开。
2. 将葱和蒜切碎。
3. 将油倒入锅中，放葱和蒜，略炒。
4. 再加入猪肉馅和黄花菜，继续炒，直到肉炒熟后加入鸡肋汤。
5. 最后加入盐、酱油、胡椒调味即可。

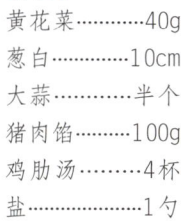
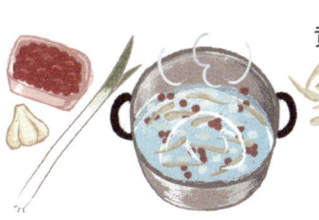

黄花菜

美容护肤 补血养虚

养生

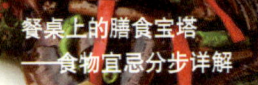

便 秘

Bian mi

慎食辛辣燥烈、收敛精致性食物

在一定的、较短的周期内,有一定量的粪便排出,便是正常的排便。两三天一次,没有不快感且有一定规律的排便不正常,但并不是便秘。出现持续一周以上排便困难、排便后没有爽快感等情况,便是便秘。便秘患者要特别注意饮食,一不小心就会加重病情。便秘患者要禁食辛辣燥烈食物、精致食物,以及具有收敛作用和易引发便秘的食物,应当多食用富含B族维生素、膳食纤维以及消化酵素的食物。

— 食物宜忌 —

 安全食物

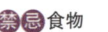

 禁忌食物

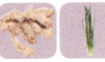

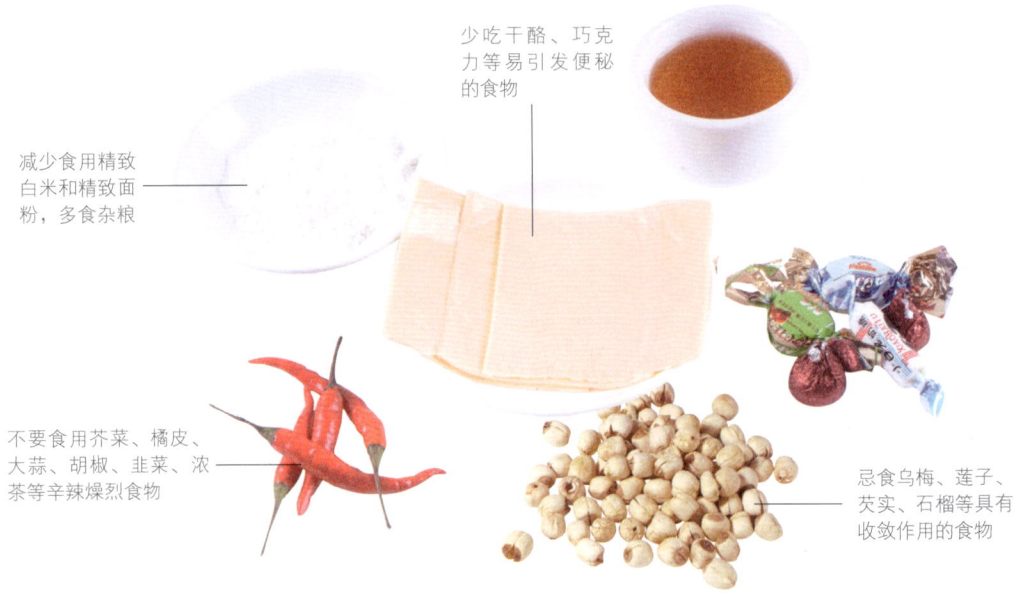

少吃干酪、巧克力等易引发便秘的食物

减少食用精致白米和精致面粉,多食杂粮

不要食用芥菜、橘皮、大蒜、胡椒、韭菜、浓茶等辛辣燥烈食物

忌食乌梅、莲子、芡实、石榴等具有收敛作用的食物

疾病详解

〈粪便坚硬、呈球状的实证类型〉

身体比较结实的人一旦患上了便秘,一般便是顽固性便秘,有粪便坚硬不易排出,以及粪便呈球状等类型。这些类型被认为是实证类型,此种情况会导致不大量服用泻药就没有效果,并且老是持续服用同一种泻药也会逐渐变得失去效果,十分麻烦。应采取降肠热、润肠黏膜的方法进行治疗。

〈泻药无效的虚证〉

便秘除了实证类型还有虚证。几乎没有因便秘导致的不快感,但是服用泻药却只是导致腹痛而几乎没有什么效果,此种类型的人为虚证型。此种类型有怎么使劲儿也拉不出,排便费时、排便后有疲劳感等症状。肠功能的减弱是导致这些症状的原因,因此要通过促进肠蠕动的方法进行治疗。

〈有残便感时也是虚证〉

虚证类型还有另外一种。排便虽然比较规律,但是便软、总有残留,即使都排出来了,还是有便秘感。这种情况也要通过促进肠活动的而方法进行治疗。此外,还有一种宿便类型,不论排便情况如何,腹部总是易积攒气体,并且腹胀。宿便类型通过对肠进行调整,使粪便彻底排出的方法进行治疗。

营养师的建议

对于便硬的便秘，早期喝一杯凉水会比较容易排便，再喝点牛奶更有效果。

食疗方面，推荐糙米、牛蒡、胡萝卜、山芋、羊栖菜、魔芋等富含膳食纤维的食品。多摄入食物纤维，不仅可以消除便秘，还可促进肠内有害物质、胆固醇的排出。但是腹胀的人请注意适量摄入。

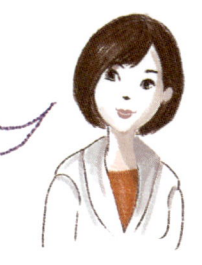

「豆腐」
富含B族维生素，促进糖类、蛋白质的消化，提高吸收率。
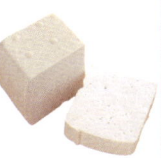

「蛋黄」
富含维生素D，与钙、镁一起补充，可预防结肠癌。
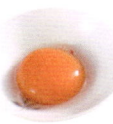

「黄豆」
富含维生素E，帮助受刺激的结肠黏膜的复原。
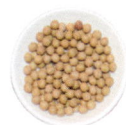

「牛肉」
含膳食纤维，增进肠道蠕动，缩短食物通过的时间。
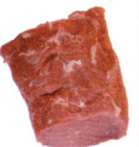

「优酪乳」
含有综合消化酵素，帮助食物吸收，改善便秘。
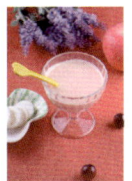

「菠菜」
富含复合维生素，随时补充便秘导致的吸收不良及维生素缺乏。
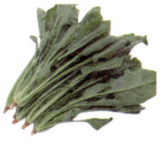

1 中医专家的话

对于粪便坚硬不易排出的实证型便秘，肉苁蓉甘草汤很有效果。肉苁蓉，泻下通便功效较为强烈，因此辅以甘草，从而达在不伤腹的同时通便的目的。同样是实证型，但粪便呈球状的情况，麻子仁丸十分有效。该处方可滋润肠部黏膜，缓解球便症状。

肉苁蓉的产地
主产内蒙、甘肃、新疆、青海。

成熟期
2~8月采根。

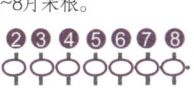

肉苁蓉

【释名】又名：肉松容、黑司命。
【性味】味甘，性微温，无毒。
【功效】补肾阳，益精血，润肠通便。
【主治】主五劳七伤，除阴茎寒热痛，养五脏，强阴益精气，增强生育能力，润肠通便。

肉苁蓉适宜性功能衰退的男子；月经不调的女性；高血压患者、便秘者。相火偏旺、胃弱便溏、实热便结者禁服。

醋拌七彩丝

材料：

胡萝卜……半根	海带……50g
魔芋……半块	香菇……2个
牛蒡……半根	豆腐……1块

做法：

1. 将胡萝卜切成丝，撒盐揉搓。
2. 将魔芋、牛蒡、香菇、豆腐切成丝，加调味汤汁、酱油、砂糖、酒煮，稍稍调味。
3. 再加入切成丝的海带，加入醋3大勺、酱油1大勺、砂糖1小勺半、水1大勺搅均即可。

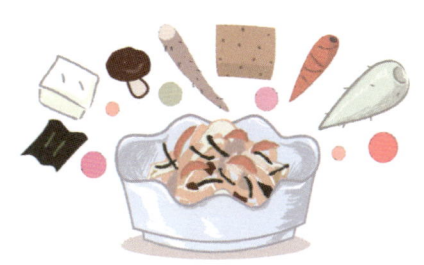

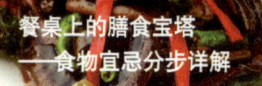

Wei tong

胃痛

西医将胃肠疾病分为急性肠胃炎、慢性肠胃炎、胃及十二指肠溃疡等，在疾病分类上是通过等病名来进行区分的。但中医对疾病的分类，是从症状和发生原因的方面进行考虑的。对于胃痛和不消化的原因，也是从原本就胃肠较弱、受寒、暴饮暴食、精神压力等方面进行考虑的。容易胃痛的人不要吃油腻、易产气的食物和粗纤维蔬菜以及加工食品、乳制品等，应多食用富含维素、消化酵素及益生菌的食物。

粗纤维、易产气食物会加重胀气

食物宜忌→

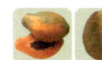 安全食物

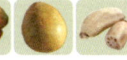

 禁忌食物

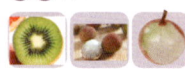

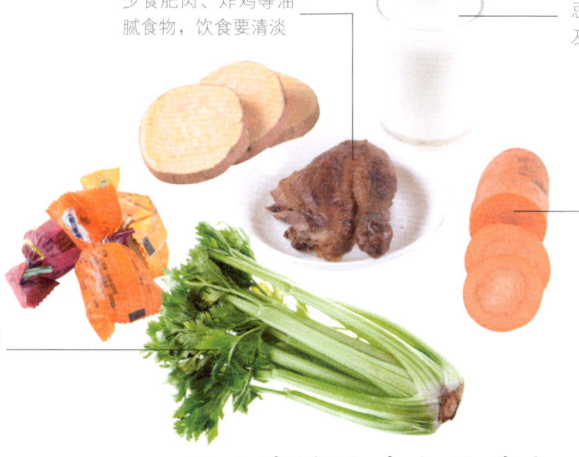

少食肥肉、炸鸡等油腻食物，饮食要清淡

忌食加工食品及乳制品

不要食用萝卜、洋葱、韭菜、辣椒、地瓜等易产气的食物

少吃粗纤维的竹笋、芹菜、香蕉、凤梨等蔬果

1 中医专家的话

对于原本胃肠就弱的患者，适宜服用能促进消化、强健胃肠的六君子汤和石斛汤。

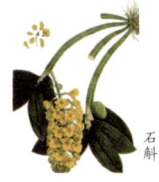

石斛

石斛的产地
主产于四川。

花期
20天。

【释名】又名：石蓬、金钗、禁生、林兰、杜兰。
【性味】味甘，性平，无毒。
【功效】益胃生津，养肝明目，强筋健骨。
【主治】主伤中，除痹降气，补五脏虚劳羸瘦，养阴益精。久服健肠胃。

可以暖胃的鸡肉炖萝卜

材料：

| 白萝卜……5cm长 | 甜料酒……10g | 鸡肉……100g |
| 酱油……1勺 | 盐……1勺 | 姜……1块 |

做法：

1. 将白萝卜去皮，切成八段；鸡肉切成一口能吃下的小块，将姜切成薄片。

2. 将萝卜和鸡肉放入锅中，加水至刚好没过，再将姜片和各少许的酱油、味醂、盐加入，一起炖，直到萝卜软化为止。

 美食

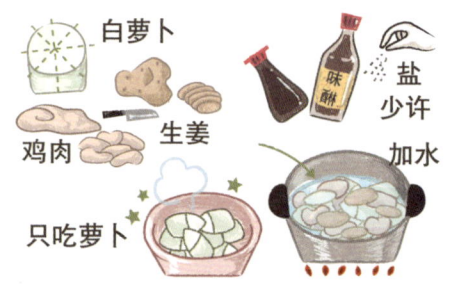

白萝卜　生姜　鸡肉　味醂　盐少许　加水　只吃萝卜

头痛

Tou tong

辛辣、冰凉及含咖啡因食物会加重疼痛

因感冒等急性病导致的头痛，首先应对该疾病进行治疗。头疼的原因被分为四种：风邪入侵或去撞颈椎挫伤症等外部原因、身体受寒、淤血、以及水分代谢不良。此外，出现头疼，可能存在有脑瘤等严重病的危险，因此首先应到医院进行检查。易头痛的患者不要经常食用辛辣、易胀气、冰凉的食物，以及易导致头疼的食物。应该多食用富含维生素、葡萄糖、钙、镁、卵磷脂等营养素的食物。

食物宜忌

 安全食物

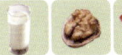

 禁忌食物

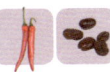

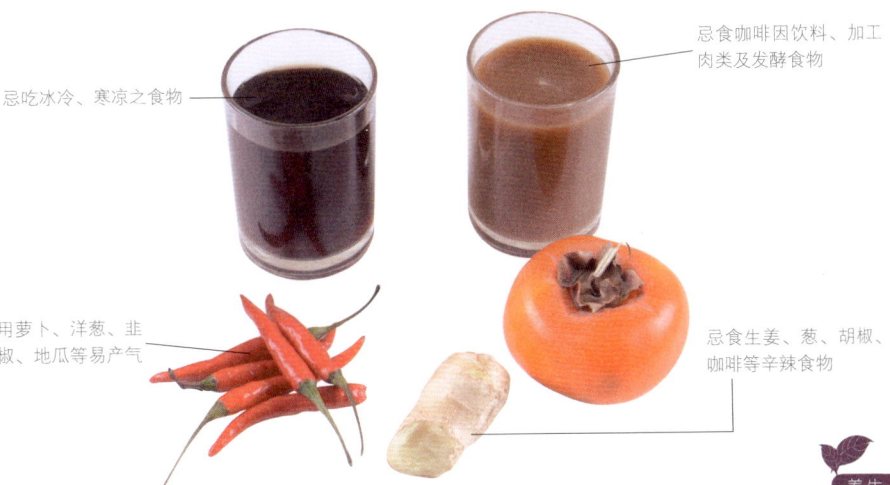

忌吃冰冷、寒凉之食物

忌食咖啡因饮料、加工肉类及发酵食物

不要食用萝卜、洋葱、韭菜、辣椒、地瓜等易产气的食物

忌食生姜、葱、胡椒、咖啡等辛辣食物

中医专家的话

身体一受寒就会突然头疼时，服用能暖体、暖胃肠、消除郁滞以治疗头痛的吴茱萸汤和防风汤效果甚佳。

防风的产地

东北、内蒙古、河北、山东、山西、湖南等地。

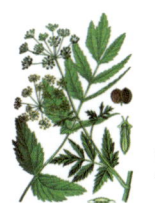

防风

【释名】又名：铜芸、茴芸、茴草、屏风、根、百枝、百蜚。
【性味】味甘，性温，无毒。
【功效】解表祛风，胜湿止痉。
【主治】主大风，恶风头痛眩晕及风邪所致的视物不清，风行周身，骨节疼痛，头痛。

根据症状不同采取不同的方法

自古以来，据说头疼时在太阳穴上贴上去掉核儿的梅干，效果不错。这样做是有道理的，因为贴梅干的部位正是对头疼有效果的悬厘穴。头一跳一跳地疼时，冷敷后脖梗儿的话，会导致脖子和肩部肌肉收缩，起到相反的效果。因此，可以冷敷太阳穴。伴有肩膀酸疼时，如果后脖梗儿的酸痛得到缓解，肩膀的酸疼也会减轻。因此可以好好按摩后脖梗儿，或者拿毛巾用热水泡过后拧干，热敷在脖子处。另外，为了防止毛巾变凉，请一定要将毛巾叠起。

养生

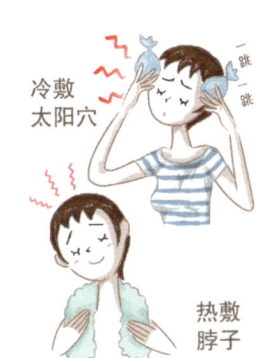

冷敷太阳穴

热敷脖子

肥胖

垃圾食品危害大

肥胖是指一定程度的明显超重与脂肪层过厚，是体内脂肪，尤其是甘油三酯积聚过多而导致的一种状态。吃的东西一样，但是有的人就会胖有的人就不胖。像这样，人和人在体质上是存在着差异的，而中医从这种差异下手对肥胖进行应对，可以很好地进行合理的减肥。肥胖人士一定要十分注意饮食，否则稍不注意就会长胖。不要食用高脂肪、高胆固醇、高热量、高糖分饮食，多吃富含维生素、镁、色氨酸的食物。

食物宜忌

安全食物

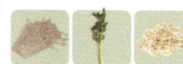

禁忌食物

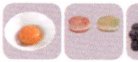

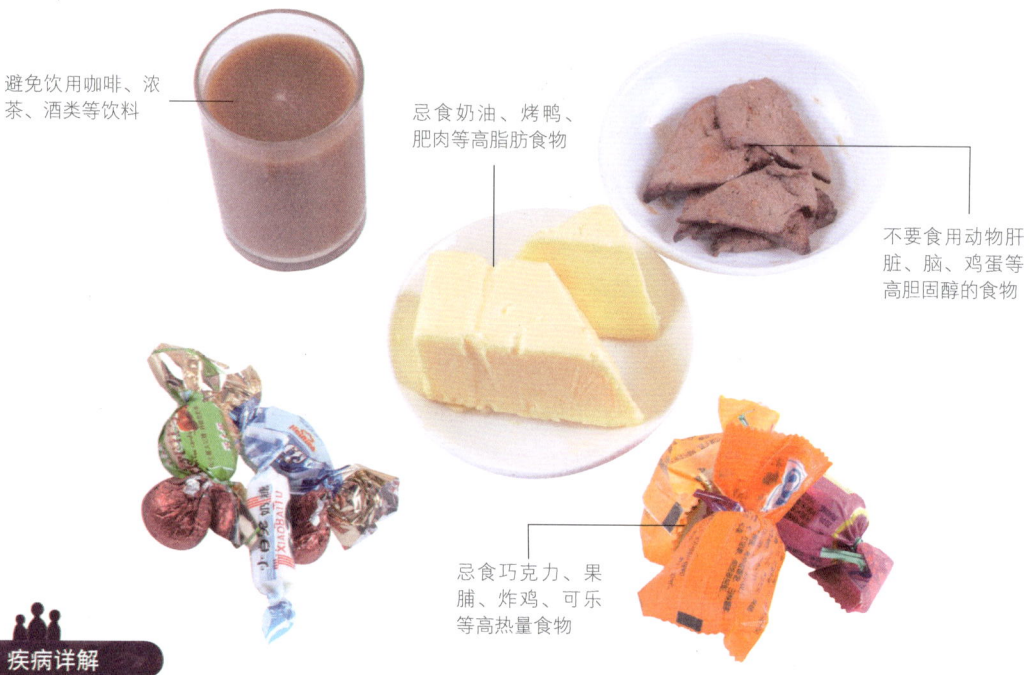

避免饮用咖啡、浓茶、酒类等饮料

忌食奶油、烤鸭、肥肉等高脂肪食物

不要食用动物肝脏、脑、鸡蛋等高胆固醇的食物

忌食巧克力、果脯、炸鸡、可乐等高热量食物

疾病详解

〈 与血相关的情况 〉

肥胖根据体质上的不同，分为与气相关、与血相关、与水相关三种情况进行考虑。因淤血而患有月经不调等妇科疾病的人容易产生此种类型的肥胖。因疾病而切除了子宫或卵巢的人也容易产生肥胖，并且通常还伴有便秘。与血相关的肥胖体质者，可以通过改善淤血、消除便秘，对肥胖进行治疗。

〈 与水相关的情况 〉

所谓的虚胖，乃是因水分代谢不良而引起的肥胖。这种类型的人虽然水喝得多，但是却不怎么上厕所，因此多余的水分会积存在体内，容易产生水肿。早起有水肿与肾脏有很大关系，傍晚有水肿跟心脏有很大关系。与水相关的肥胖体质者，可以通过改善体内水分代谢来消除肥胖。

〈 与气相关的情况 〉

该类型的人一有精神压力就想吃东西。肠胃不好的人，热量在被吸收掉之前肚子就被吃坏了，所以不容易变胖；但是肠胃不错的话，就会吃胖。这种类型的人如果强行减少饭量，精神压力便会无处发泄。首先应当吃一些魔芋等几乎没有什么热量的食物，以此来获得一种满腹感。并且，也要以消除精神压力为目标进行治疗。

营养师的建议

对于水分代谢不良的肥胖患者，推荐食用利尿作用显著的赤豆、薏米、黑豆，这些食物的利尿作用，可以消除虚胖。相反，糯米、银杏因为有阻碍排尿的作用，所以要避免食用。

对于苦恼于月经不调等淤血型症状的人，推荐吃韭菜等食物。一般这种类型的人还属于寒性体质，因此要少食少饮冷体的生蔬菜、冷饮、凉水等。

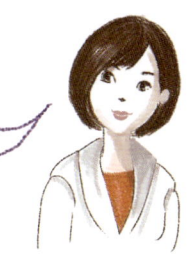

「番石榴」

富含维生素C，可帮助血清素，使食欲得到满足。

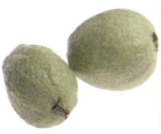

「红薯」

富含膳食纤维，可有效增加饱足感。

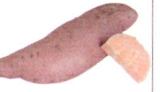

「辣椒」

富含辣椒素，可促进新陈代谢，有利于食物的消化。

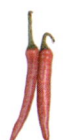

「绿茶」

富含儿茶素，加强胰岛素功能，有效抑制食欲。

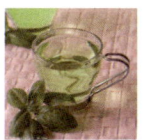

「牛奶」

富含色胺酸，充足的色胺酸可有效增加饱足感。

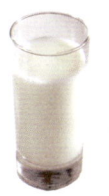

「沙丁鱼」

富含脂肪酸，改善食欲旺盛及易便秘的体质。

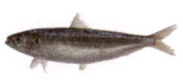

中医专家的话

对于易焦躁并且一焦躁就想吃东西的人，可以服用能镇静神经、调整肝气的大柴胡汤和薏米汤。对于月经不调，易起清斑，有上热下寒情况的类型，服用由能缓解淤血的桂枝茯苓丸和消除便秘的大柴胡汤合成的大柴胡汤合桂枝茯苓丸。

薏米的产地
主产四川、辽宁和广西。

成熟期
4~6月。

3 4 5 6 7 8

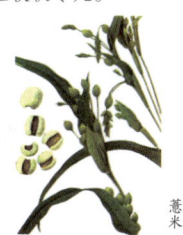

薏米

【释名】又名：解蠡、芭实、回回米、薏珠子。
【性味】味甘，性微寒，无毒。
【功效】有健脾利湿，清热的功效。
【主治】主筋急拘挛、不能屈伸，风湿久痹，可降气。

薏米对癌症很有疗效，当癌症患者在放疗、化疗时出现白细胞下降、食欲不振、腹水、水肿时，不妨用薏米佐餐。

绿茶优酪乳

材料：
绿茶粉……5g
苹果……150g
酸奶……200ml

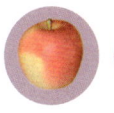 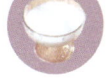

清洁血液 预防肥胖

做法：
1.将苹果洗干净，去掉皮，切成小块，放入果汁机内搅打成汁。
2.放入绿茶粉、酸奶搅拌均匀即可。

功效：
绿茶含有茶氨酸、儿茶素，可改善血液循环，预防肥胖、中风和心脏病。如果同时或在食后饮用绿茶，可软化血管。

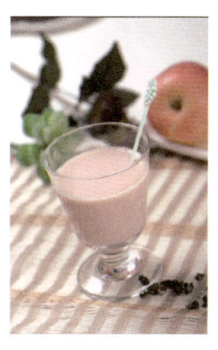

美食

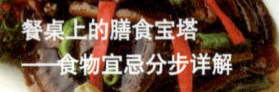

骨质疏松症

Gu zhi shu song zheng

忌食咖啡、碳酸饮料及高脂肪食物

骨质疏松症是一种以慢性腰背疼痛，甚则畸形、骨折为主要表现的全身性骨量减少性疾病。骨质疏松症可分为原发性骨质疏松症、继发性骨质疏松症、特发性骨质疏松症三大类。骨质疏松症给患者生活带来极大不便和痛苦，治疗收效很慢，因此，要特别强调落实预防。首先应特别注意饮食，不要食用高脂肪、刺激性食物和速食、加工食品，以及咖啡、碳酸饮料，应多补充维生素、钙、锰、锌等营养素。

食物宜忌→

安全食物

禁忌食物

 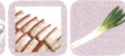

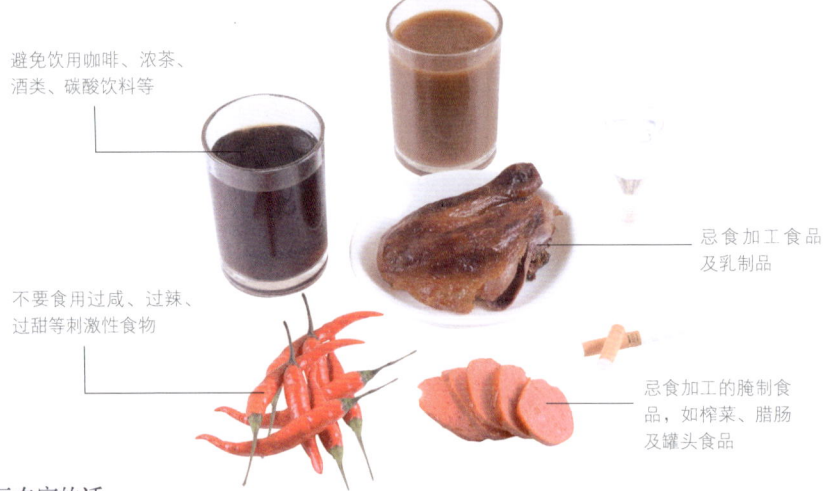

避免饮用咖啡、浓茶、酒类、碳酸饮料等

忌食加工食品及乳制品

不要食用过咸、过辣、过甜等刺激性食物

忌食加工的腌制食品，如榨菜、腊肠及罐头食品

📖 中医专家的话

骨碎补具有补肾强腰、活血止痛、续筋接骨的功效，对于肾虚腰痛、足膝痿弱、筋伤骨折等有很好的疗效。

骨碎补的产地
分布于青海、甘肃、陕西、四川、云南等地。

成熟期
全年可采。

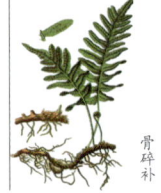
骨碎补

【释名】又名：猴姜、猢狲姜、石毛姜、石庵。
【性味】味苦，性温，无毒。
【功效】补肾强骨，续伤止痛。
【主治】破血止血，补伤折。主骨中毒气，风血疼痛，补五劳六极，疗足手不收，上热下冷。

冬瓜炖排骨

材料：

排骨………500g
冬瓜………500g
大料………1个
盐…………适量
姜…………1块

美食

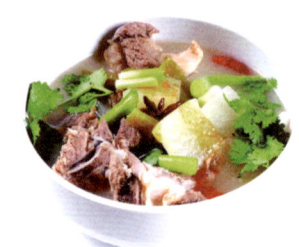

清热利湿 强筋健骨

做法：

1.把排骨斩成小块，洗净沥干水分；冬瓜去皮适当切块；姜拍破。

2.将排骨放在开水锅中烫5分钟，捞出用清水洗净。

3.将排骨、姜、大料和适量清水，上旺火烧沸，再改用小火炖约60分钟，放入冬瓜再炖约20分钟，捞出姜块、大料，再加盐、胡椒粉、味精起锅即可。

心悸

生冷燥热、含咖啡因食物令你心烦意乱

心悸指患者自觉心中悸动，甚至不能自主的一类症状。发生时，患者自觉心跳快而强，并伴有心前区不适感。本病症多与失眠、健忘、眩晕、耳鸣等并存，凡各种原因引起心脏搏动频率、节律发生异常，均可导致心悸。

心悸患者不要食用含咖啡因、燥热的食物，动物性脂肪，刺激性药物以及生冷瓜果，应该多吃富含B族维生素、维生素C等维生素以及钙、镁、铁等微量元素的食物。

— 食物宜忌 —

安全食物

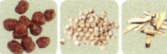

禁忌食物

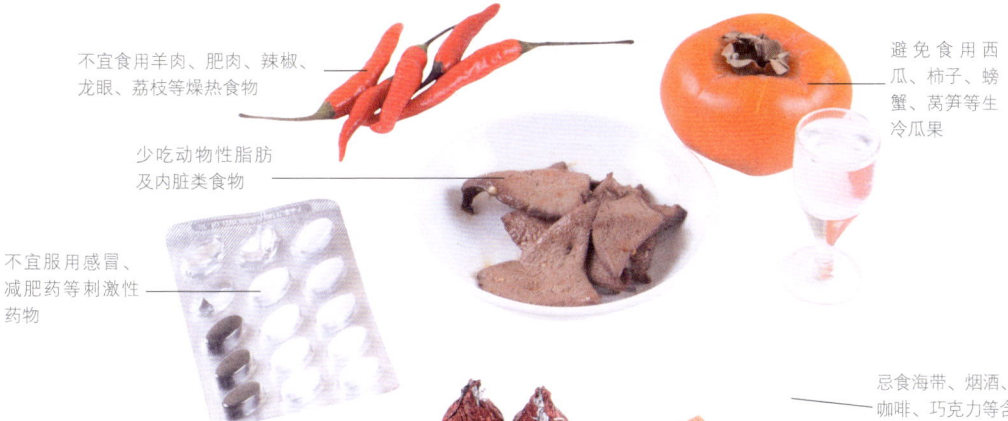

不宜食用羊肉、肥肉、辣椒、龙眼、荔枝等燥热食物

少吃动物性脂肪及内脏类食物

不宜服用感冒、减肥药等刺激性药物

避免食用西瓜、柿子、螃蟹、莴笋等生冷瓜果

忌食海带、烟酒、咖啡、巧克力等含咖啡因食物

中医专家的话

有心悸、不安感强烈，感到胸口堵得慌时，服用假苏汤效果不错。该处方能缓解胸部到喉部的憋闷感，治疗动悸。

假苏的产地

主产河北、江苏、浙江、江西、湖北、湖南。

花期6~9月。

假苏

6 7 8 9 10 11

【释名】又名：姜芥、荆芥、鼠蓂。
【性味】味辛，性温，无毒。
【功效】散淤，止血，安神。
【主治】主寒热鼠瘘，瘰疬生疮，并能破气，下淤血，除湿痹。

生药疗法之牡蛎壳

对于牡蛎来讲，相比它的肉，中医更看重它的壳，将其称作"牡蛎"，并作为药材的一种使用。牡蛎味咸，性平、微寒，无毒，有缓解不安、治疗动悸之功效，治伤寒寒热、温疟，除筋脉拘挛，疗女子带下赤白，与由动物化石而来的"龙骨"这味药材一同使用的话，能发挥非常不错的镇静作用。但是，两者都不能仅凭外行判断，随便拿些牡蛎壳、化石来使用，应到中药房购买。

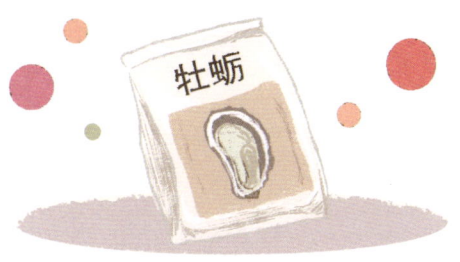

养生

风湿性关节炎

Feng shi xing guan jie yan

食物宜忌→

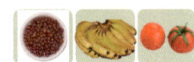
安全食物

禁忌食物

远离燥热、油腻、酸辣食物

风湿性关节炎是一种常见的急性或慢性结缔组织炎症。临床以关节和肌肉酸楚、重着、疼痛游走性酸楚、重着、疼痛为特征，是风湿热的主要表现之一，多以急性发热及关节疼痛起病。风湿性关节炎可侵犯心脏，引起风湿性心脏病，并有发热，皮下结节和皮疹等表现。风湿性关节炎患者忌食含有植物酸、草酸的食物和过咸、酸辣、热燥、油腻的食物，应当多补充维生素、锌、铁、蛋白质等营养素。

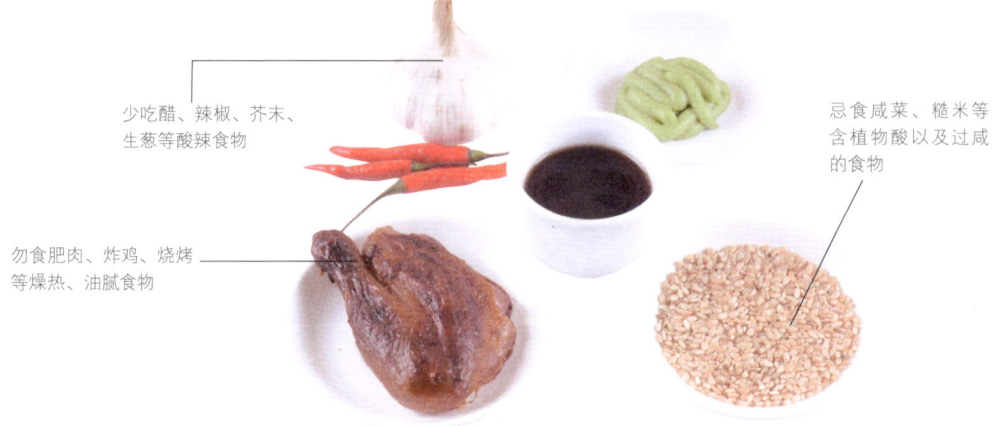

少吃醋、辣椒、芥末、生葱等酸辣食物

勿食肥肉、炸鸡、烧烤等燥热、油腻食物

忌食咸菜、糙米等含植物酸以及过咸的食物

中医专家的话

关节积热、积水，并且湿度大时症状恶化的情况，可以服用利尿作用很好的越婢加术附汤、秦艽汤。

秦艽的产地
主产东北、华北、西北、四川。
【成熟周期】播种后2～3年，即可采收。
【释名】又名：秦纠、秦爪。
【性味】味苦，性平，无毒。
【功效】祛风湿，清湿热，止痹痛。
【主治】主寒热邪气，寒湿风痹，关节疼痛，能逐水利小便。

药浴优于白水浴

患部肿胀积热时，泡澡会恶化炎症，因此要禁止。待炎症消除后可以泡澡时，也应从放入艾蒿或当归等药材的药浴开始。其原因在于，泡完药浴比泡完白水浴以后更不容易着凉，且不容易因肌肉的急剧收缩而引发疼痛。另外在能够重新开始入浴时，泡保温效果好的温泉也是不错的选择。当然，虽说药浴和温泉保温效果好，但是也不能泡完后立马就吹空调，那样会招来风邪和寒邪侵入体内。

养生

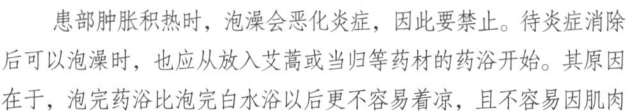
当归　艾蒿

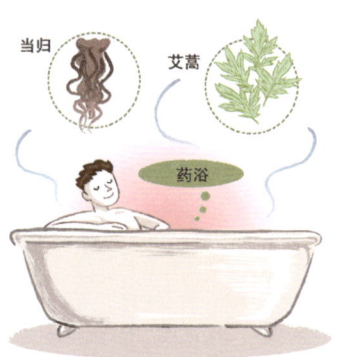
药浴

鼻窦炎

忌食辛辣、高糖食物

人的头骨中，有数个通过鼻腔和黏膜连接的空洞，被称为鼻窦。鼻窦因感冒等疾病而出现炎症，并最终波及到鼻窦黏膜，使其产生炎症，这种炎症便叫做鼻窦炎。如果症状发展下去的话，鼻窦内会积脓，不仅会导致流涕、鼻塞，还会出现嗅觉减弱、头重感等症状。患有鼻窦炎的患者，不能吃含糖量高、咖啡因、涩味较强的食物。对于鼻窦炎有好处的食物有青葱、生姜、葛、肉桂、枣等等。

食物宜忌

安全食物
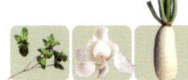

禁忌食物

勿食涩味较强、燥热、油腻食物

忌食芥末、辣椒、葱、姜、蒜等辛辣的食物

少吃巧克力、咖啡、糖果、奶酪等含咖啡因、含糖量高的食物

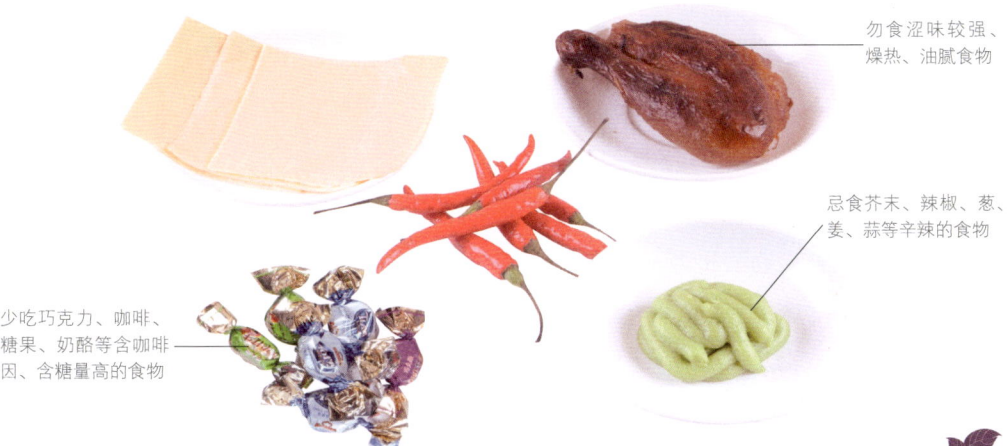

中医专家的话

有鼻塞，流浓鼻涕，头疼等症状时，适宜用能缓解脖子及肩膀紧张、改善鼻部和鼻窦炎症及充血状况的薰香。

薰香的产地
湖广诸州。

成熟期
3月采挖。

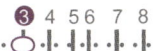
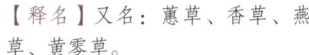

【释名】又名：蕙草、香草、燕草、黄零草。
【性味】味甘，性平，无毒。
【功效】主恶气疰，心腹痛满。
【主治】能明目止泪，疗泄精，去臭恶气，治伤寒头痛、上气腰痛。

生药疗法之蜂斗菜、鱼腥草

蜂斗菜是一种对于呼吸系统问题很有效果的食物，并且外用也同样有效。可以将生的蜂斗菜切成2厘米，睡觉时插在鼻孔里，能使得鼻子变得通畅。鱼腥草有抑制炎症的作用，可将生的鱼腥草叶好好搓揉后，捏成一团堵住鼻孔。鱼腥草的药效会使得积存的脓鼻涕变得容易排出，所以堵30分钟左右之后将其拔出并擤鼻，鼻子便会变得通畅。

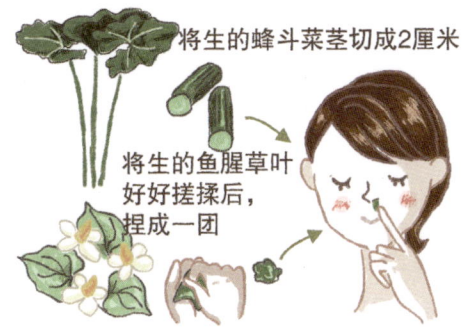

将生的蜂斗菜茎切成2厘米

将生的鱼腥草叶好好搓揉后，捏成一团

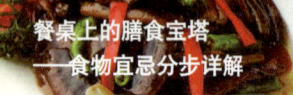

口臭

Kou chou

刺激性、油腻食物让你"欲言又止"

口臭是指口内出气臭秽的一种症状,暴饮暴食、虚火郁结,或某些口腔疾病以及消化系统疾病都可以引起口气不清爽。中医认为,口臭多由肺、脾、胃积热或食积不化所致,这些东西长期淤积在体内排不出去就变成了毒素,因此消除口臭需要从根本上对身体进行调理才可根除。口臭者要注意饮食,不要吃刺激性、油腻、不易消化的食物,不要抽烟喝酒,应当多吃含有维生素、蛋白质分解酶以及蜂胶的食物。

食物宜忌

 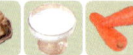

 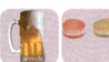

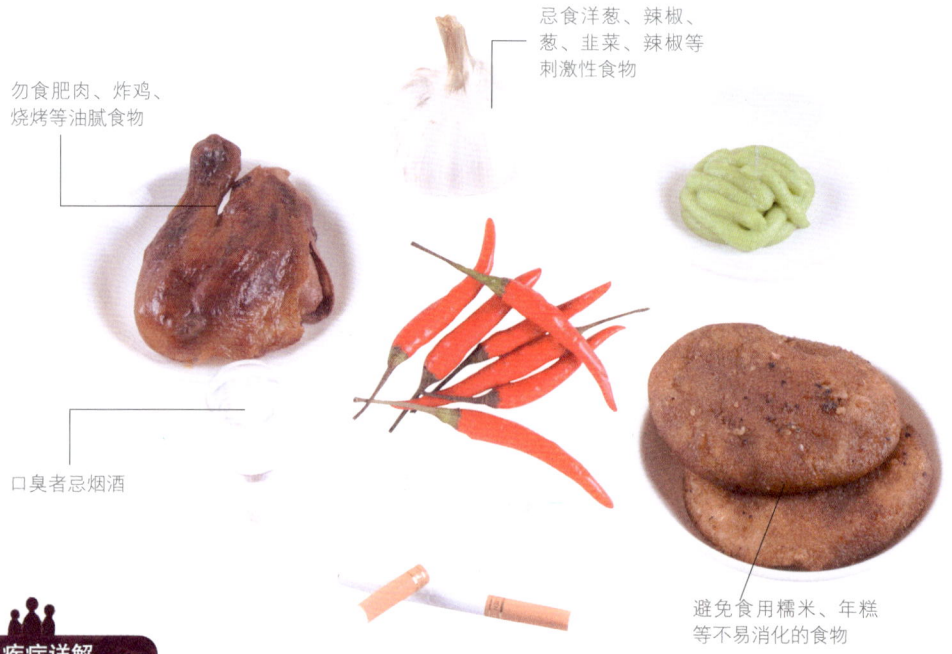

勿食肥肉、炸鸡、烧烤等油腻食物

忌食洋葱、辣椒、葱、韭菜、辣椒等刺激性食物

口臭者忌烟酒

避免食用糯米、年糕等不易消化的食物

疾病详解

〈 免疫、脏腑功能失调致口臭病 〉

口臭主要分为免疫、脏腑功能失调致口臭病、单纯性口腔口臭病、情绪不佳所致口臭三大类型。第一类口臭病是因为机体免疫力降低造成内脏功能失调,难以抑制能产生异臭化合物气体的病原微生物,在人体内吸收分解营养时会产生高浓度的异臭化合物气体,当其浓度高时,气体就会进入血液中,被运至肺部、胃部,经口腔与鼻腔排出体外。

〈 单纯性口腔口臭病 〉

由单纯的蛀牙和牙周病等口腔病引起的单纯性口腔口臭病通过一般的口腔药物及手术均可治愈。目前各地口腔医院或口腔科,普遍开设洁牙门诊,采用超声波洁牙法洗牙洁齿,已成为人们健康生活的一种新时尚,并逐渐被许多都市人所接受。口臭者通过洁牙,消除牙菌斑、软垢、牙石,对改善口臭和预防牙周病都有益处。

〈 情绪不佳所致口臭 〉

情绪不佳也会引起口苦、口臭,但不会引起尿黄。如果有尿黄的症状,就可以排除是情绪引起的。口臭的精神诱因:长期精神紧张,饮水过少,会造成"肠胃热、胃火旺"引起的口臭。这种原因最让人头痛,不论是勤刷牙、喝凉茶,还是泻火清肠胃都无济于事,有许多人因此长期口腔异味,难以医治。

营养师的建议

在海带中存在着高效的消除臭味的物质，其消臭的效果是现有口臭抑制物黄酮类化合物的3倍，因此，患有口臭的人，常食海带有消除口臭的作用。此外，饮食清淡，多吃含有丰富的纤维素食物有利于清洁口腔，如甜瓜子为末，口内含之；茴香做汤饮或生嚼；橘饼常嚼食；用苏子煮水漱口；乌梅脯含化等，均有除口臭作用。

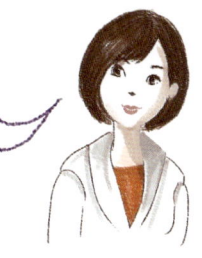

「猪肝」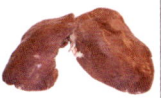
富含维生素B_3，可有效预防口臭及口腔溃疡。

「鸡肉」
富含维生素B_6，可活化多种酶，帮助消化食物。

「猕猴桃」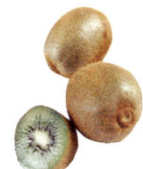
富含维生素E，修补牙龈组织，改善肠胃功能，预防口臭。

「菠菜」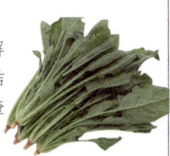
富含蛋白质分解酶，有助于将结肠中的食物残渣分解掉。

「酸奶」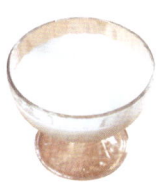
富含嗜酸菌，补充肠内有益菌，降低口臭发生率。

「蜂蜜」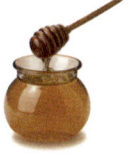
富含蜂胶，抗菌消炎，有助于牙龈的恢复。

中医专家的话

对于牙龈炎、牙周炎、口腔黏膜炎以及蛀牙、牙周病、龋齿、胃肠等因素导致的口臭，不妨用一些天名精泡一些水喝。对于牙龈肿胀、化脓情况严重，并伴有剧痛等症状表现较为严重的情况，推荐服用有消肿、止痛功效的排脓散。

天名精的产地
全国。
果期
6~10月。
6 7 8 9 10 11

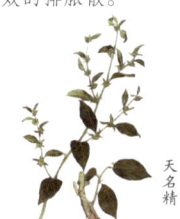
天名精

【释名】又名：天蔓菁、天门精、地菘、玉门精、麦句姜。
【性味】味甘，性寒，小毒。
【功效】吐痰止疟，治牙痛口紧喉痹。
【主治】主淤血，血瘕欲死，下血。能止血，利小便。

天名精为中国植物图谱数据库收录的有毒植物，全草有小毒，对人的皮肤能引起过敏性皮炎、疹疹。

身体管理对预防口臭同样重要

刷牙时，要好好刷刷牙龈，保持其血行顺畅，这是最基本的。可是，即使每天都有好好刷牙，慢慢地还是会出现牙石。牙石也会导致口臭，但是凭借刷牙并不能去除牙石，所以应每隔半年或一年到牙医处进行一次牙石的清理。持续疲劳、睡眠不足的话，也容易导致牙龈出现炎症。因此保证充足的睡眠、不要积攒疲劳也很重要。另外，全身的血行顺畅，也关乎着牙龈部血行的改善。可以做一些轻量的运动，来促进全身的血液循环。

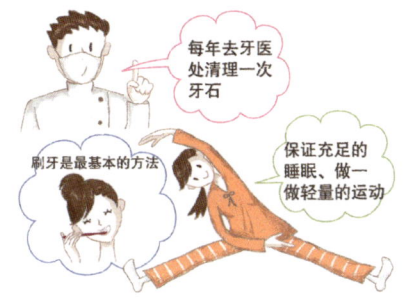

刷牙是最基本的方法
每年去牙医处清理一次牙石
保证充足的睡眠、做一做轻量的运动